1001
TIPPS ZUR
Entspannung

Susannah Marriott

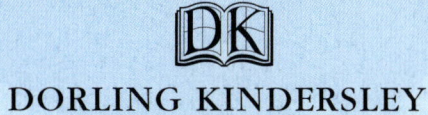

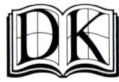

Dorling Kindersley
London, New York, München, Melbourne und Delhi

Für meine Yogalehrer, ehemalige und aktuelle, mit Dank

Projektbetreuung Claire Cross
Gestaltung Carole Ash (Project 360)
Lektorat Helen Murray
Bildredaktion Glenda Fisher
Fotos Ruth Jenkinson
Herstellung Sonia Charbonnier, Hema Gohil, Ben Marcus
Cheflektorat Penny Warren
Chefbildlektorat Marianne Markham
Programmleitung Peggy Vance
Fachliche Beratung Yoga Amanda Brown
Fachliche Beratung Homöopathie und Pflanzenheilkunde Julia Linfoot

Für die deutsche Ausgabe:
Programmleitung Monika Schlitzer
Projektbetreuung Kerstin Uhl
Herstellungsleitung Dorothee Whittaker
Herstellung Petra Kühner

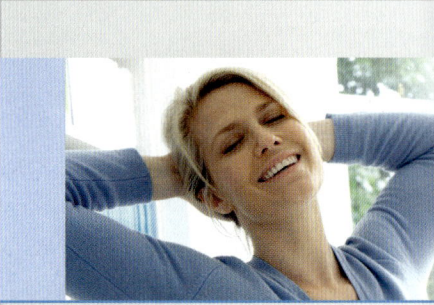

Bibliografische Information der Deutschen Bibliothek
Die Deutsche Bibliothek verzeichnet diese Publikation in der Deutschen Nationalbibliografie; detaillierte bibliografische Daten sind im Internet über http://dnb.ddb.de abrufbar.

Titel der englischen Originalausgabe:
1001 ways to relax

© Dorling Kindersley Limited, London, 2008
Ein Unternehmen der Penguin-Gruppe
Text © Susannah Marriott, 2008

© der deutschsprachigen Ausgabe by Dorling Kindersley Verlag GmbH, München, 2008
Alle deutschsprachigen Rechte vorbehalten

Übersetzung Henriette Zeltner
Redaktion Sabine Seifert
Satz Beate Fellner

ISBN 978-3-8310-1241-1

Colour reproduction by GRB, Italy
Printed and bound in China by Sheck Wah Tong

Besuchen Sie uns im Internet
www.dk.com

Hinweis
Die Informationen und Ratschläge in diesem Buch sind von den Autoren und vom Verlag sorgfältig erwogen und geprüft, dennoch kann eine Garantie nicht übernommen werden.
Eine Haftung der Autoren bzw. des Verlags und seiner Beauftragten für Personen-, Sach- und Vermögensschäden ist ausgeschlossen.

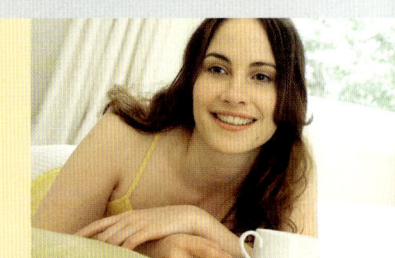

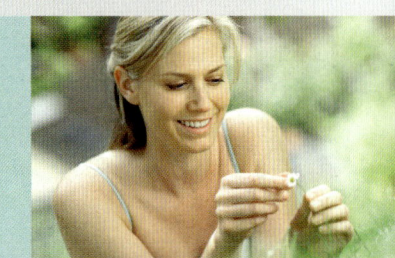

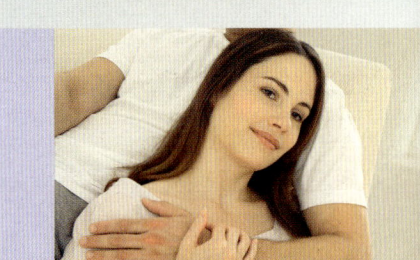

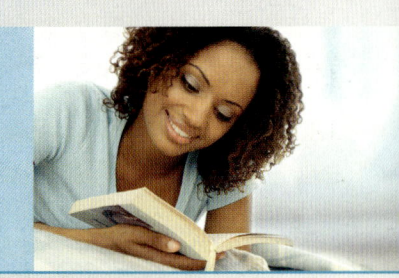

Inhalt

4 Einleitung

6 Entspannt an die Arbeit

Start in den Tag • Entspanntes Pendeln • Locker am Schreibtisch • Stresskiller-Set • Entspannungsfenster • Die Hände entspannen • Die Füße entspannen • Falten glätten • Oberkörper entlasten • Den Rücken stärken • Termine managen • Tipps zur Zeitplanung • Karrierekontrolle • Die Wut ausschalten • Zu Hause arbeiten

56 Zu Hause entspannen

Ihr Refugium • Ihr Meditationsraum • Ordnung schaffen • Nach der Arbeit relaxen • Chill-out daheim • Fröhliche Wochenenden • Stressfrei shoppen • Keine Mode-Panik • Erholsamer Schlaf

88 Die Natur genießen

Aktivitäten im Freien • Was die Erde bietet • Im Wasser entspannen • Befreiendes Feuer • Labsal Luft • Sonne tanken • Im Einklang mit dem Mond

114 Entspannende Beziehungen

Gesellschaft genießen • Einen Partner finden • Ein glückliches Paar • Relaxter Sex • Schwanger ohne Stress • Leichtere Geburt • Für Mutter und Kind • Das erste Jahr genießen • Zeit für die Kinder • Was Kinder beruhigt • Zu sich selbst finden • Geistige Nahrung

162 In Stresssituationen locker bleiben

Geldsorgen bewältigen • Krisen meistern • Druck standhalten • Das Rauchen aufgeben • Entspannter Urlaub • Gelungene Feste • Lässige Partys • Entspannter leben

188 Register   192 Dank

Einleitung

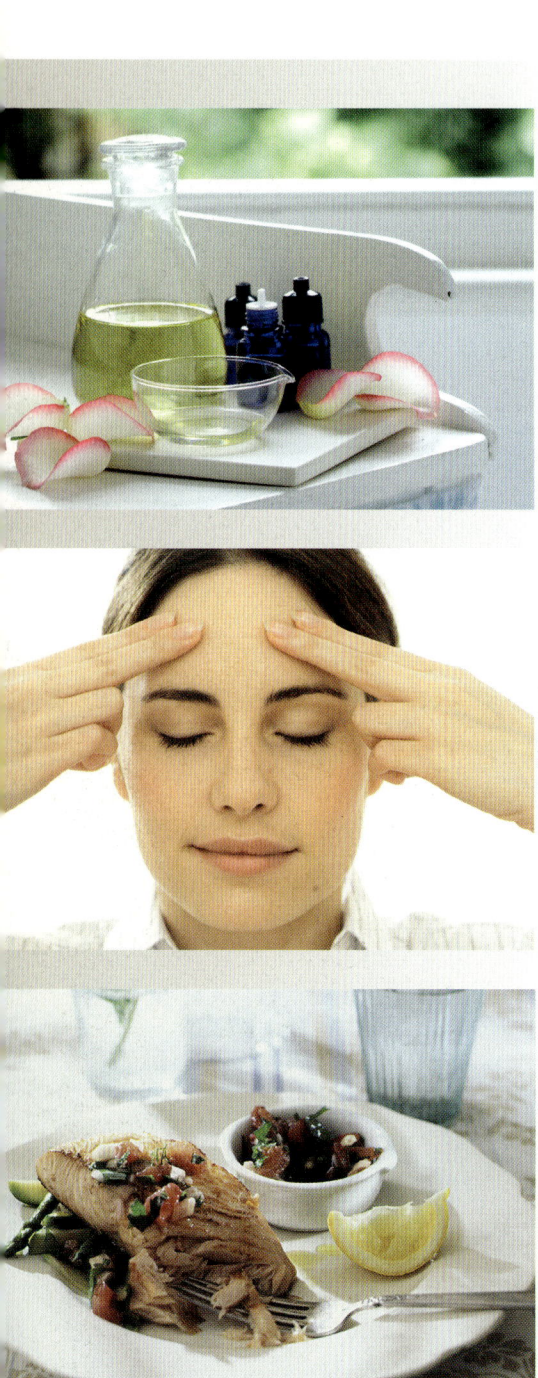

Als ich begann, dieses Buch zu schreiben, fragte ich alle meine Bekannten nach ihren Entspannungsmethoden. Was für eine verrückte Mischung von Antworten ich erhielt: Luftgitarre spielen, Kürbis anbauen, Singen, Foxtrott tanzen und Gelee einkochen. Kaum jemand riet zum Herumlungern auf dem Sofa. Entspannung ist eben nicht dasselbe wie Nichtstun. Vielmehr geht es darum, in einer Aktivität aufzugehen, sodass der Kopf frei von Sorgen wird und sich ganz auf die Gegenwart konzentriert. Das können Sie beim Surfen ebenso erreichen wie beim Bergwandern, beim Stricken oder beim Musizieren.

Warum müssen wir uns entspannen?

Viele von uns sind so beschäftigt, dass wir uns nur selten den Anforderungen entziehen können, die Stress erzeugen. Wenn wir uns in einer bedrohlichen Situation wiederfinden, werden Stresshormone ausgeschüttet, um den Körper auf Kampf oder Flucht vorzubereiten. Das Herz schlägt schneller, der Blutdruck steigt, Glukose gelangt in die Blutbahn, die Sinne sind in Alarmbereitschaft, und die Atmung beschleunigt sich; die großen Muskeln spannen sich an, Funktionen wie etwa die Verdauung werden heruntergefahren. Diese Reaktionen stimulieren Hormone, die den Körper nach der Anspannung wieder ins Gleichgewicht bringen – das nennt man Entspannungsreaktion.

Doch wie kämpft man gegen einen Ablieferungstermin, läuft vor einem Verkehrsstau davon oder einem trotzenden Kleinkind? Wenn wir die Stressauslöser im Körper nicht ausschalten können und sie wochen-, monate- oder jahrelang pausenlos aktiviert bleiben, dann leiden das Herz-Kreislauf- wie das Immunsystem und das Gehirn. Das Ganze verschlimmert sich, wenn wir uns ungesund ernähren, zu wenig Schlaf und Bewegung bekommen und uns in gesundheitsschädliche Bewältigungsstrategien wie Rauchen flüchten. Dauerstress steht im Zusammenhang mit Herz- und Gefäßerkrankungen, dem Metabolischen Syndrom (einer Vorstufe zu Diabetes Typ 2), Depressionen und chronischen Beschwerden wie Schlaflosigkeit.

Wie kann man am besten entspannen?
Ganz einfach! Ich nenne Ihnen 1001 Möglichkeit – aber kurz gesagt: gehen Sie jeden Tag positiv an, essen Sie viel Gemüse, Obst und Fisch, treiben Sie fast täglich Sport, lachen Sie oft, verbringen Sie Zeit in der Natur und pflegen Sie Ihre Beziehungen. All das schützt Sie vor den negativen Folgen von Stress, hilft Ihnen, glücklich und entspannt zu sein – und so auch länger zu leben. Am besten ist eine Aktivität, die Sie nicht nur für einen Augenblick von Ihren Sorgen ablenkt. Belohnungen wie Schuhe kaufen funktionieren bei Langzeitstress nicht, sondern hinterlassen ein Gefühl der Leere. Wenn der Zeitvertreib dagegen ein wenig Adrenalin erzeugt – wie der Ruck eines Fisches an der Angel, der Schock beim Sprung ins kalte Meer – zeigt das Ihrem Körper, wie das Leben sein sollte: größtenteils entspannt mit einem Schuss Action hin und wieder, um uns fit zu halten!

Viel Glück bei der Suche nach der für Sie richtigen Entspannung!

Susannah Marriott   Cornwall 2008

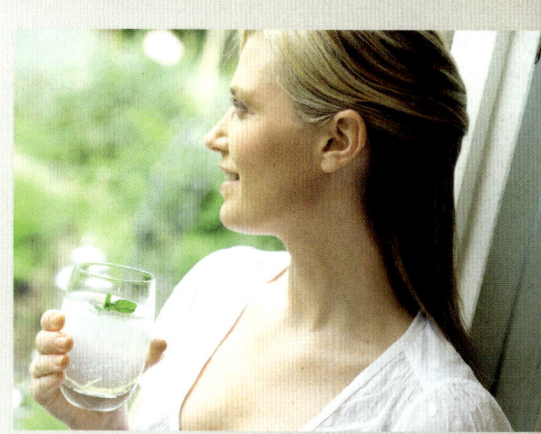

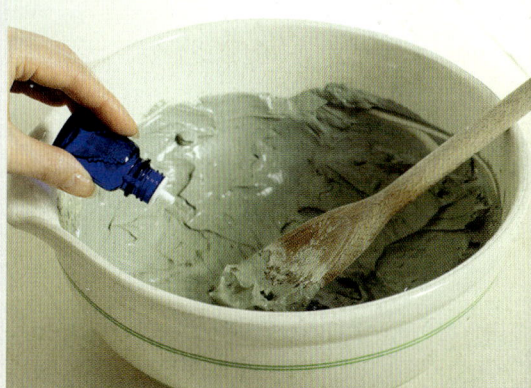

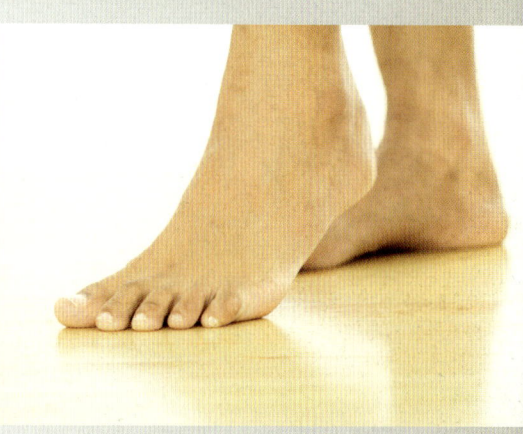

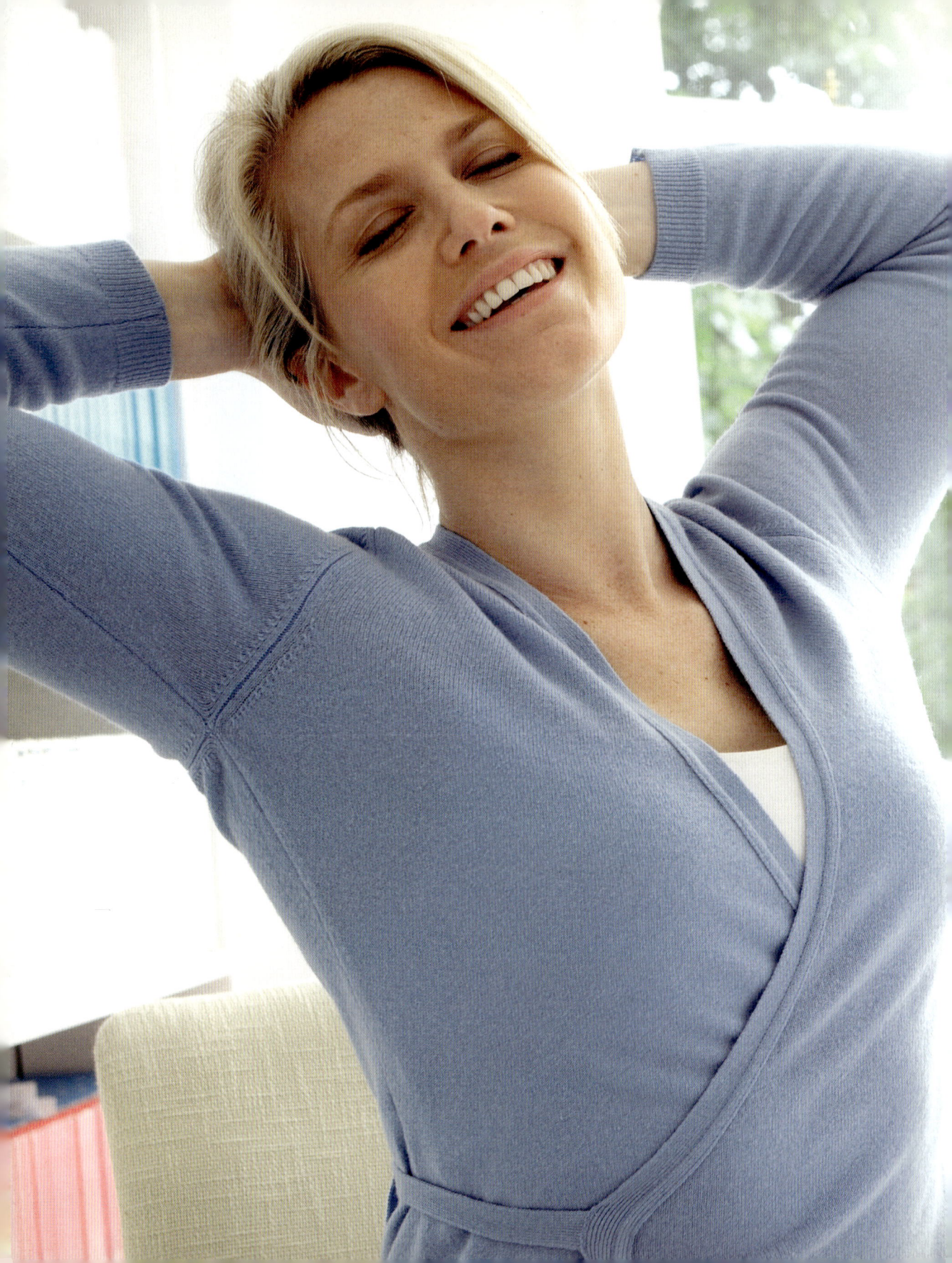

1 Entspannt an die Arbeit

Ein gern genannter Grund für Alltagsstress ist der Job. Beschäftigte, die unter Spannung stehen, neigen zu Muskelschmerzen, Appetitmangel (oder Heißhunger), Schlafstörungen, körperlicher und seelischer Erschöpfung und Anfälligkeit. Ihr Risiko für Herzinfarkt, Bluthochdruck, zu viel Cholesterin und psychische Störungen ist ebenfalls erhöht. Dabei darf man Stress nicht mit einer Herausforderung verwechseln. Wir profitieren von ehrgeizigen Zielen, die den Geist wachhalten, und wenn wir eine Sache gut gemacht haben, können wir in entspannter Zufriedenheit schwelgen. Das ist eine gesunde, nützliche Form von Stress. In diesem Kapitel finden Sie eine Reihe von Tipps, wie Sie Stress in eine Herausforderung verwandeln und so Ihren Arbeitstag entspannter und produktiver gestalten können. Das reicht von Brainfood und Ideen fürs Zeitmanagement bis hin zu Tricks gegen Muskelverspannungen.

Start in den Tag

Wer sich morgens Zeit für ein gesundes, nahrhaftes Frühstück nimmt, ist gegen physischen oder mentalen Stress auf dem Weg zur Arbeit bereits gewappnet. Bringen Sie Ihre Anti-Stress-Truppen auf Vordermann, mit positivem Denken und wenn möglich einer kurzen Meditation oder ein wenig Yoga.

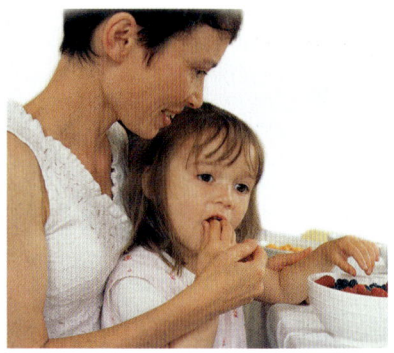

Nehmen Sie sich Zeit für Ihre Lieben.

1

Positiv denken

Wenn Sie Ihren Tag mit einer positiven Einstellung beginnen, verringern Sie Ihre Anfälligkeit für Stresssymptome und Viruserkrankungen. In Studien fand man heraus, dass positives Denken die Anfälligkeit für Erkältungskrankheiten senkt und im Falle einer Ansteckung die Symptome mildert. Denken Sie schon beim Aufwachen an ein Ereignis, das Sie glücklich gemacht und Ihnen Zuversicht geschenkt hat. Schwelgen Sie in diesem Optimismus, lassen Sie ihn aus Ihrem Herzen aufsteigen und hüllen Sie sich damit von Kopf bis Fuß ein wie in einen Schutzmantel.

2

Planen Sie Ihren Tag neu

Wenn Sie immer spät nach Hause kommen, versuchen Sie Ihren Tag neu zu planen, um morgens ein wenig Zeit mit der Familie zu verbringen: Stehen Sie eine halbe Stunde früher auf, um mit den Kindern zu frühstücken und ihnen vielleicht noch eine Geschichte vorzulesen, wenn Sie abends regelmäßig nicht dazu kommen. Menschen mit starkem familiärem Rückhalt sind entspannter und weniger stressanfällig.

3

Bereiten Sie Ihr eigenes Müsli zu

Beginnen Sie jeden Tag mit dieser beruhigenden, das Gehirn anregenden und das Herz schützenden Müsli-Mischung.

½ kg Haferflocken
Nüsse und Samen nach Belieben: Paranüsse, Walnüsse, Kürbis-, Sonnenblumen- und Pinienkerne, Sesamsaat und Leinsamen

Alle Zutaten vermischen und in einem großen Schraubdeckelglas an einem kühlen, dunklen Ort aufbewahren. Füllen Sie jeden Morgen 3–4 EL davon in eine Schüssel. Halbfette Milch und 1 EL Naturjoghurt darübergeben und mit einer Handvoll Blaubeeren, Trauben, Apfel- oder Honigmelonenstückchen vermischen.

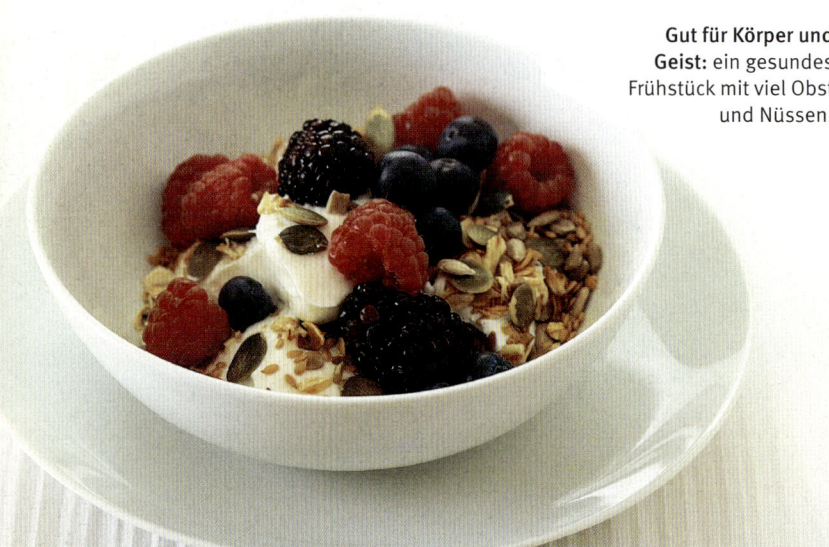

Gut für Körper und Geist: ein gesundes Frühstück mit viel Obst und Nüssen.

4

Lernen Sie Meditieren

Meditation hilft nachweislich Ängste abzubauen, das Immunsystem zu stärken und Depressionen vorzubeugen. Meditieren reguliert auch den Blutdruck, und zwar ähnlich wirksam wie Medikamente. Optimal ist eine Meditationsstunde am frühen Morgen, um gestärkt in den Tag zu starten.

5

Morgen-Meditation

Setzen Sie sich im Schneidersitz auf eine Matte. Entspannen Sie sich und schließen Sie die Augen. Stellen Sie sich Ihre Gedanken wie Projektionen auf einer Leinwand vor. Sehen Sie wie unbeteiligt zu – und lassen Sie dann die Leinwand leer werden. Die Übungsdauer schrittweise auf 20 Minuten ausdehnen.

Bereiten Sie sich mit Meditation auf einen stressigen Tag vor und gewinnen Sie so die nötige Ruhe.

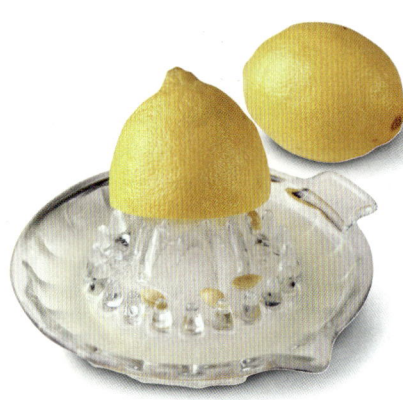

Schützen Sie Ihre Blutgefäße mit erfrischendem Zitronenwasser.

6

Ruhespender Frühstück

Gezuckerte Cerealien und Müsliriegel lassen den Blutzuckerspiegel in die Höhe schießen und rasch wieder abstürzen. Das drückt auf die Stimmung und macht schläfrig. Greifen Sie lieber zu Eiern, Vollkornbrot mit Hüttenkäse, einem Obst-Smoothie oder Müsli. Wenn Sie sich Ihr Frühstück unterwegs besorgen, ist ein Vollkornbrötchen mit Hähnchenbrust und zusätzlich etwas Obst zu empfehlen.

7

Frühstück fürs Gehirn

Um Ihre Hirnleistung mithilfe der Substanz Tyramin zu steigern, sollten Sie morgens ein Vollkornbrötchen mit Schinken, Käse oder Avocado essen. Wenn Sie wachsam und reaktionsschnell sind, können Sie Stressauslöser besser abwehren.

8

Zitronen-Soda

Pressen Sie den Saft einer halben Zitrone in ein Glas und füllen Sie es mit Wasser auf. Das ergibt einen durstlöschenden Verdauungstrunk, der Geist und Körper erfrischt und die Blutgefäße schützt. Außerdem sind Zitronen gute Vitamin-C-Lieferanten. Das garantiert Ihnen einen Extraschutz gegen in der Luft zirkulierende Viren.

9

Entspannendes Duschgel

Wenn Sie einen besonders anstrengenden Tag vor sich haben, präparieren Sie sich mit diesem Duschgel. Es stärkt Ihr Konzentrationsvermögen und Ihre Nerven. (Nicht in der Schwangerschaft anwenden.)

1 EL duftneutrales Duschgel
1 Tropfen ätherisches Wacholderöl
2 Tropfen ätherisches Bergamottöl

Die Zutaten in einem Schälchen gut verrühren. Bei der Morgendusche genießen.

10

Singen unter der Dusche

Singen steigert das Wohlbefinden, weil es die Atmung vertieft, die Blutzirkulation anregt und die Haltung verbessert. Es fördert zudem die Ausschüttung schmerzhemmender Endorphine, die auch Stresssymptome mildern. Legen Sie jeden Morgen unter der Dusche los. Richten Sie sich beim Singen auf, indem Sie ihr Steißbein nach unten schieben und sich vorstellen, mit dem Scheitel Richtung Decke gezogen zu werden. Beim Einatmen stellen Sie sich vor, wie die Luft Ihren Brustkorb nach allen Seiten hin ausdehnt.

11

Dehnen am Morgen

Stehen Sie aufrecht, die Füße hüftbreit auseinander. Der Po ist angespannt, die Schultern sind entspannt. Strecken Sie beide Arme über den Kopf, dann einatmen und mit der rechten Hand nach oben greifen; strecken Sie dabei den Arm von der Achsel bis in die Fingerspitzen. Ausatmen und den rechten Arm ein wenig locker lassen, dann die gleiche Dehnung mit dem linken Arm ausführen. Abwechselnd zehnmal wiederholen.

12

Grüßen Sie die Sonne

Justieren Sie sich mit der stärksten Energiequelle: der Sonne. Die Yogaübung Sonnengruß (zu den einzelnen Schritten s. Tipp 541) ist eine fließende Bewegungsfolge, die Sie stärkt und Ihnen den Tag über mehr Ausgeglichenheit schenkt. Ihr Ziel sollten 12 Wiederholungen am Morgen sein.

Entspanntes Pendeln

In einer Studie von 2004 fand man heraus, dass Herzfrequenz und Blutdruck von Pendlern fast denen von Kampfpiloten im Einsatz entsprachen, was sogar zu kurzzeitigem Gedächtnisverlust führen kann. Mit den folgenden Strategien mildern Sie Stress in der Rushhour.

13
Behalten Sie die Kontrolle
Seien Sie produktiv, wenn Sie irgendwo feststizen: Schreiben Sie Briefe oder E-Mails. Das Gefühl, Herr über seine Zeit zu sein, ist der Schlüssel, um locker zu bleiben.

14
Fenstermeditation
Auch bewusstes Abschalten kann die perfekte Entspannungsmethode für Workaholics sein. Nutzen Sie die Zeit, während Sie mit dem Zug zur Arbeit fahren, um aus dem Fenster zu schauen und sich Gedanken über Gott und die Welt zu machen. Lassen Sie sich vom unablässigen Fluss des Lebens in all seiner Vielfalt an die Unbeständigkeit der Welt erinnern. Versuchen Sie, sich nicht auf bestimmte Ideen oder Sorgen zu konzentrieren, sondern schalten Sie einfach ab.

15
Tragen Sie eine Sonnenbrille
Wenn Sie sehr früh aufstehen, noch im Dunkeln aus dem Haus müssen und einen grell erleuchteten Zug oder Bus besteigen, setzen Sie eine Sonnenbrille auf und schirmen Sie auf diese Weise Ihre Augen und Ihren Kopf gegen das harte künstliche Licht ab. Lehnen Sie sich zurück und entspannen Sie sich. Wenn es draußen hell wird, können Sie die Brille abnehmen!

Nutzen Sie die Fahrt in öffentlichen Verkehrsmitteln zum Abschalten.

16
Lösungen tagträumen
Wenn Ihre Arbeit Sie nervt, nehmen Sie sich mehrere Tage lang jeweils zehn Minuten auf der Fahrt ins Büro Zeit, um über Alternativen nachzudenken. Am ersten Morgen lassen Sie Ihrer Fantasie freien Lauf. Erwägen Sie alle Möglichkeiten, wie abwegig sie auch sein mögen. Könnten Sie den Job wechseln, näher an Ihrem Wohnort arbeiten, in eine Stadt umziehen, in der die Bedingungen günstiger sind, beginnen von zu Hause aus zu arbeiten oder einen Millionär heiraten? Am nächsten Tag widmen Sie die zehn Minuten praktischen Überlegungen, die Sie einigen dieser Lösungen näher bringen könnten.

17
Verlieren Sie sich in einem Buch
Nutzen Sie die kostbare Zeit, in der Sie kein Mensch beim Lesen stört. Die folgenden Bücher sind so fesselnd, dass Sie möglicherweise schon den ganzen Tag über dem Heimweg entgegenfiebern:
- Anne Tyler: *Engel gesucht* beginnt ausgerechnet an einem Bahnhof.
- Redmond O'Hanlon: *Trawler* wird Sie dankbar dafür sein lassen, dass Sie nicht auf See pendeln müssen.
- Marlo Morgan: *Traumfänger* erzählt von einer viermonatigen Trekkingtour durch den australischen Outback.

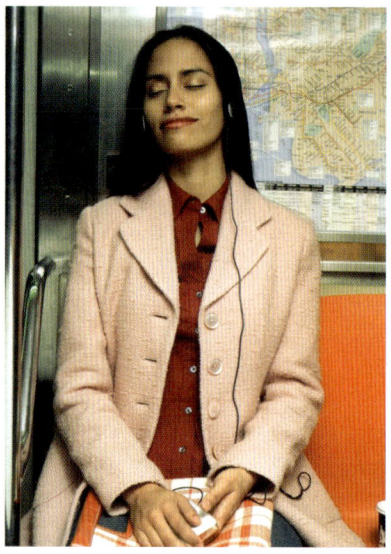

Entfliehen Sie dem Pendelstress: Tauchen Sie ab in ein Klangmeer.

- Alice Munro: *Tricks*. Kurzgeschichten, die im Kopf hängen bleiben und einen drängen, sein Leben und seine Beziehungen zu überdenken.
- Tove Jansson: *Sommerbuch*. Eine kluge Novelle über das Leben auf einer entlegenen finnischen Insel.
- Charles Dickens: *Unser gemeinsamer Freund* schildert das Leben der Unterschicht in der Arbeitswelt des 19. Jahrhunderts.

18
Lösen Sie Sudokus
Denksportaufgaben sind ein tolles Hirntraining. Studien haben gezeigt, dass logisches Denken und Konzentration, die hierzu erforderlich sind, die geistige Beweglichkeit und sogar den IQ steigern – das Beste, um sich für den Job zu rüsten.

19
Morgen-Ragas auf dem iPod
Hüllen Sie sich in einen Klangmantel. Musik beruhigt den Geist und mildert Angstzustände und Depressionen. Versuchen Sie es mit indischer Raga-Musik, die den Zuhörer auf eine meditative Reise mitnimmt. Raga verbindet musikalische Motive mit Emotionen. Nach einem langsamen Beginn wird das Tempo beschleunigt und man greift diese Motive (*rasas*) auf. Die Intensität der Musik steigert sich bis zu einem Höhepunkt; das Gleiche gilt für die Emotionen. Dann beruhigt sich das Stück bis zu einem sanften Ausklang und entlässt Sie entspannt in die Wirklichkeit. Suchen Sie nach speziellen Ragas für den Tagesanbruch (*Bhairav, Bibhas, Jogiya, Ramkali*) oder für die Stunden zwischen 6 und 9 Uhr (*Bhupal todi, Bilaskhani todi*).

20
Gehen Sie zu Fuß
Laut Forschungsergebnissen rührt ein Großteil des Stresses beim Pendeln daher, sich hilflos ausgeliefert zu fühlen – kein Wunder, wenn man zwischen Fahrplänen, roten Ampeln und fremden Menschen eingekeilt ist. Entgehen Sie diesem Stress auf den eigenen zwei Beinen. Nutzen Sie den Hinweg, um die richtige Arbeitseinstellung zu entwickeln,

sich auf die Themen und Herausforderungen an Ihrem Arbeitsplatz einzustimmen. Auf dem Rückweg können Sie sich mental entspannen.

21
Nehmen Sie das Fahrrad
2–4 Stunden Radfahren pro Woche reduzieren nachweislich Stress und depressive Verstimmungen. Fahren Sie per Rad zur Arbeit und treffen Sie entspannt und glücklich am Arbeitsplatz ein. Genießen Sie die frische Luft und freuen Sie sich über den garantierten Sitzplatz!

22
Suchen Sie Leute, die mitradeln
Wenn Sie allein schon der Gedanke an das morgendliche Verkehrschaos stresst, begleiten Sie ein paar Tage lang einen Kollegen, der schon länger mit dem Fahrrad fährt und Sie motiviert. Lassen Sie sich von ihm die besten Abkürzungen zeigen. Meist fällt es im Sommer am leichtesten, sich ans regelmäßige Radfahren zu gewöhnen.

23
Car-Sharing
Wenn Sie sich ein Auto teilen, sparen Sie Reparaturkosten, Steuer, Versicherung – und Stress. Suchen Sie nach einem lokalen Anbieter oder organisieren Sie das Ganze

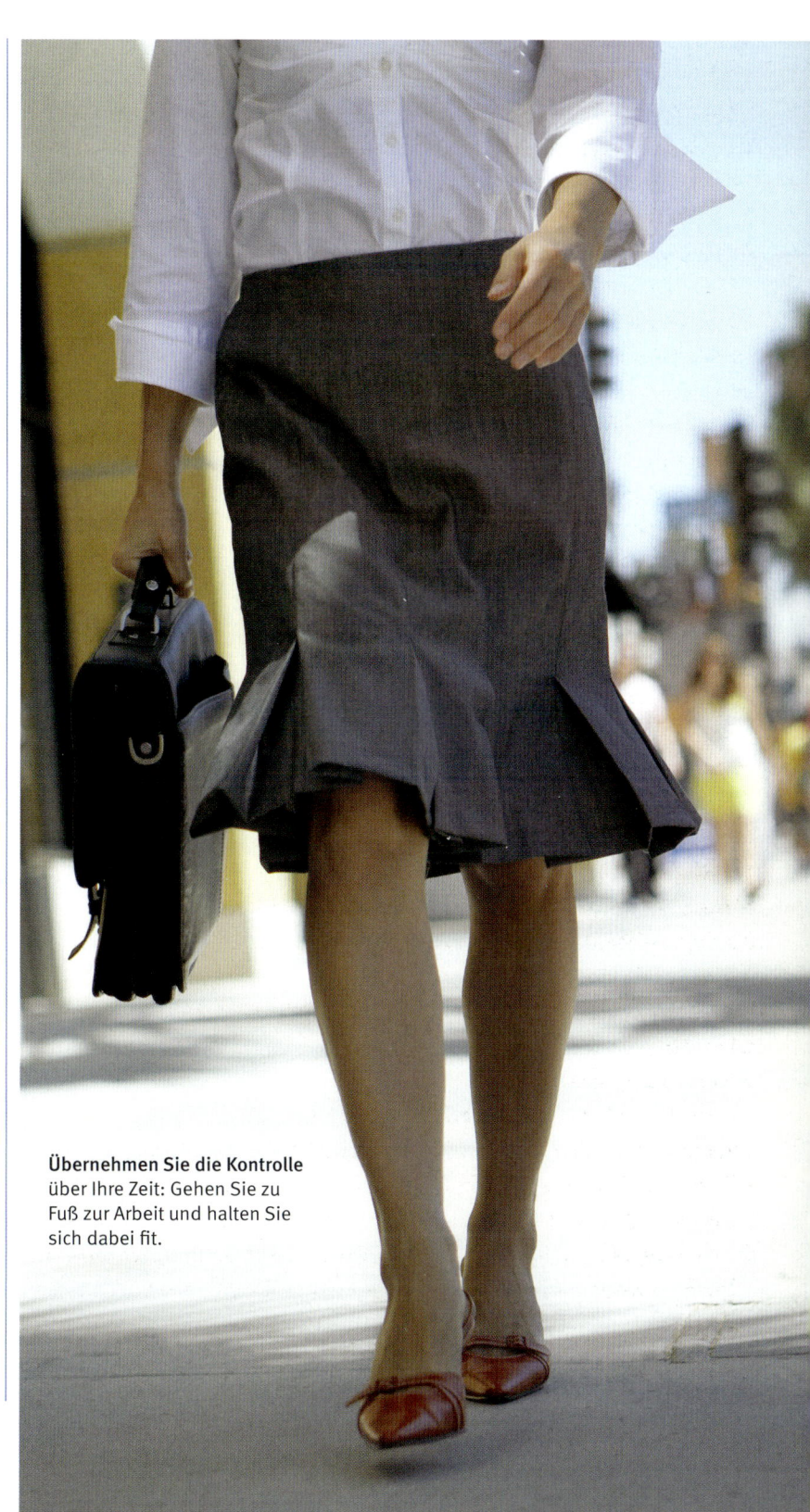

Übernehmen Sie die Kontrolle über Ihre Zeit: Gehen Sie zu Fuß zur Arbeit und halten Sie sich dabei fit.

selbst mit Nachbarn und Freunden. Einschlägige Adressen finden Sie im Internet, z. B. auf www.carsharing.de oder www.stattauto.com.

24
Schreien Sie's raus
Wenn Sie am Steuer die schlechte Laune packt, schreien Sie sie hinaus. Auch Singen befreit: Legen Sie eine CD ein und singen Sie mit. Das ist eine Möglichkeit, seiner Kreativität freien Lauf zu lassen, die sonst – vielleicht auch am Arbeitsplatz – unterdrückt wird.

25
Musik zum Träumen
Wer viel Zeit im Auto verbringt, braucht entspannende Begleitmusik, z. B. elektronische Klänge von Kraftwerk, Tangerine Dream oder The Necks.

26
Hummel-Atmung
Diese Übung ist besonders wirkungsvoll, wenn Sie wutschnaubend im Stau stecken. Atmen Sie normal ein. Dann langsam ausatmen und dabei summen. Konzentrieren Sie sich auf das Geräusch, das in Ihrem Kopf vibriert. Wenn nötig wiederholen. Diese Übung kann sogar helfen, hohen Blutdruck zu senken.

27
Flexible Arbeitszeiten
Entgehen Sie der Rushhour mit flexiblen Arbeitszeiten oder arbeiten Sie einen Tag pro Woche von zu Hause aus. Merken Sie, wie Ihre Produktivität wächst und der Stress schwindet? So holen Sie verlorene Arbeitsstunden locker wieder rein.

28
Stau-Massage
Wenn Sie wieder mal im Stau stehen und das Gefühl haben, Ihre Schultern würden schon an Ihre Ohren drücken, dann lassen Sie sich von diesen schnellen Lockerungen für Nacken und Schultern entspannen.

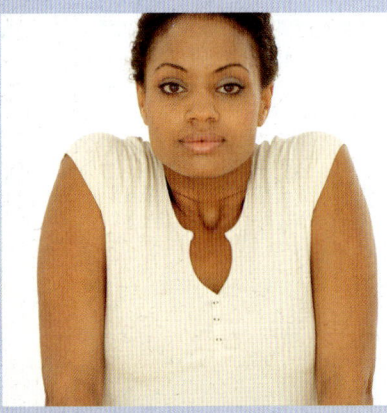
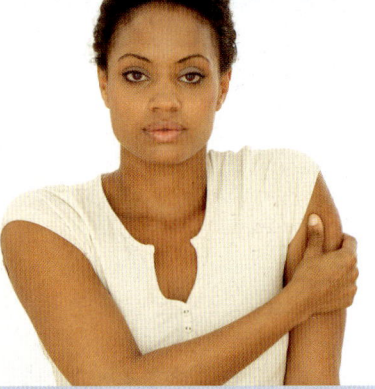
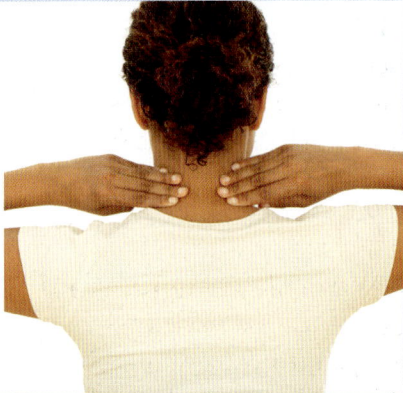

1 Beim Einatmen die Schultern hochziehen, Luft anhalten und die Muskeln anspannen. Kräftig ausatmen und die Schultern fallen lassen.

2 Umfassen Sie einen Arm und massieren Sie ihn nun kräftig bis zum Nacken hinauf. Auf der anderen Seite wiederholen.

3 Legen Sie Ihre Fingerspitzen rechts und links von der Wirbelsäule an den Halsansatz. Sanft den Nacken hinauf und bis hinter die Ohren drücken.

Locker am Schreibtisch

Stress am Arbeitsplatz schlägt sich in unserer Produktivität und Zufriedenheit nieder, denn er mindert unsere Lern- und Kommunikationsfähigkeit und kann zu Gedächtnisschwäche und Niedergeschlagenheit führen. Um sich dagegen zu wappnen, empfehlen Neurobiologen, sogenanntes Brainfood zu essen, sich ausreichend Zeit für Sport und Entspannung zu gönnen und die Arbeit hin und wieder mit Anti-Stress-Strategien zu unterbrechen.

29
Verschönern Sie Ihren Arbeitsplatz

Großraumbüros erzeugen oft ein Gefühl der Anonymität und das Bedürfnis, seine Kollegen mit gesenktem Kopf einfach zu ignorieren. In einer entsprechenden Studie wurden solche Büros als steril und unpersönlich kritisiert. Das lässt sich ändern: Verlassen Sie hin und wieder Ihre Nische und suchen Sie Kontakt; verschönern Sie außerdem Ihren Arbeitsplatz mit Fotos, Erinnerungsstücken und Pflanzen.

30
Hängen Sie ein Gedicht auf

Ein gelungenes Gedicht bringt komplexe Gedanken in wenigen Zeilen auf den Punkt. Perfekt, um kurz abzuschalten, Geist und Seele neu zu beleben! Das funktioniert sehr gut mit Shakespeares Sonetten, ein paar Zeilen von Rilke, Hesse, Brecht oder Ihrem ganz persönlichen Lieblingsdichter. Kleben Sie eines der Gedichte an Ihren Monitor.

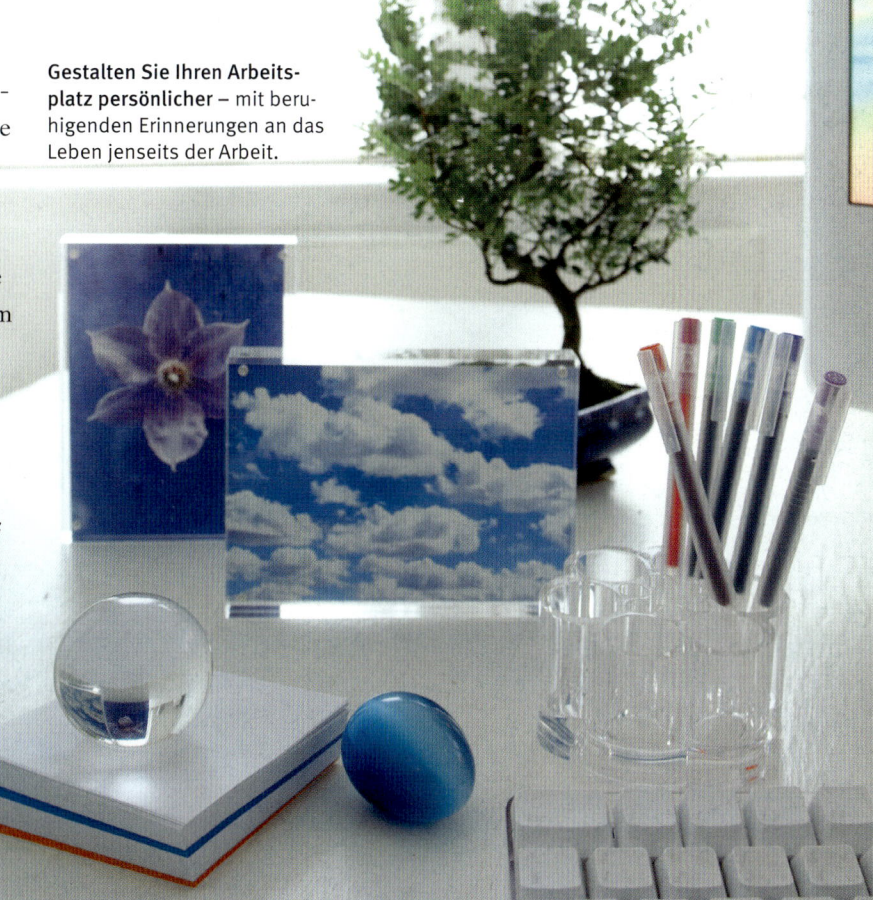

Gestalten Sie Ihren Arbeitsplatz persönlicher – mit beruhigenden Erinnerungen an das Leben jenseits der Arbeit.

31
Lachen mindert Stress

Zahlreiche Studien belegen, dass Lachen hilft, Stress zu bewältigen, Schmerzen zu lindern und das Immunsystem zu stärken. Außerdem profitieren von Ihrem Lachen auch noch Ihre Mitmenschen. In deren Gehirn wird eine Reaktion ausgelöst, die zum Mitlachen anregt. Seien Sie doch derjenige, der Auseinandersetzungen entschärft, die Arbeitsmoral mit Witzen stärkt und für eine lockere, angenehme Atmosphäre sorgt.

32
Grünlilie
Vor schädlichen Umwelteinflüssen kann eine Grünlilie schützen. Eine einzige Pflanze verringert die Luftbelastung in 24 Stunden bereits um bis zu 87 Prozent.

33
Essen Sie Aprikosen
Gönnen Sie sich täglich eine Handvoll getrocknete Aprikosen. Die Früchte enthalten viel Kalium, das sich positiv auf den Blutdruck auswirkt.

34
Avocadosnack
Avocados sind die reinsten Vitamin-B-Bomben und wirken beruhigend.

Vernichten Sie Schadstoffe im Büro mit einer Grünlilie.

Die Frucht halbieren, entkernen, ein wenig Balsamicoessig darübergeben, salzen, pfeffern und auslöffeln.

35
Täglich Beeren
Insbesondere Blaubeeren haben einen hohen Gehalt an Antioxidanzien: Sie schützen vor freien Radikalen, regulieren den Blutzuckerspiegel und verhindern die Ausschüttung von Stresshormonen.

36
Teetrinken
Studien ergaben, dass drei oder mehr Tassen Tee täglich die geistige Leistungsfähigkeit steigern. Außerdem hilft Schwarztee mit seiner Mischung aus antioxidativen Inhaltsstoffen, sich schneller von Stresssymptomen zu erholen und entspannter zu bleiben.

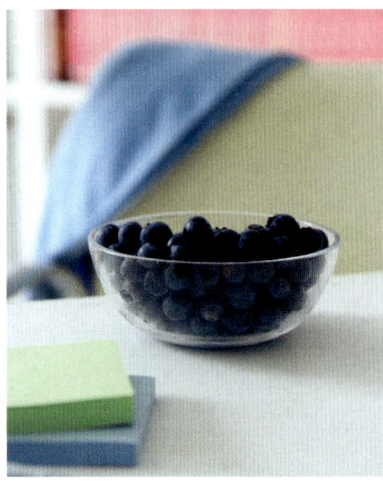

Voll mit Antioxidanzien, halten Blaubeeren den Blutzuckerspiegel konstant.

37
Genießen Sie Ihren Kaffee
Kaffee schärft nicht nur die Sinne, sondern unterstützt auch die Leber bei der Entgiftung und hilft, den Blutzucker stabil zu halten. Daneben senkt Kaffee das Risiko für Herzerkrankungen und wirkt muskelentspannend.

38
Ein Fitnessprogramm festlegen
Körperliches Training gleicht Stress aus und verbessert die Gedächtnisleistung. Versuchen Sie, an möglichst vielen Tagen jeweils 30–60 Minuten Sport zu treiben.

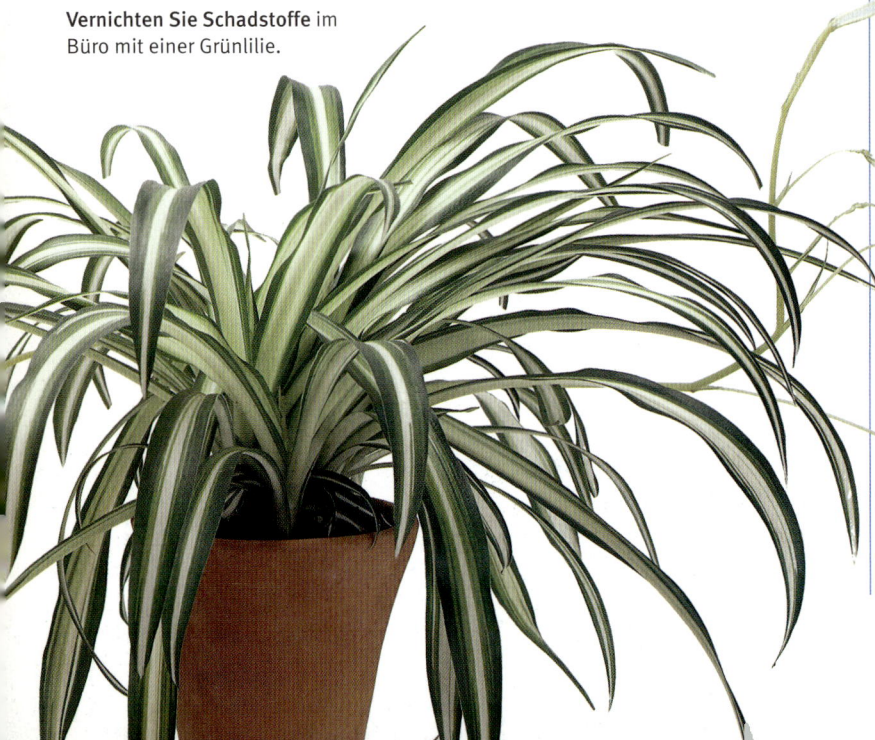

39
Bachblüten bei der Arbeit
Die folgenden Bachblüten helfen an schlechten Tagen. Je vier Tropfen in ein Glas Wasser und langsam trinken. In akuten Fällen direkt auf die Zunge geben:
- Hainbuche hilft einem typischen Montagmorgen, an dem es einem an Begeisterung fehlt.
- Springkraut hilft dabei, den Überblick zu bewahren.
- Walnuss schützt vor unguter Atmosphäre – und ebensolchen Mitmenschen.

40
Die Wirbelsäule entspannen
Stellen Sie Ihren rechten Fuß auf einen Stuhl. Legen Sie die linke Hand aufs rechte Knie, drehen Sie die rechte Schulter nach hinten. Ausatmen, noch ein Stückchen weiter drehen. Auf der anderen Seite wiederholen.

41
Den Oberkörper dehnen
Diese belebende Dehnung können Sie sogar im Sitzen machen:

Setzen Sie sich so weit nach hinten, dass die Stuhllehne unter Ihre Schultern drückt. Nehmen Sie die Hände hinter die Lehne und gleiten Sie mit ihnen an den Seiten oder den Stuhlbeinen entlang. Lassen Sie den Kopf nicht nach hinten fallen, denn das könnte Ihren Nacken stauchen. Behutsam wieder aufrichten.
Rutschen Sie mit dem Po möglichst weit nach vorne. Die Füße stehen stabil auf dem Boden. Die Arme auf dem Tisch verschränken und den Oberkörper aus der Hüfte heraus nach vorne beugen. Behutsam wieder aufrichten.

42
Beindehnung
Stehen Sie für ein paar Minuten auf, um Ihre verspannten Muskeln zu lockern. Bevor es losgeht, konzentrieren Sie sich für einen Augenblick auf Ihre Atmung; sie sollte ruhig und gleichmäßig sein.

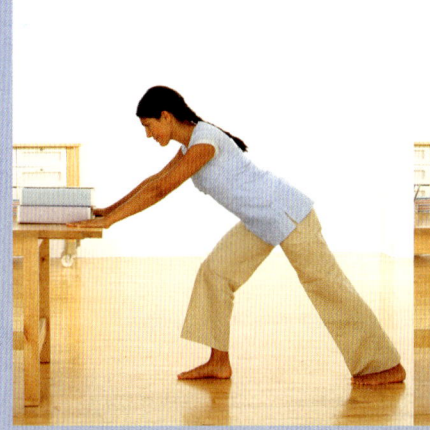
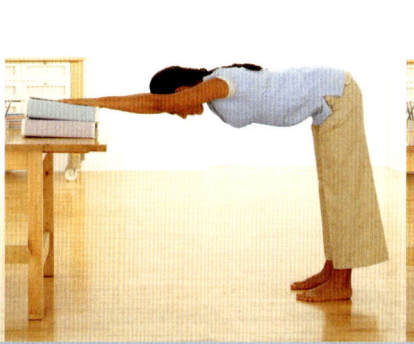
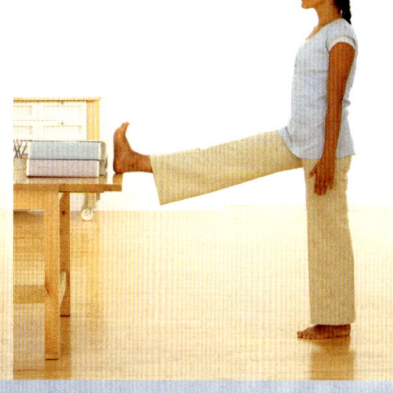

1 Die Hände auf den Tisch legen, das rechte Knie beugen und mit dem linken Bein einen Schritt nach hinten machen.

2 Dann den rechten Fuß nach hinten bewegen und einen rechten Winkel bilden. Von den Händen bis zu den Hüften strecken.

3 Einen Fuß auf den Tisch legen. Das Bein strecken, die Zehen anziehen. Wiederholen Sie die Übung mit dem anderen Bein.

Stresskiller-Set

Wenn Sie für eine Pause zu beschäftigt sind, sollten Sie zumindest ein paar Stresskiller zur Hand haben. Gesunde Snacks und Getränke sind besonders hilfreich, um Körper und Geist in anstrengenden Zeiten zu unterstützen. Wenn Ihre Gesundheit durch Bluthochdruck oder Diabetes bereits beeinträchtigt ist, sind solche Selbsthilfe-Tricks bei Stress am Arbeitsplatz noch wichtiger.

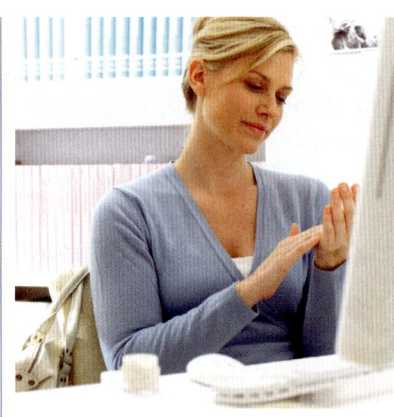

Mit einer Feuchtigkeitscreme können Sie Ihre Haut zwischendurch erfrischen.

43
Ruhig und klar
Die Australische Buschblüten-Essenz Calm and Clear schenkt die geistige Klarheit, die Vielbeschäftigten so leicht abhandenkommt.

44
Fotos betrachten
Wenn man Fotos geliebter Menschen betrachtet, erzeugt das Endorphine und Optimismus.

45
Blaue Trauben
In ihrer Schale steckt das antioxidative Resveratrol, das vor freien Radikalen schützt, die beispielsweise bei Stress entstehen.

46
Eine Flasche Wasser
Hat der Körper genug Flüssigkeit zur Verfügung, bleibt der Kopf klar.

47
Weißen Tee trinken
Weißer Tee enthält sogar noch mehr antioxidative Polyphenole als Grüntee. Das schützt vor Herzerkrankungen und stärkt das Immunsystem.

48
Notfall-Banane
Ihre B-Vitamine sind sowohl für das Nervensystem als auch für die Gehirnzellen unerlässlich. Außerdem spenden sie rasch Energie.

49
Dunkle Schokolade
Ein paar Stücke muntern auf und sind zudem ein kräftiger antioxidativer Schubs. Die darin enthaltenen Flavonoide entspannen die Blutgefäße, was den Blutfluss erleichtert und den Blutdruck senkt. Sorten mit mindestens 70 Prozent Kakao eignen sich dafür am besten.

50
Kräutertees
- Kamille ist wirksam gegen Beklemmungen.
- Pfefferminze hilft bei Verdauungsbeschwerden und Kopfweh.
- Ingwer bekämpft Übelkeit, z. B. wenn man überarbeitet ist.
- Fenchel bringt die Verdauung in Ordnung und regt den Appetit an.

51
Nahrung für die Haut
Eine beruhigende Hautcreme schützt in überheizten Büros vor spröden Lippen und rissiger Nagelhaut.

52
Nagelpolitur
Zwei Minuten lang polieren regt die Durchblutung und Nährstoffversorgung an.

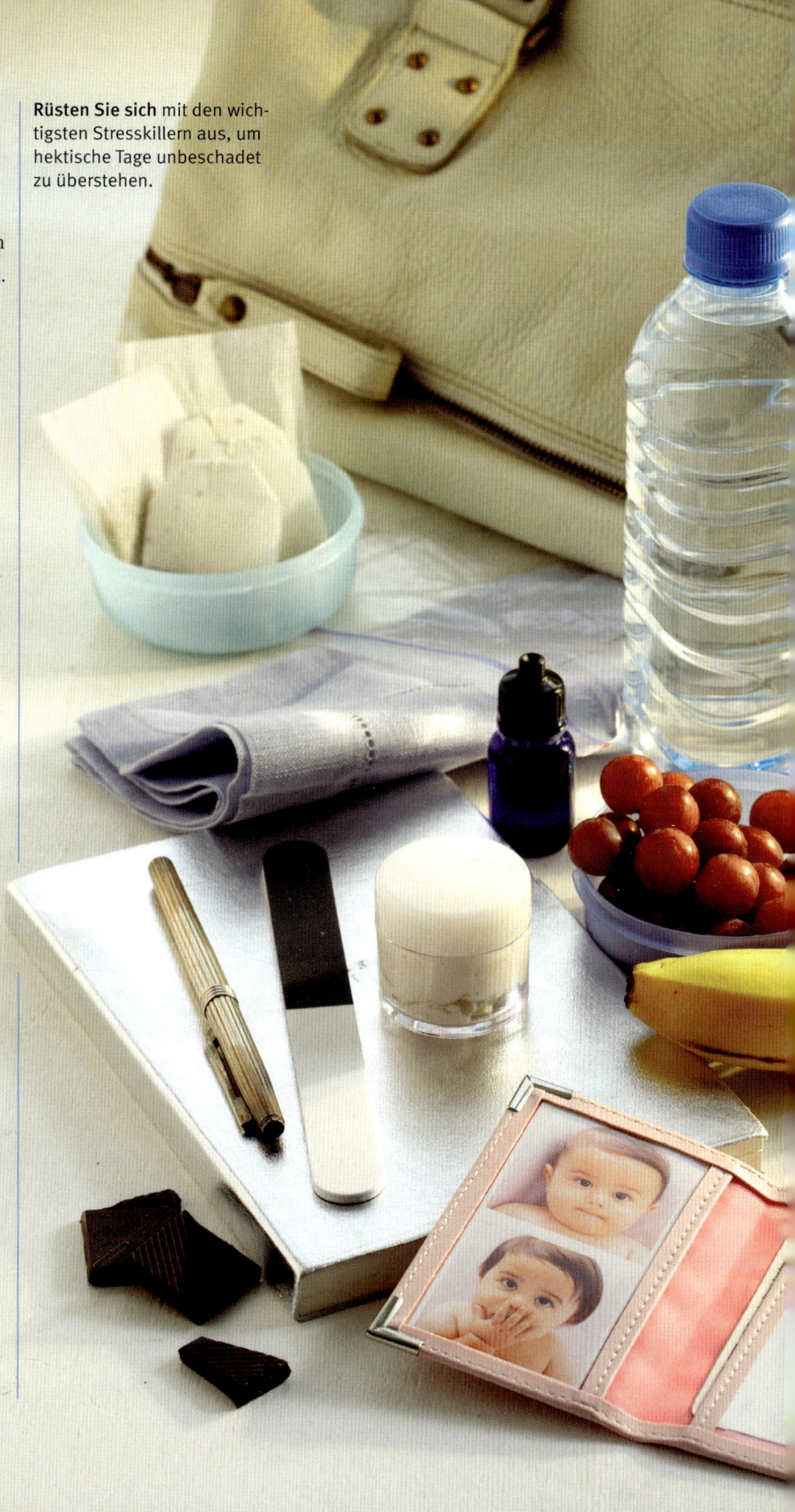

Rüsten Sie sich mit den wichtigsten Stresskillern aus, um hektische Tage unbeschadet zu überstehen.

53
Dufterfrischung
Geben Sie einen Tropfen Pfefferminzöl auf ein Papiertuch und legen Sie es in einen kleinen Plastikbeutel. Ein tiefer Atemzug davon hilft bei Erschöpfung und Niedergeschlagenheit (nicht während Schwangerschaft oder Stillzeit).

54
Ein Notizbuch
Tragen Sie immer ein Notizbuch bei sich, um kluge Gedanken festzuhalten, ehe sie in einem übervollen Kopf verloren gehen.

55
Füllfederhalter
So etwas handwerklich Wertvolles und Altmodisches vermittelt ein Gefühl von Beschaulichkeit und verführt wieder zum Schreiben von Hand.

56
Schreibübungen
Entfliehen Sie dem Alltagsfrust, indem Sie zehn Minuten lang in Ihr Notizbuch schreiben. Lassen Sie Ihrer Kreativität freien Lauf. Versuchen Sie es mit folgenden Themen:
- Mein Zimmer, als ich acht war
- Das Haus meiner Großeltern
- Ich liebe den Frühling, weil …
- Mein schlimmster Urlaub

Entspannungsfenster

Wenn Ihnen alles zu viel wird, geben Ihnen ein paar Minuten Auszeit wieder die nötige Ruhe. Legen Sie in stressigen Zeiten kurz alles aus der Hand und nehmen Sie sich Zeit, etwas zu essen oder zu trinken, sich ein bisschen zu bewegen oder ein Nickerchen zu machen. Danach werden Sie viel konzentrierter und gelassener sein. Wer sich Auszeiten gönnt, ist findiger und gegen negative Auswirkungen von Stress besser geschützt.

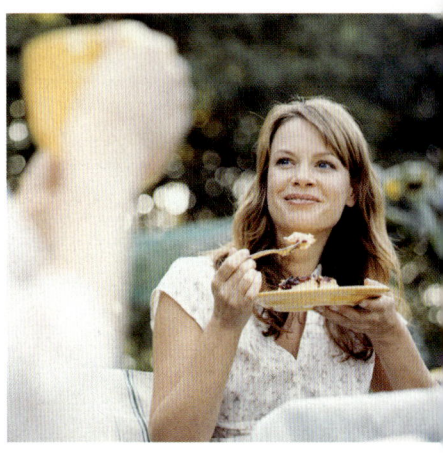

Ein Mittagessen im Freien entspannt.

57
Jede Stunde innehalten
Stellen Sie sich einen Wecker auf jede volle Stunde. Halten Sie dann kurz inne und überprüfen Sie, ob Sie noch produktiv sind oder schon in Tagträume abdriften. Wenn ja, nehmen Sie sich ein paar Augenblicke Zeit, um sich neu zu fokussieren.

58
Essen Sie einen Haferkeks
Komplexe Kohlenhydrate haben eine beruhigende Wirkung auf uns – insbesondere Haferkekse. Deshalb empfehlen Ernährungsexperten sie bei nervöser Erschöpfung, Angstzuständen und Schlaflosigkeit. Sobald Sie sich entnervt fühlen, gönnen Sie sich einen oder zwei Haferkekse.

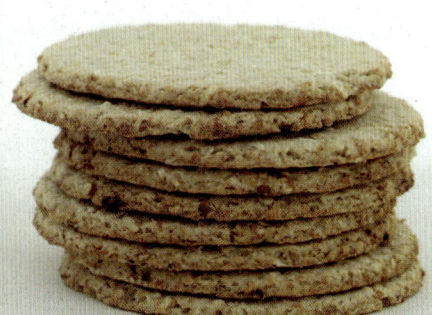

59
Snacks aus Nüssen und Samen
Mandeln, Haselnüsse, Sonnenblumenkerne und Sesam enthalten viel Eiweiß und die Aminosäure Tryptophan, die zur Produktion von Serotonin erforderlich ist. Letzteres erzeugt ein Gefühl von Zufriedenheit und Ruhe.

60
Machen Sie Mittagspause
Laut mehreren Studien machen immer weniger Berufstätige eine längere Mittagspause. Frauen verzichten sogar öfter ganz darauf. Diese Überstunden-Kultur, die Sie an Ihren Schreibtisch fesselt, vernebelt Ihren Verstand und schadet Ihrer Leistungsfähigkeit. Machen Sie lieber Pause!

61
Weg vom Schreibtisch
Verbringen Sie die Pause nicht an Ihrem Schreibtisch, sondern gehen Sie außerhalb des Arbeitsplatzes etwas essen – Sie werden sehen, wie gut ein Essen in einem Café oder ein Picknick im Park Ihnen tun.

62
Das richtige Essen
Wählen Sie ein leichtes Mittagessen, das Nerven und Gehirn stärkt und Ihnen Energie gibt:
- Sellerie, Karotten und Gurke mit Hummus (Kichererbsenbrei)
- Blattsalate mit Avocado und Walnüssen
- Sushi

- Ofenkartoffel
- Fettreicher Fisch, wie Sardinen, mit Vollkornbrot
- Geflügelsalat oder -sandwich oder Hühnersuppe

63
Olivenöl
Geben Sie Olivenöl über Ihren Salat. Das ist gut für die Blutgefäße und die Durchblutung. Olivenöl fördert außerdem die Hirnleistung und hilft gegen das »Tief« nach dem Mittagessen.

64
Nährstoffe gegen Stress
Wenn Sie unter Hochspannung stehen, benötigt Ihr Körper mehr Nährstoffe. Viele lebenswichtige Vitamine und Mineralstoffe werden durch Stress rascher aufgezehrt. Gönnen Sie sich eine Extraportion Obst oder Gemüse zur Versorgung mit Kalium oder Vitamin C. Meeresfrüchte, Fisch und Vollkornprodukte liefern Ihnen wichtiges Zink.

65
Gewürze genießen
Gewürze beeinflussen den Insulinhaushalt günstig, was bei Beklemmungen hilft. Probieren Sie Gerichte mit Kurkuma, Nelken und Zimt.

66
Muntermacher am Nachmittag
Ein frischer Obstsalat, z. B. mit Melone, Trauben, Apfel und Banane, baut Stress ab und versorgt Sie mit blutdrucksenkendem Kalium. Obendrauf geben Sie noch etwas Naturjoghurt und ein paar geröstete Samen oder Nüsse.

67
Bunkern Sie B_{12}
Ein Mangel an Vitamin B_{12}, das wir vor allem durch tierische Produkte zu uns nehmen, führt zu Beeinträchtigungen des Nervensystems und erhöht das Risiko für eine Herz-Kreislauf-Erkrankung. Wenn Sie nicht regelmäßig Fleisch, Fisch, Eier und Milchprodukte konsumieren, sollten Sie in anstrengenden Zeiten verstärkt darauf achten oder ersatzweise Hefeaufstrich essen.

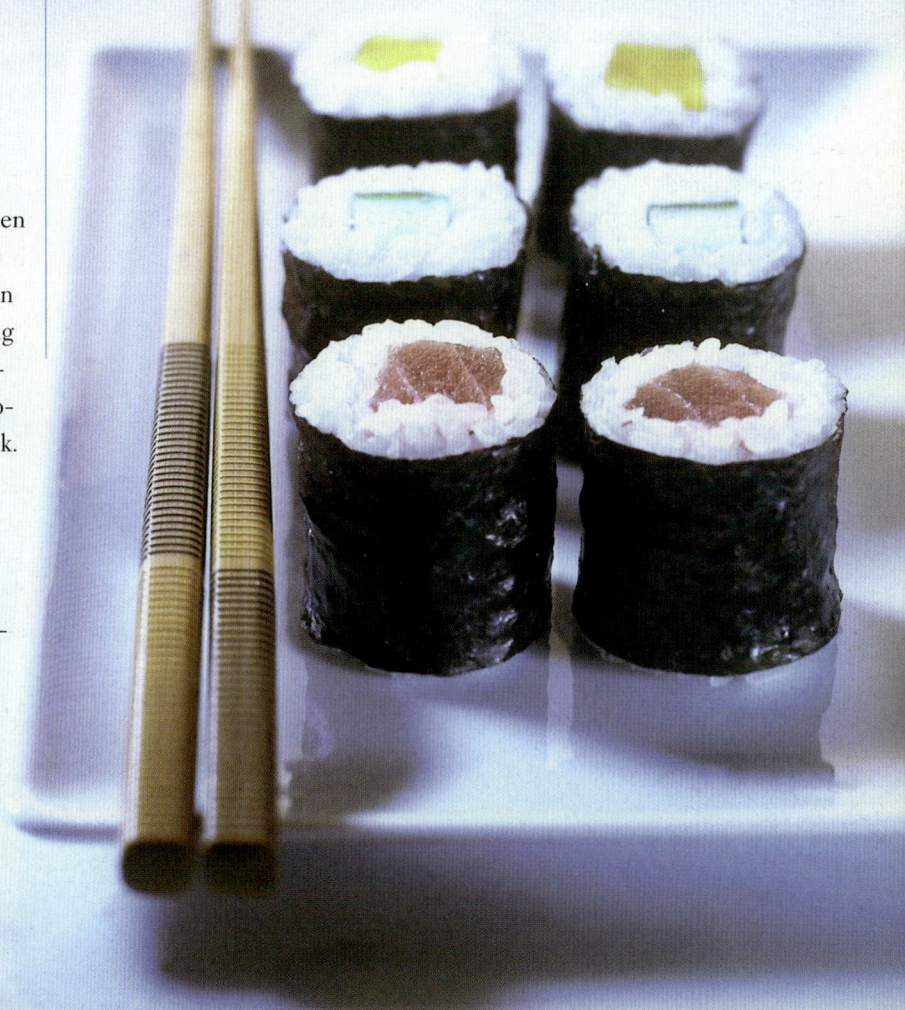

Beugen Sie dem Durchhänger nach dem Mittagessen mit einer leichten Mahlzeit wie z. B. Sushi vor.

68
In die Wolken schauen
Schauen Sie bei schönem Wetter aus dem Fenster und betrachten Sie den Himmel. Vergegenwärtigen Sie sich seine Unendlichkeit. Stellen Sie sich vor, Ihr Geist sei ebenso grenzenlos. Beobachten Sie eine Wolke, die dahinzieht. Visualisieren Sie Gedanken und Gefühle als ebensolche Wolken, die durch Ihren Geist ziehen und ihn auch wieder verlassen. Sie machen Ihren Geist nicht aus, deshalb haben sie keine langfristige Wirkung. Schließen Sie Ihre Augen und kommen Sie langsam wieder in das Hier zurück.

69
Trinken Sie Mineralwasser
Wasser aus mineralhaltigen Quellen hat nachweislich beruhigende, heilende Wirkung. Suchen Sie nach dem Wasser, das Ihnen am besten bekommt.

70
Die Lippen »verschließen«
Nehmen Sie sich vor, jeden Tag für kurze Zeit zu schweigen, vielleicht während Sie etwas essen oder wenn Sie Ihre E-Mails durchsehen. Schalten Sie in dieser Zeit auch das Radio ab. Wenn Sie merken, wie laut und aufgeregt Ihre innere Stimme ist, versuchen Sie auch diese zumindest zu dämpfen.

71
Ein wenig Bewegung
Ein flotter Spaziergang kann Muskelverspannungen lösen und Ängste abbauen. Bereits zehn Minuten körperlicher Aktivität bringen erwiesenermaßen Lebensfreude zurück, relativieren Sorgen und bekämpfen Lethargie. Eine wissenschaftliche Studie ergab, dass daraus sogar ein zweistündiger Produktivitätsschub am Nachmittag entstehen kann. Denken Sie darüber nach, wie Sie ein 45-minütiges intensives aerobes Training in Ihren Tagesablauf einbauen könnten, um Stresssymptome langfristig einzudämmen.

72
Tief Luft holen
Bei großer Anspannung halten viele Menschen unbewusst den Atem an. Gönnen Sie sich ein paar Minuten Pause, in denen Sie Ihre Atmung wieder ins Gleichgewicht bringen. Schließen Sie die Augen und spüren Sie, wie die Luft durch Ihre Nase einströmt. Wenn sie Ihre Lungen erreicht hat, senkt sich das Zwerchfell und der Brustkorb wird weit. Dann verengt sich die Brust wieder und die Luft strömt durch Ihre Nase hinaus. Konzentrieren Sie sich ein paar Atemzüge lang ganz auf Ihren Atem und streichen Sie alles andere aus Ihrem Denken. Das versteht man unter innerem Frieden und es ist gar nicht so schwer erreichbar.

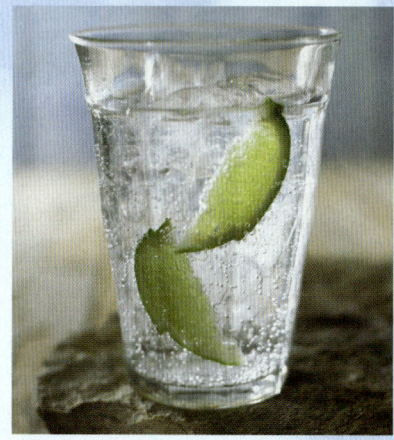

Ein Glas Wasser gleicht Flüssigkeits- und Mineralverluste aus.

73
Ein Rückzugsort
Gibt es in der Nähe Ihres Arbeitsplatzes ein Gotteshaus? Ziehen Sie in Erwägung, es regelmäßig aufzusuchen – zum Beten oder auch nur um in Ruhe nachzudenken. Betrachten Sie es nicht unbedingt als spirituelle Herausforderung, sondern vielmehr als kraftspendende Pause, die Sie für einige Augenblicke vom Stress an Ihrem Arbeitsplatz befreit. Dadurch finden Sie Ihr inneres Gleichgewicht wieder und schöpfen neue Energie. Diese Aufenthalte sind gute Gelegenheiten, um zur Ruhe zu kommen, die Aufmerksamkeit nach innen zu lenken und über die eigene Person hinauszublicken. Sie können Dank sagen, jenen Liebe schicken, die Ihnen am Herzen liegen, oder über Themen wie Vergebung oder Frieden meditieren.

74
Teeblätter- oder Kaffeesatz-Lesen

Eine unterhaltsame Pausenbeschäftigung unter Kollegen, die sich auch privat kennen, v. a. wenn man gerade Entscheidungen über die eigene Zukunft zu treffen hat.

Kochen Sie entweder Tee aus Teeblättern, die Sie lose in die Kanne geben, oder Kaffee, den Sie direkt auf die gemahlenen Bohnen aufgießen.

Setzen Sie sich in der Mittagspause zusammen und genießen Sie locker plaudernd Ihre Getränke. Wenn Sie ausgetrunken haben, können Sie gemeinsam oder reihum im Satz auf den Tassenböden »lesen«. Vielleicht entdecken Sie ja Fußabdrücke oder Herzen, Schiffe oder Koffer, Euro- oder Dollarzeichen.

75
Legen Sie ein Skizzenbuch an

Kaufen Sie im Künstlerbedarf ein Skizzenbuch und eine Auswahl an Bleistiften verschiedener Härtegrade (lassen Sie sich dazu im Fachgeschäft beraten). Wann immer Ihnen nach einer Pause zumute ist, zücken Sie Ihr Buch und zeichnen, was Sie gerade sehen. Vielleicht stellen Sie fest, dass Ihnen Porträts am meisten liegen, oder Tierdarstellungen, der Wechsel der Jahreszeiten vor Ihrem Fenster oder Stillleben. Setzten Sie sich nicht unter Druck, was die künstlerische Qualität betrifft – genießen Sie einfach die neue Perspektive, die Ihnen diese Beschäftigung bietet.

76
Belohnen Sie sich

Wenn das Leben nur noch aus Anforderungen zu bestehen scheint, verwöhnen Sie sich täglich mit einer in Aussicht gestellten Belohnung: Spazieren Sie zum nächsten Blumenladen und gönnen Sie sich einen schönen Strauß, machen Sie einen Abstecher in die beste Konditorei der Stadt, rufen Sie eine Freundin zu einem Plausch an oder lesen Sie ein Kapitel eines fesselnden Romans.

77
Werden Sie Mentor

Wissenschaftliche Untersuchungen haben ergeben, dass es glücklicher und entspannter macht, wenn man seine Fähigkeiten zum Wohl der Gemeinschaft einsetzt. Menschen, die als freiwillige Helfer aktiv sind, leben im Durchschnitt länger. Vielleicht gibt es in Ihrer Firma ein Mentoring-Programm. Oder Sie setzen sich mit dem Jugendamt in Verbindung und helfen sozial benachteiligten Berufsanfängern beim Einstieg in ihre Jobs.

Erweitern Sie Ihr Bewusstsein: Planen Sie Augenblicke stiller Reflexion in Ihren Tagesablauf ein, um neue Energie zu schöpfen.

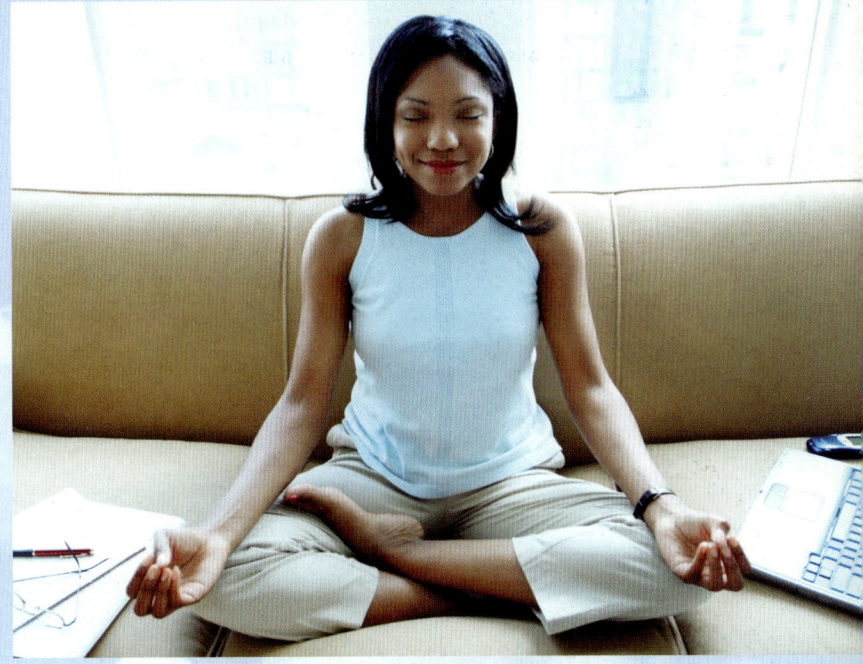

Die Hände entspannen

Unruhige Hände und abgerissene Nägel sind Hinweise auf einen angespannten Geist. Dauerbelastung durch die immergleiche Tätigkeit führt zu verkrampften Händen. Diese zu lockern ist ein einfacher Weg, um auch andere Körperpartien zu entlasten, denn die Nervenenden in den Handflächen sind mit Schlüsselstellen wie Nacken oder Schultern verbunden, in denen wir Anspannung speichern.

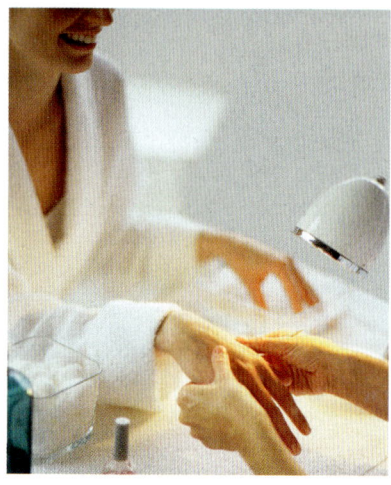

Verwöhnen Sie sich mit einer mittäglichen Maniküre.

78
Kalte Hände verwöhnen
Wenn Ihre Hände kalt sind, erhöht das automatisch die Verletzungsgefahr für Sehnen und Bänder. Probieren Sie, etwa beim Tippen am Computer, doch einmal fingerlose Handschuhe aus – am besten aus Schurwolle, Kaschmir oder Seide. Diese Naturmaterialien speichern Wärme am besten.

79
Gönnen Sie sich eine Maniküre
Eine Maniküre entspannt auch Gesicht und Schultern. Suchen Sie sich einen Salon, der mit Naturprodukten ohne schädliches Formaldehyd oder Toluen arbeitet.

80
Nagelbad
Entspannen Sie sich bei einem 10- bis 15-minütigen Nagelbad: Geben Sie je einen Teelöffel Olivenöl und Zitronensaft in eine Schüssel mit warmem Wasser. Das Öl liefert Feuchtigkeit, die Zitrone beseitigt Flecken und spendet ein belebendes Aroma.

81
Selbst gemischtes Nagelöl
Bei einer Massage stärkt die folgende Ölmischung weiche und brüchige Nägel:

1 EL Traubenkernöl
1 Kapsel Nachtkerzenöl
1 TL Avocado- oder Weizenkeimöl
2 Tropfen ätherisches Orangenblüten- oder Sandelholzöl

Die Öle mischen und in die Nägel einmassieren. Tragen Sie Baumwollhandschuhe, wenn Sie gleich im Anschluss etwas schreiben müssen.

82
Qi-Gong-Atmung
Diese Übung hilft Ihnen, mit potenziellen Stressauslösern besser umzugehen.
Stehen Sie aufrecht, die Fußsohlen fest auf dem Boden, den Scheitel himmelwärts gerichtet. Die Arme seitlich ausstrecken. Nun die rechte Handfläche nach oben drehen.
Atmen Sie ein und stellen Sie sich vor, wie Sie dabei durch Ihre rechte

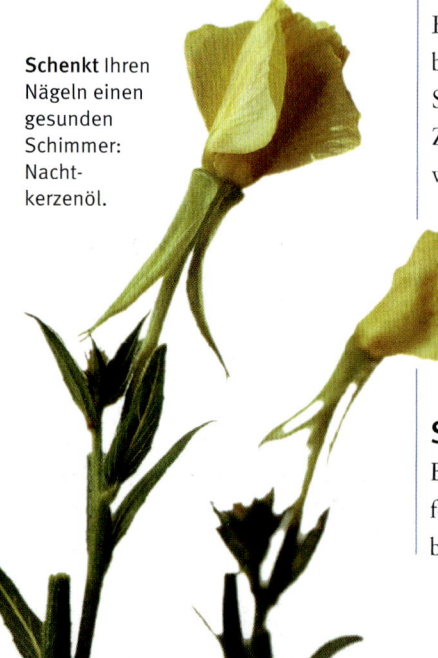

Schenkt Ihren Nägeln einen gesunden Schimmer: Nachtkerzenöl.

Handfläche Energie aufnehmen. Spüren Sie, wie diese durch Ihren Körper bis hinüber in Ihre linke Handfläche strömt. Beim Ausatmen lassen Sie die Energie auf den Boden tropfen und zentrieren sich. Die Übung drei Minuten lang fortsetzen, dabei die Handflächen abwechseln.

83
Vitaminreicher Krautsalat
Reichlich Vitamin K in der Nahrung (etwa in grünem Blattgemüse) senkt das Risiko von Gelenkschmerzen, z. B. in den Händen. Der folgende Krautsalat (für 2 Personen) enthält viel Vitamin K und B und ist der perfekte Mittags-Snack.

½ Krautkopf, fein geschnitten
Mangold oder Blattspinat, zerzupft
1 große Karotte, geraspelt
1 säuerlicher Apfel, geschält und geraspelt
1 Handvoll Rosinen
3–4 EL Majonäse
frisch gemahlener schwarzer Pfeffer

Alle Zutaten in einer Schüssel mischen, mit Mayonnaise und Pfeffer abschmecken.

84
Computer-Haltung
Beim Tippen sollten Ellbogen und Oberarme einen rechten Winkel bilden und Ihre Handgelenke gerade bleiben. Kreisen Sie öfter mit Schultern und Handgelenken und schütteln Sie Ihre Finger aus.

85
Auf die Maus verzichten
Arbeiten Sie mit Tastenkombinationen. Das entlastet die Hände und ist ein gutes Gedächtnistraining.

86
Origami-Becher
Falten Sie einen Becher, der sogar wasserdicht ist! Das ist ein abwechslungsreiches Training für Ihre Fingerfertigkeit, insbesondere, wenn Sie sonst stundenlang derselben Tätigkeit nachgehen.

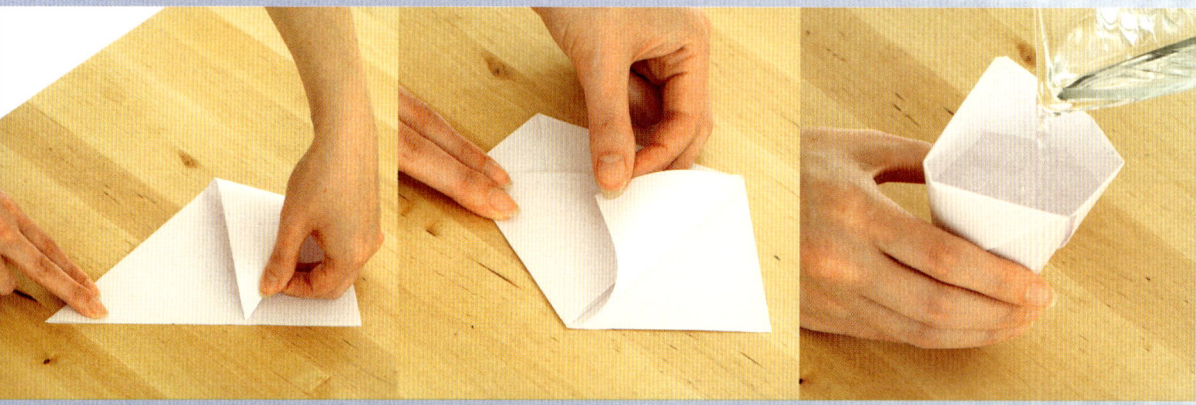

1 Falten Sie ein Quadrat so zum Dreieck, dass die beiden »freien« Ecken oben sind. Die unteren Ecken zu den gegenüberliegenden Seiten falten.

2 Das überstehende Dreieck nach unten falten. Das Ganze umdrehen und auf der anderen Seite wiederholen.

3 Den Becher zusammendrücken, aufstellen und zur Hälfte mit Wasser füllen. Genießen Sie die Erfrischung.

26 ENTSPANNT AN DIE ARBEIT

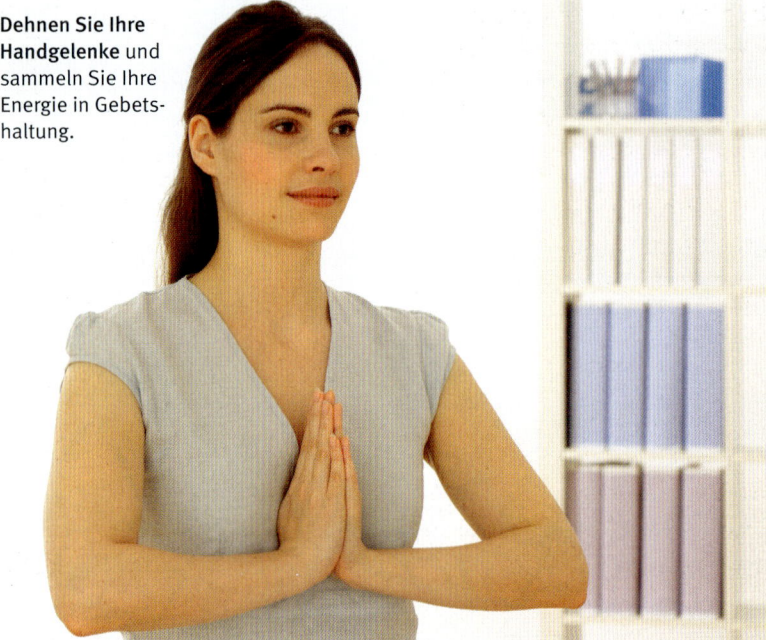

Dehnen Sie Ihre Handgelenke und sammeln Sie Ihre Energie in Gebetshaltung.

87
Machen Sie Pause
Die Muskulatur der Hände zu dehnen beugt Verletzungen vor. Absolvieren Sie die folgenden Übungen mindestens einmal stündlich, wenn Sie längere Zeit der gleichen Tätigkeit nachgehen, etwa beim Tippen oder Musizieren.

88
Gebetshaltung
Handflächen aneinanderlegen, die Daumen drücken an das Brustbein und jeder Finger presst gegen seinen »Partner«. Beim Ein- und Ausatmen die Hände so tief wie möglich halten. Fünf Atemzüge in dieser Position verharren.

89
Akupressur
Das Daumengelenk neigt besonders zu Verspannung. Legen Sie eine Hand auf die andere, mit den Handflächen nach oben. Massieren Sie mit dem unteren Daumen die Wurzel des oberen Daumens. Dann die Position wechseln.

90
Gelenktraining
Lassen Sie die Hände locker und schütteln Sie sie aus, um die Gelenke zu lockern. Zeichnen Sie dann mit den Händen in Brusthöhe aus dem Handgelenk heraus Kreise in die Luft. Erst mit beiden Händen im, dann gegen den Uhrzeigersinn, dann immer abwechselnd. Zum Schluss die Hände ausschütteln.

91
Gelenk- und Fingerdehnung
Strecken Sie die Arme mit gesenkten Händen nach vorn und atmen Sie fünfmal ein und aus. Danach fünf Atemzüge lang die Finger nach oben strecken. Dann die Finger verschränken, die Handflächen nach außen drehen und die Arme strecken.

92
Handlockerung
Legen Sie im Sitzen die Handflächen auf Ihre Oberschenkel. Schließen Sie die Augen. Machen Sie die Ellbogen schwer und spüren Sie, wie Handgelenke und Schultern sich lockern.

93
Hand-Chakra-Übung
Reiben Sie die Handflächen aneinander und halten Sie sie dann mit etwas Abstand dazwischen vor sich. **Handflächen langsam aufeinander zu bewegen,** bis Sie Wärme spüren. Bewegen Sie die Hände vor und zurück und stellen Sie sich dabei zwischen ihnen eine tennisballgroße Lichtkugel vor. Mit geschlossenen Augen und nach oben gerichteten Handflächen der Energie noch eine halbe Minute lang nachspüren.

Die Füße entspannen

Wer stundenlang steht, bekommt müde, schmerzende Füße. Schon das richtige Stehen kann der Schlüssel zur Entspannung sein. Wenn Ihre Füße sich nicht mehr regelrecht in den Boden krallen und das Körpergewicht ausgeglichen verteilt ist, werden die Schmerzen im Lendenwirbelbereich, in Schultern und Nacken verschwinden.

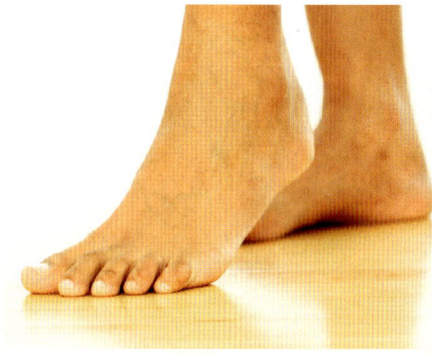

Gehen Sie barfuß und genießen Sie den unmittelbaren Bodenkontakt.

94
Fester Stand
Stehen Sie barfuß mit leicht geöffneten Beinen und etwas angewinkelten Knien. Schließen Sie die Augen. Lassen Sie die Arme locker hängen. Spüren Sie, wie Ihre Füße gegen den Boden drücken. Welche Stellen belasten Sie mit mehr Gewicht? Gibt es Unterschiede zwischen den Füßen? Verlagern Sie Ihr Gewicht, um den Druck gleichmäßig zu verteilen. Stellen Sie sich vor, wie Sie Verbindung mit allem aufnehmen, was sich unter Ihnen befindet: Fußboden, Fundament, Erde, Magma. Spüren Sie, wie die Erde Sie trägt. Atmen Sie.

95
Barfuß laufen
Streifen Sie Ihre Schuhe ab und suchen Sie Bodenkontakt mit allen vier »Eckpunkten« (beide Seiten der Ferse sowie Ballen von Großzeh und kleinem Zeh).

Halten Sie einen Fußroller bereit, um müde, schmerzende Füße zu entspannen.

96
Benutzen Sie einen Fußroller
Massieren Sie Ihre Füße jede Stunde damit und achten Sie besonders auf verspannte Stellen.

97
Warme Füße
Schurwoll- oder luxuriöse Kaschmirsocken wärmen am besten. Kuschelig warm sind auch Schuhe oder Stiefel mit Lammfellfutter.

98
Schmerzlinderndes Fußbad
Wenn Sie viel stehen müssen, gönnen Sie sich dieses erholsame Fußbad. Die Wirkstoffe aus dem Senf beruhigen schmerzende Gelenke.

1 gehäufter EL Senfpulver
1 Eimer
1 großer runder Kieselstein

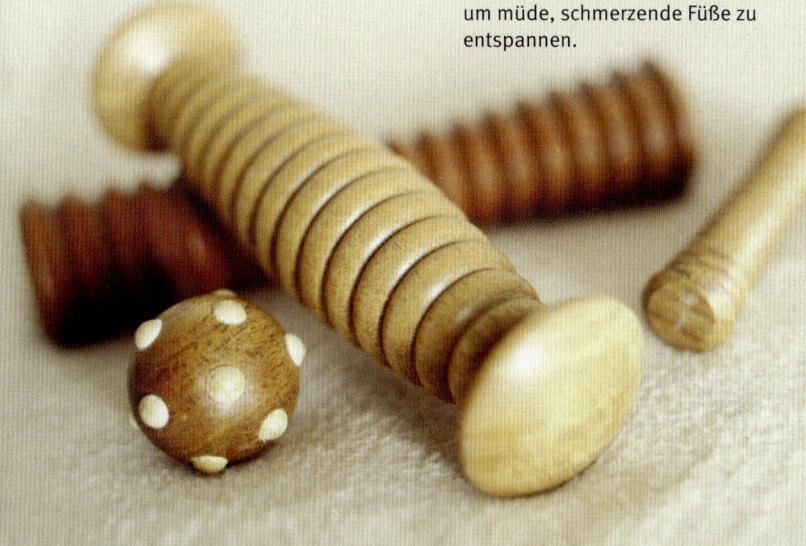

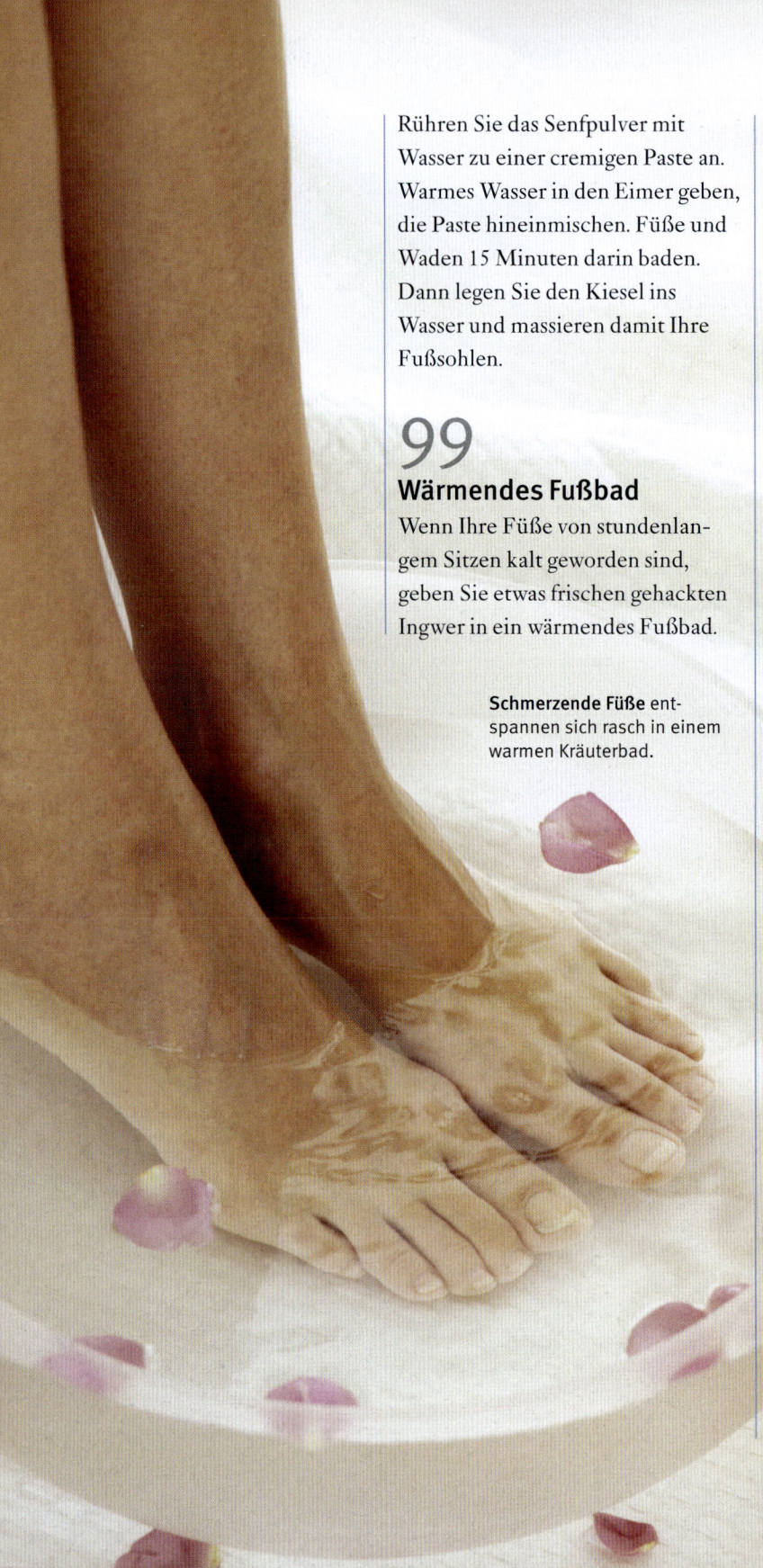

Rühren Sie das Senfpulver mit Wasser zu einer cremigen Paste an. Warmes Wasser in den Eimer geben, die Paste hineinmischen. Füße und Waden 15 Minuten darin baden. Dann legen Sie den Kiesel ins Wasser und massieren damit Ihre Fußsohlen.

99
Wärmendes Fußbad

Wenn Ihre Füße von stundenlangem Sitzen kalt geworden sind, geben Sie etwas frischen gehackten Ingwer in ein wärmendes Fußbad.

Schmerzende Füße entspannen sich rasch in einem warmen Kräuterbad.

100
Kräuterfußbad

Geben Sie jeweils einen Teelöffel der folgenden Kräuterauszüge in eine Schüssel mit warmem Wasser, eventuell noch eine Handvoll Rosenblütenblätter dazu.
- Ringelblume. Hemmt Pilzbefall und hilft bei wunder, rissiger Haut.
- Rotklee. Lindert Hautprobleme wie Ekzeme oder Schuppenflechte.
- Zaubernuss. Ideal bei Verstauchungen, Prellungen, Verfärbungen und Krampfadern.

101
Hilfe für geschwollene Füße

Langes Stehen lässt die Füße anschwellen, weil sich Wasser im Gewebe staut. Beugen Sie dem mit einem Fußbad aus 2 Tabletten *Natrium muriaticum* und warmem Wasser vor – am besten viermal täglich.

102
Pediküre

Wer täglich viele Stunden stehen muss, empfindet eine Fußpflege sicher als willkommene Erleichterung bei müden Beinen. Auf diese Weise wird die Durchblutung gefördert und Wasseransammlungen vorgebeugt. Suchen Sie nach Anbietern, die auf Bäder, Exfoliation und Massagen spezialisiert sind.

103
Reflexzonenmassage
Ein Fußreflexzonen-Therapeut kann über die Fußregionen, die mit bestimmten anderen Körperteilen verbunden sind, stressbedingte Beschwerden diagnostizieren und durch Druckmassage behandeln.

104
Locker im Fußgelenk
Legen Sie den nackten Fuß mit dem Knöchel auf das gegenüberliegende Bein. Mit einer Hand den Knöchel halten, mit der anderen den Fuß fassen und langsam ein paar Mal kreisen lassen. Mit dem anderen Fuß wiederholen.

105
Das Fußgewölbe stärken
Stellen Sie sich, die Füße hüftbreit auseinander, auf die Zehenspitzen (eventuell an einem Stuhl festhalten). Mit geradem Rücken so tief wie möglich in die Knie gehen. Langsam hochkommen und erst dann die Fersen senken. Nach einer kurzen Pause wiederholen.

106
Bein-Yoga
Diese Übung sollten Sie zu Hause durchführen.
Legen Sie sich mit angezogenen Knien vor einer Wand auf den Boden, den Po möglichst nah an der Wand. Nun die Beine nach oben strecken und an die Wand lehnen.
Arme ausbreiten, Handflächen nach oben drehen und fünf Minuten entspannen. Wenn es sich nicht gut anfühlt oder Ihre Beine einknicken, rutschen Sie mit dem Po etwas weiter von der Wand weg.

107
Zehenstrecken
Diese Übungen sind perfekt für Zehen, die sich steif oder gequetscht anfühlen. Versuchen Sie, eventuellen Dehnungsschmerz wegzuatmen.

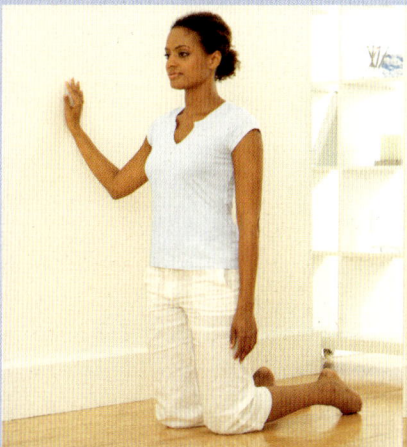
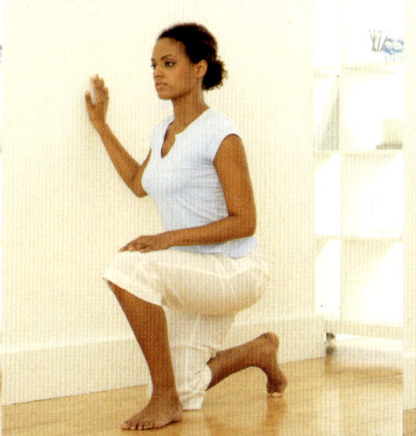
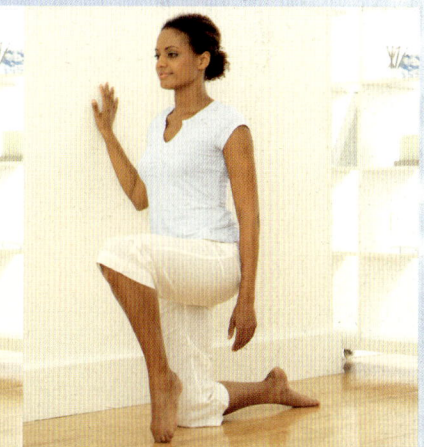

1 Ziehen Sie die Schuhe aus und knien Sie sich neben eine Wand. Wer es bequemer mag, legt sich eine gefaltete Decke unter die Knie.

2 Einen Fuß vor dem Körper und die Zehen des hinteren Fußes aufstellen. Das Gesäß langsam in Richtung der hinteren Ferse bewegen. Ausatmen.

3 Die Zehen des vorderen Fußes einrollen, die Gelenke gegen den Boden pressen und hin und her bewegen. Mit dem anderen Fuß wiederholen.

Falten glätten

Sorgen hinterlassen ihre Spuren in unseren Gesichtern: Stress steigert die Produktion von freien Radikalen, dazu kommt noch die natürliche Hautalterung. Außerdem verzögert das Stresshormon Cortisol Reparaturvorgänge in der Haut, da es dort die Durchblutung und Nährstoffversorgung hemmt, um Hirn und Muskeln besser versorgen zu können. Unser Gesicht hat es also doppelt schwer, wenn wir uns nicht entspannen.

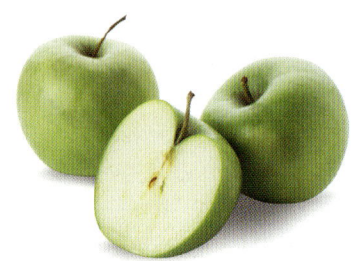

108
Omega-3-Fettsäuren
Schlechte Laune kann die Folge von zu wenig Omega-3-Fettsäuren in der Nahrung sein. Um Ihr seelisches Gleichgewicht wieder zu finden und eine zerfurchte Stirn zu glätten, sind Walnüsse als Snack und fettreicher Fisch, z. B. Sardine oder Makrele, als Mittagessen mindestens zweimal pro Woche zu empfehlen.

Hautschutz erfolgt auch durch vitaminreiche Ernährung: Lachs mit buntem Gemüse.

109
Nahrung für die Haut
B-Vitamine und die Vitamine A, C und E schützen vor freien Radikalen und helfen bei der Hauterneuerung. Reichlich vorhanden sind diese in Eiern, Milchprodukten, fettem Fisch, Leber, buntem frischem Obst und Gemüse, in grünen Blattgemüsen, Vollkornprodukten und Hülsenfrüchten.

110
Äpfel essen
Äpfel enthalten viel Quercetin, ein antioxidatives Flavonoid. Wenn Sie sich eine besonders feste, säuerliche Sorte aussuchen, ist das zugleich ein Entspannungstraining für Kiefer und Lippen.

111
Öle gegen freie Radikale
Die folgenden Öle liefern reichlich Antioxidanzien, die Hautschäden beheben können. Eine kleine Menge auftragen und die Falten sanft wegmassieren.
- Olivenöl
- Wildrosenöl
- Arganöl
- Traubenkernöl
- Meringaöl (Behenöl)

112
Anti-Falten-Öl
Die folgenden Zutaten sind für ihre Anti-Falten-Wirkung bekannt. (Nicht in der Schwangerschaft anwenden.)

2 TL Traubenkernöl
1 Kapsel Nachtkerzenöl

je 4 Tropfen ätherisches Rosenholzöl und Weihrauchöl

Die Öle in einem dunklen Glasfläschchen fest verschlossen und kühl aufbewahren. Vor der Anwendung gut schütteln.

113
Kühlendes Haut-Tonic
Halten Sie ein Sprühfläschchen mit Gesichtswasser im Kühlschrank bereit und erfrischen Sie damit hin und wieder Gesicht und Hals.

114
Kühlendes Augengel
Bewahren Sie ein Augengel im Kühlschrank auf. Bei Stresszuständen mit kreisenden Bewegungen der Ringfinger rund um die Augenpartie auftragen.

115
Schneller Gesichts-Check
Prüfen Sie Ihren Gesichtsausdruck: Runzeln Sie die Stirn? Sind Ihre Lippen verkniffen? Ist Ihr Kiefer verspannt? Lächeln Sie und machen Sie Ihren Hals lang!

116
Brauenmassage
Legen Sie die Zeigefinger auf die Augenbrauen. Bewegen Sie die Fingerkuppen mehrmals sanft aufeinander zu und voneinander weg.

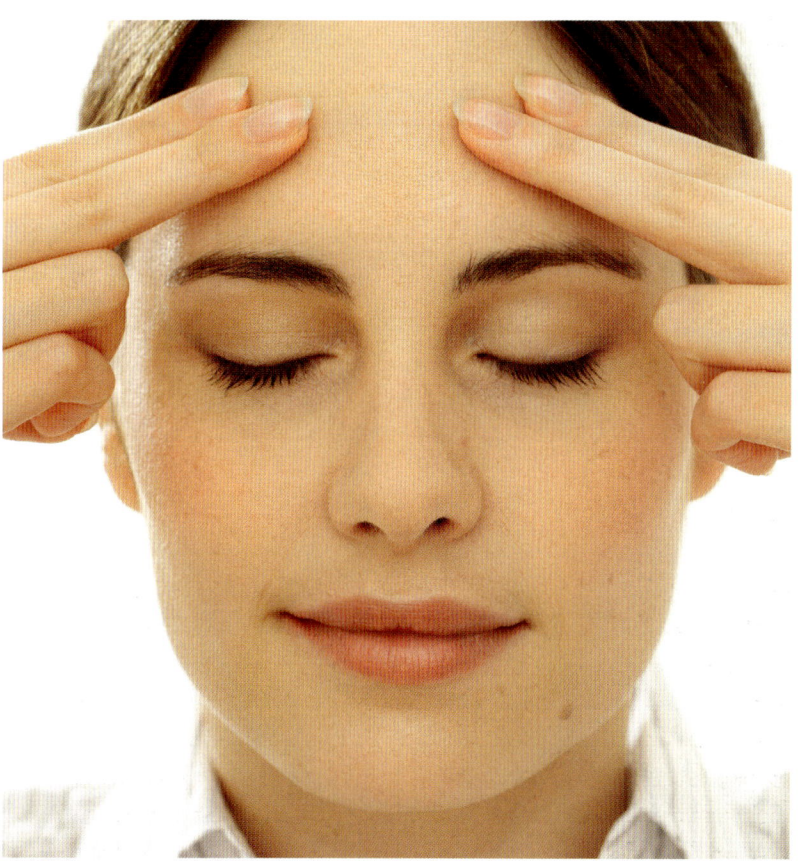

Verjüngt müde Haut: Gesichtsöl mit reichlich Antioxidanzien.

117
Streicheleinheiten
Streichen Sie mit den Kanten Ihrer Zeigefinger über Ihre Stirn. Arbeiten Sie sich von den Seiten zur Mitte vor und wieder zurück.

118
Löwenmiene
Verziehen Sie Ihr Gesicht vor dem Toilettenspiegel, bis Sie wie eine Dörrpflaume aussehen. Reißen Sie dann Augen und Mund weit auf. Ausatmen, die Zunge herausstrecken und den Blick nach oben richten. Wenn möglich noch ein lautes »Haaah!« ausstoßen. Entspannen und das Kribbeln genießen.

119
Handflächen-Energie
Reiben Sie Ihre Hände, bis sie prickeln. Legen Sie sie nun auf Augen, Wangen und Kiefer. Spüren Sie die Energie, die in Ihr Gesicht strömt und alle Verspannungen löst. Die Stimulation des Hand-Chakras

Eine entspannende Fußmassage kann verkrampfte Gesichtszüge lockern.

stärkt Ihre Handlungsbereitschaft und erspart Ihnen unnötige Anstrengung.

120
Indische Kopfmassage
Eine Kopfmassage lockert verspannte Nacken- und Schultermuskeln und fördert die Durchblutung von Kopfhaut und Gesicht. Lassen Sie sich von einem geschulten Therapeuten die Kopfhaut massieren und rhythmisch klopfen, bis die Anspannung sich löst. Druck auf die entsprechenden Punkte bringt stagnierende Energien wieder zum Fließen, was die natürlichen Selbstheilungskräfte des Körpers außerordentlich steigert.

121
Facial
45 Minuten in einem Raum mit gedämpfter Beleuchtung liegen, während jemand Ihr Gesicht reinigt, massiert und duftende Cremes aufträgt? Es gibt nichts Besseres gegen eine sorgenvoll gefurchte Stirn. Suchen Sie nach Angeboten für Ihre Mittagspause.

122
Haarbehandlung
Lassen Sie Haare und Kopfhaut einmal ausgiebig und fachmännisch vom Friseur behandeln. Das macht die Haare glänzend und entspannt auch ein gestresstes Gesicht.

123
Fußmassage
Massieren Sie in einer Pause Ihre Füße (oder noch besser: lassen Sie sie massieren). Das wirkt wie ein kleines Facelifting.

124
Positiv denken
Von seinen Mitmenschen stets das Schlechteste zu erwarten erzeugt Falten. Ertappen Sie sich beim negativen Denken, halten Sie inne und fragen Sie sich: Bin ich überkritisch oder unterstelle ich etwas?

125
Reflexion mit Post-it
Kleben Sie sich beispielsweise diesen Satz der mittelalterlichen Mystikerin Juliana von Norwich an den Computer: »… alles wird gut und alles jeglicher Art wird gut werden.« Probieren Sie den Satz als Mantra aus: Mit geschlossenen Augen sagen Sie den ersten Teil, während Sie einatmen, den zweiten beim Ausatmen.

126
Weiträumiges Denken
Seien Sie offen für neue Erfahrungen. Malen Sie sich eine wunderbare Perspektive aus. Das hilft, Ergebnisse gelassen abzuwarten und nicht schon im Voraus kritisch oder besorgt zu sein.

127
Autogenes Training
Beim autogenen Training lernt man, bei Stressreaktionen Entspannungsmethoden einzusetzen, die mit Meditation vergleichbar sind. Das kann bei Schlaflosigkeit, Muskelschmerzen oder Panikattacken helfen.

128
Sorgen-Essenz
Die australische Buschblüten-Essenz Crowea eignet sich für Menschen, denen die Sorgen auf den Magen schlagen: 4 Tropfen in ein Glas Wasser geben und davon in kleinen Schlucken trinken, bis die Symptome abklingen. In Extremsituationen direkt auf die Zunge tropfen.

Jeder Augenblick gleicht einer weiten Landschaft, die es zu erkunden gilt.

129
Homöopathie
- Arsenicum album C30 für jene, die sich vor allem um Geld und Gesundheit sorgen.
- Calcium carbonicum C30 für Menschen, die sich leicht verzetteln und nicht die wirklich wichtigen Dinge im Auge behalten.
- Staphisagria C30 für Menschen, die sich nicht durchsetzen können, wenn man ihnen Unrecht tut, und die ihren Zorn unterdrücken.

130
Stresslindernde Akupressur
Auf Ihrer Stirn gibt es zwei Punkte, um Stress zu mindern. Sie liegen auf den beiden Höckern rechts und links im oberen Stirnbereich. Drücken Sie diese Punkte sanft mit den Zeigefingern, um Ruhe und Entspannung zu fördern.

131
Kiefer entspannen
Um Ihr Kiefergelenk zu lokalisieren, beißen Sie die Zähne fest zusammen, bis die Muskeln hervortreten. Dieses sogenannte Temporomandibular-Gelenk kann den Kiefer verspannen. Massieren Sie es deshalb in kreisenden Bewegungen mit Ihren Zeigefingern. Üben Sie dabei so viel Druck aus, wie Sie als angenehm empfinden.

Oberkörper entlasten

Verspannungen treten oft im Nacken- und Schulterbereich auf. Viele Stunden sitzen wir vor dem Computer, womöglich noch das Telefon zwischen Kinn und Schulter eingeklemmt. Vielleicht spannen wir aber auch bei Stress unbewusst die Muskeln im Schultergürtel an, um einen Angreifer abzuwehren oder davonzulaufen. Wer hier nichts tut, leidet rasch unter chronischen Schmerzen.

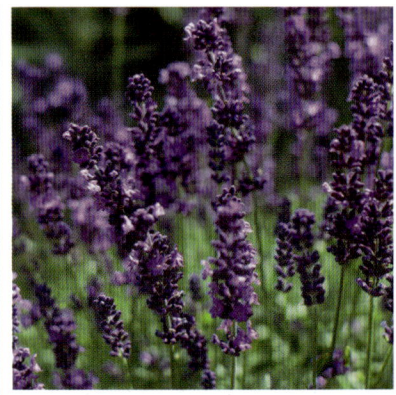

Die beruhigende Wirkung von Lavendelöl hilft, verspannte Muskeln zu lockern.

132
Atem-Check
Eine tiefere Atmung richtet auf. Legen Sie eine Hand auf den Bauch, die andere auf Ihre Brust. Beobachten Sie, welche Hand sich stärker bewegt. Wenn es die obere ist, atmen Sie zu flach. Atmen Sie tief aus dem Bauch aus, sodass sich auch die untere Hand sichtbar bewegt.

133
Augen hoch!
Wenn wir uns überlastet fühlen, lassen wir den Kopf hängen und die Schultern sinken. Gehen Sie aufrecht mit aufwärtsgerichtetem Blick und fixieren Sie einen Punkt etwa zehn Meter vor Ihnen.

134
Kinn-Kontrolle
Recken Sie oft das Kinn nach vorn? Das verspannt Nacken, Schultern, den oberen Rücken und den Kiefer. Nehmen Sie Ihr Kinn bewusst etwas nach hinten. Das sorgt für eine lockerere, natürlichere Haltung.

135
Kiefer locker lassen
Beißen Sie nicht die Zähne zusammen, sondern lassen Sie Ihren Mund bewusst weich werden. Ihre Lippen sollten sanft geschlossen sein und die Zunge leicht oben am Gaumen ruhen.

136
Gesünderes Sitzen
In der am wenigsten anstrengenden Position für Bildschirmarbeit bilden Unter- und Oberarme einen rechten Winkel, die Schultern sind entspannt. Positionieren Sie Ihren Monitor so, dass sie gerade darauf schauen (eher ein bisschen weiter weg und etwas tiefer als üblich). Nun nehmen Sie noch das Kinn ein wenig zurück, um Ihre Nackenlinie zu verlängern.

137
Schnelle Lockerungsübung
Legen Sie sich mit angezogenen Knien auf den Rücken. Die Füße flach auf den Boden stellen. Kreuzen Sie die Arme über der Brust, als wollten Sie sich selbst umarmen. Dann in einer sanften Bewegung den Rumpf von einer Seite zur anderen schaukeln. Die Arme andersherum kreuzen und die Übung wiederholen.

138
Sanft ausschaukeln
Stehen Sie, die Füße hüftbreit auseinander, mit locker hängenden Armen. Mit leicht gebeugten Knien nun die Arme sanft von einer Seite zur anderen schwingen. Nach und nach auch den Oberkörper mitnehmen und in Schwungrichtung über die jeweilige Schulter schauen. Die Bewegungen sollen weich und locker bleiben.

139
Schulteröffner
Spannen Sie einen Gürtel oder Schal zwischen beiden Händen. Der Abstand sollte einen Meter betragen. Einatmen und die Arme über den Kopf und hinter den Rücken führen. Dabei weder die Arme beugen noch die Schultern verdrehen. Den Abstand der Hände nach Bedarf verändern. Ausatmen und die Arme in die Ausgangsposition bringen. Mehrmals wiederholen.

140
Massageöl
Massieren Sie schmerzende Schultern mit diesem Öl. (Außer Sie sind schwanger, leiden an Bluthochdruck oder Epilepsie.)

3 EL Olivenöl
8 Tropfen ätherisches Lavendelöl
4 Tropfen ätherisches Rosmarinöl

140
Alexander-Technik
In Einzelstunden mit einem Therapeuten lernen Sie, verspannte Muskeln selbst zu lockern und die tiefer liegende Muskulatur als Unterstützung zu aktivieren. Das steigert Beweglichkeit, Gleichgewicht, Koordination und verbessert das Denkvermögen. Suchen Sie sich einen Lehrer, zu dem Sie Vertrauen haben.

142
Gomukhasana-**Arme**
Halten Sie im Stehen oder Sitzen einen Gürtel oder Schal mit einer Hand über Ihren Kopf. Beugen Sie den Arm und senken Sie die Hand zwischen Ihre Schultern. Führen Sie die andere Hand hinter den

Fordern Sie Ihren Oberkörper mit dieser Dehnübung.

Rücken und nach oben, bis sie den Schal greifen kann. Ein Ellbogen zeigt zur Decke, der andere zum Boden. Locker lassen und mit der anderen Hand oben wiederholen.

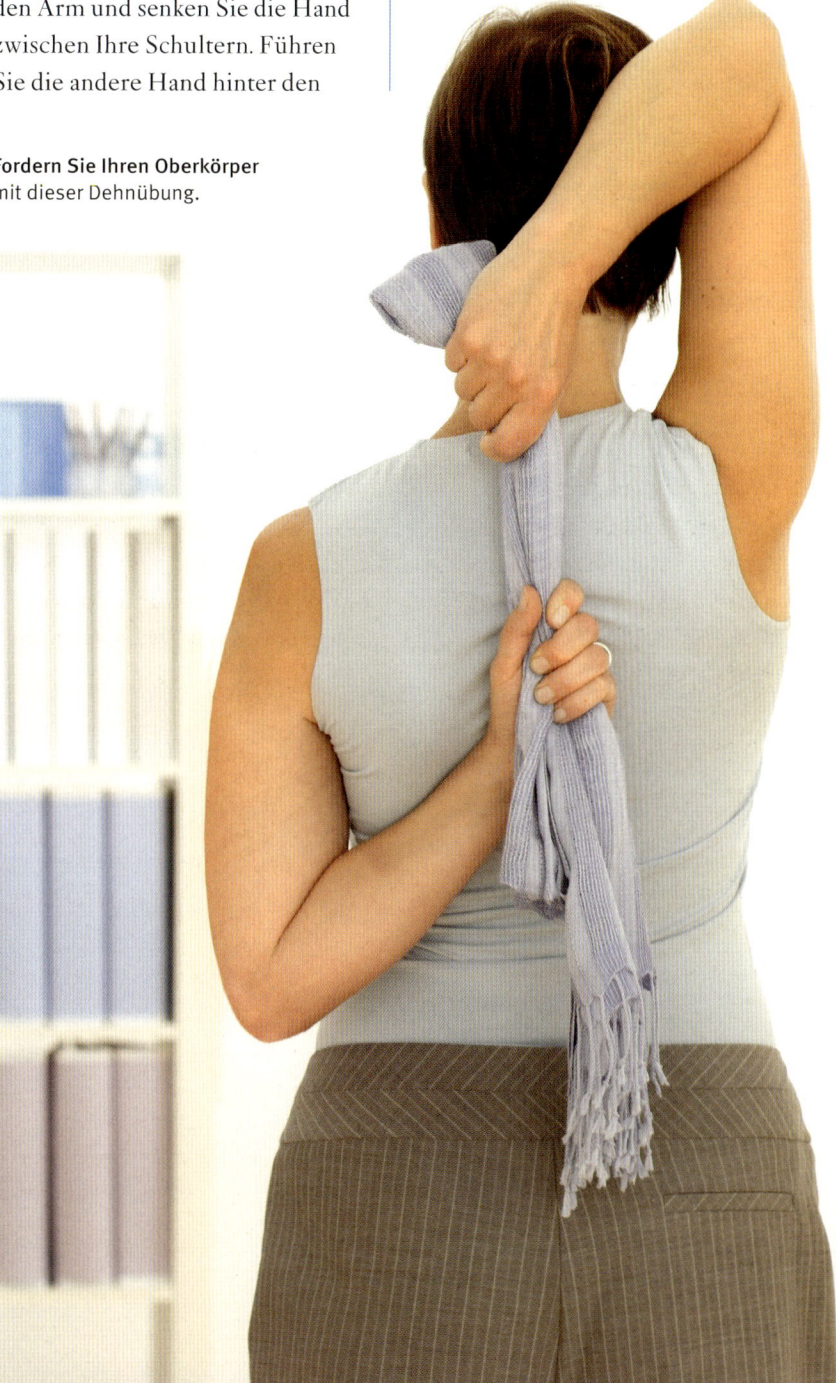

143
Nehmen Sie Feldenkrais-Stunden

Bei der Feldenkrais-Methode lernen Sie, Ihre Aufmerksamkeit auf Haltung und Atmung zu lenken. Das kann chronische Muskelverspannungen beseitigen, aber auch Haltung und Koordination im Alltag verbessern. Beim Unterricht liegt man auf dem Boden und führt eine Reihe einfacher, langsam angeleiteter Bewegungen aus. So sollen falsche Bewegungsmuster, die sich über Jahre entwickelt haben, erkannt und durch neue, bessere ersetzt werden.

144
Kopfkreisen

Stehen oder sitzen Sie aufrecht und lassen Sie Ihr Kinn auf die Brust sinken. Den Kopf zur Seite rollen, bis ein Ohr fast die Schulter berührt. Zurückrollen und zur anderen Seite wiederholen. Keinen Druck ausüben, sondern allein das Gewicht des Kopfes wirken lassen.

145
Atemübung

Diese Übung entspannt Schultern und Brustkorb.
Stehen Sie, die Füße hüftbreit auseinander. Kreuzen Sie die Arme, klemmen Sie die Finger in die Achseln und lassen Sie den Kopf sinken.
Einatmen, den Kopf heben und die Arme ausstrecken. Spüren Sie, wie sich ihr Brustkorb öffnet.
Ausatmen, die Arme wieder kreuzen und den Kopf sinken lassen. Einige Male wiederholen.

146
Schulterentspannung nach Pilates

Diese scheinbar simple Übung isoliert die Bewegung der Schulterblätter und bringt diese in eine gesunde, entspannte Position.

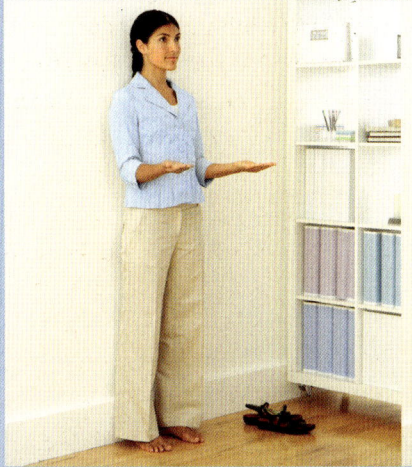
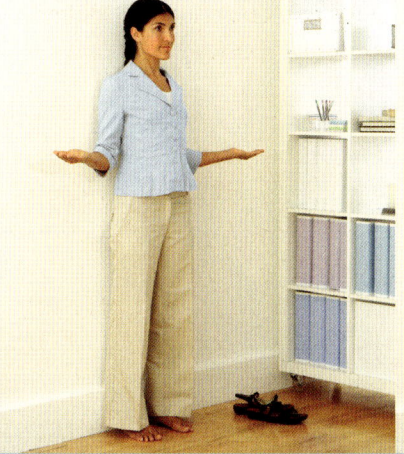
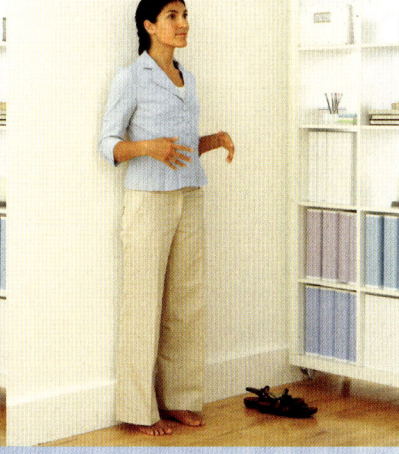

1 Stellen Sie sich an eine Wand. Die angewinkelten Arme bilden ein L. Handflächen nach oben drehen und tief ein- und ausatmen.

2 Die Unterarme in Richtung Wand führen. Spüren Sie den Druck zwischen den Schulterblättern. Position mithilfe der Bauchmuskeln halten.

3 Unterarme zurück in die Ausgangsposition bringen. Die Übung 30–60 Sekunden lang wiederholen, dann die Arme ausschütteln.

Den Rücken stärken

Untersuchungen ergaben, dass Stress bei der Arbeit das Risiko für Skelettmuskelkrankheiten an Rücken und Oberkörper erhöht. Physiotherapeuten beklagen schlecht angepasste Bürostühle, Bewegungsmangel, Übergewicht und Verspannungen. Die beste Vorbeugung gegen Rückenschmerzen sind regelmäßige Bewegung und eine bewusste richtige Haltung.

147
Achten Sie auf Ihre Haltung

Wenn Sie in Ihrem Beruf viel stehen, ist es wichtig, dass alle großen Muskeln Ihres Körpers locker bleiben. Stehen Sie mit den Füßen hüftbreit auseinander und richten Sie sich auf. Knie, Hüften und Knöchel bilden eine Linie. Kippen Sie das Becken leicht nach vorn und ziehen Sie den Bauch ein (nicht die Luft anhalten). Achten Sie darauf, dass Schultern und Hüften auf einer Linie liegen. Die Schulterblätter nach hinten und unten ziehen, während die Kopfoberseite Richtung Decke strebt.

148
Richtig sitzen

Ihre Füße stehen flach auf dem Boden. Die Oberschenkelrückseiten werden vom Stuhl gestützt. Stellen Sie sich vor, wie Ihr Steißbein nach unten sinkt, Ihr Kopf sich hebt und zwischen allen Wirbeln Platz ist.

149
Stellen Sie Ihren Stuhl ein

Schlecht justierte Bürostühle sind ein häufiger Grund für Schmerzen im unteren Rücken. Sie sollten so hoch sitzen, dass sich Ihre Füße flach am Boden befinden. Die Rückenlehne so einstellen, dass Ihr unterer Rücken gut gestützt wird. In der idealen Position befinden sich Ihre Schultern genau über den Hüften und die Ohren über den Schultern.

150
Die Körpermitte stärken

Bevor Sie sich bücken, drehen oder aufstehen, konzentrieren Sie sich auf Ihren Rumpf. Schieben Sie ihr Steißbein leicht nach vorn, atmen Sie aus und ziehen Sie die Bauchmuskeln in Richtung unterer Rücken. Das fordert besonders jene Muskeln, die Ihre Haltung ausmachen und den unteren Rücken schützen. Beim Einatmen sollten Sie spüren, wie sich Ihr Brustkorb weitet.

151
In Bewegung bleiben

Studien ergaben, dass sich Rückenschmerzen durch Bettruhe noch verschlimmern. Unterbrechen Sie Ihre Tätigkeit mindestens einmal stündlich und gehen Sie etwas herum oder absolvieren Sie eine der hier vorgestellten Übungen.

152
Wärmepackung

Um verspannte Muskeln während der Arbeit zu lockern, hilft ein Heatpack oder eine Wärmflasche, die Sie zwischen Rücken und Stuhllehne deponieren können.

153
Den Schmerz wegtrainieren

Sanftes Training scheint der sicherste Weg gegen Schmerzen im unteren Rücken zu sein. Suchen Sie sich ein Programm aus, das Muskelstärkung, sanftes Dehnen und ein Entspannungselement umfasst. Beginnen Sie langsam und steigern Sie die Intensität schrittweise. Im Rahmen einer wissenschaftlichen Untersuchung der Hull University sorgten schon acht Trainingseinheiten für spürbare Schmerzlinderung; außerdem waren die beteiligten Patienten noch ein Jahr danach in der Lage, ihre Rückenprobleme besser in den Griff zu bekommen.

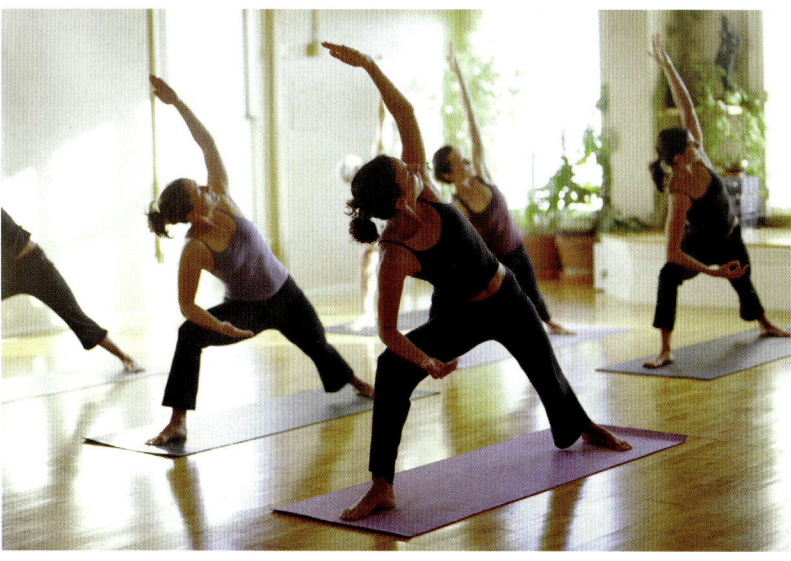

Beginnen Sie mit Yogastunden und lernen Sie, Ihren Rücken zu schützen.

154
Yoga
Eine wissenschaftliche Studie ergab, dass Yoga bei Schmerzen im unteren Rücken effektiver ist als normales Fitnesstraining. Suchen Sie sich einen Kurs in Hatha- oder Iyengar-Yoga aus. Dort geht man auf Ihre gesundheitlichen Probleme ein.

155
Probieren Sie Tai Chi
Wenn Rückenschmerzen mit einer steifen Hüfte zusammenhängen, sind Sie in einem Tai-Chi-Kurs gut aufgehoben. Hier lernen Sie eine Abfolge langsamer, fließender Bewegungen, die von einem wachen Bewusstsein begleitet werden. Das fördert die Beweglichkeit der Gelenke, senkt den Blutdruck, stärkt das Immunsystem und schenkt Ihnen neue Energie, sodass Sie besser durch den Arbeitstag kommen.

156
Achter-Übung
Die Acht gilt als Form, mit der zerstreute Energie gebündelt werden kann. Diese Übung hält die Hüften beweglich und fördert die Konzentration. Im Stehen das Gewicht auf den rechten Fuß verlagern und den linken Fuß anheben (eventuell an einer Wand abstützen). Beschreiben Sie nun eine Acht: Für den oberen Teil bewegen Sie das Bein nach vorn, für den unteren nach hinten. Beginnen Sie mit kleinen Bewegungen, dann die Achten größer und schneller in die Luft zeichnen. Mit dem anderen Bein wiederholen.

157
Kreuzbein-Übung
Das entspannt den unteren Rücken: Legen Sie sich auf den Rücken, stellen Sie die Füße auf und ziehen Sie die Fersen so nah an den Po, wie es Ihnen noch bequem ist. Die Füße sind hüftbreit auseinander. Die Rückseite des Beckenknochens drückt gegen den Boden. Senken Sie beide Knie so weit nach jeder Seite, bis Sie einen leichten Zug im Kreuzbeinbereich spüren. Etwa 20-mal wiederholen.

158
Schenkel dehnen
Legen Sie sich auf den Rücken, die Knie sind angewinkelt. Legen Sie das rechte Fußgelenk auf den linken Oberschenkel. Bewegen Sie nun beide Beine in Richtung Brust, bis Sie die linke Kniekehle umfassen können. Beinposition wechseln und die Übung wiederholen.

159
Kindhaltung
Knien Sie sich vor einen Stuhl. Große Zehen aneinanderlegen und mit den Knien auseinanderrutschen. Setzen Sie sich auf Ihre Fersen (wenn nötig mit einem Kissen dazwischen). Beugen Sie sich nun vor und entspannen Sie auf der Sitzfläche des Stuhls. Die Schienbeine sollten in Bodenkon-

takt bleiben. Wenn Ihnen das leicht fällt, schieben Sie den Stuhl weiter vor, bis Ihre Wirbelsäule maximal gedehnt ist. Oder Sie verzichten ganz auf den Stuhl und ruhen mit der Stirn auf dem Boden.

160
Öffnender Atem

Eine Partnerübung, bei der man sich abwechselt. Knien Sie sich hin und setzen Sie sich auf Ihre Fersen. Die Knie auseinanderschieben und die Stirn auf dem Boden ablegen. Arme mit den Handflächen nach oben seitlich ablegen. Wenn nötig, ein Kissen unter Stirn oder Hüften legen. Bitten Sie Ihren Partner, sich hinter Sie zu knien und seine Hände sanft auf Ihre Nieren zu legen. Atmen Sie langsam in seine Hände, dann bitten Sie ihn, diese zu Ihren Rippen zu bewegen und Ihren Atem dort zu spüren. Schließlich soll er seine Hände auf Ihrem oberen Rücken platzieren. Atmen Sie langsam und tief weiter. Spüren Sie, wie Ihr Atem den Rumpf vorne wie hinten wölbt. Das tut nicht nur der Wirbelsäule gut, sondern wirkt auch sehr beruhigend.

161
Homöopathie bei Rückenschmerzen

- Aesculus C30 hilft bei akutem, nadelstichartigem Schmerz im Lumbosakralbereich, der sich beim Vorbeugen verstärkt.
- Bryonia C30 bei Schmerz im Lendenwirbelbereich, der sich durch Bewegung verschlimmert. Auch bei Steifigkeit im Kreuz, die sich durch Druck oder enge Kleidung bessert.
- Cimicifuga C30 bei Schmerzen im Lendenwirbelbereich, die bis in die Oberschenkel ausstrahlen.

162
Entspannung mit Tisch

Eine äußerst effektive Übung, die auf angenehme Weise die Wadenmuskulatur entspannt und dem unteren Rücken Erleichterung verschafft.

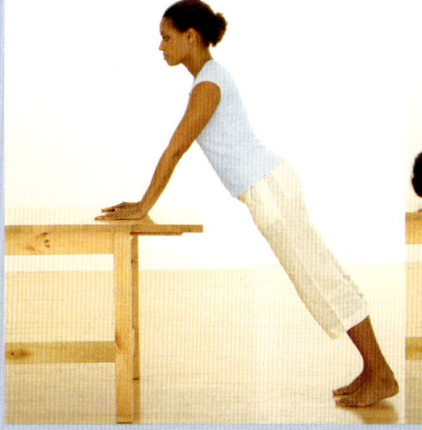
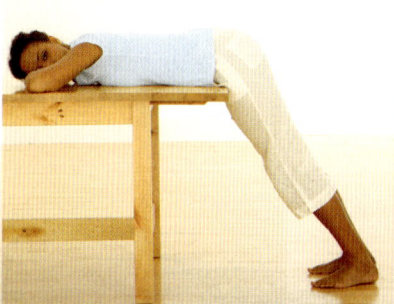
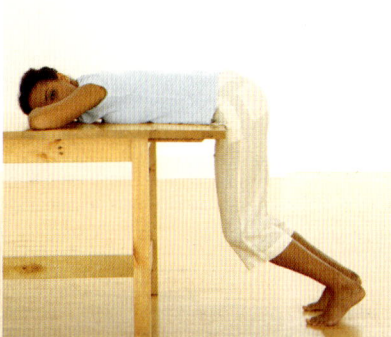

1 Drücken Sie Ihre Oberschenkel gegen einen Tisch, dann strecken Sie Ihre Beine so weit nach hinten, bis sie auf den Zehenspitzen ruhen.

2 Legen Sie den Rumpf flach auf den Tisch. Den Kopf zur Seite drehen und auf die Hände betten. Die Beine dabei gestreckt lassen.

3 Langsam die Beine entspannen, indem Sie die Knie beugen, während Ihr Rücken sich verlängert. In dieser Position ruhig weiteratmen.

Termine managen

Permanent unter Termindruck zu arbeiten erzeugt Stress, der Blutdruck, Atmung und Herzfrequenz in die Höhe treibt. Auf Dauer führt so eine Situation zu Herzerkrankungen, Schlaganfällen und Depressionen. Die folgenden Strategien helfen Ihnen, mit extremen Anforderungen zurechtzukommen.

163
Essen nicht vergessen
Regelmäßige Mahlzeiten reduzieren erwiesenermaßen Stress, da Körper und Geist dann besser mit Stresssituationen umgehen können.

164
Essen Sie »bunt«
Stresshormone, z. B. Cortisol, nehmen dem Körper lebenswichtige Vitamine, die für das Wohlbefinden unerlässlich sind. Setzen Sie deshalb in stressigen Zeiten bei Ihrer Ernährung auf dunkelgrünes, gelbes und rotes Obst und Gemüse, um Ihre Vitaminvorräte aufzustocken. Ein wenig Olivenöl extra virgine dazu erleichtert die Aufnahme. Die antioxidativen Karotinoide, die für die leuchtenden Farben verantwortlich sind, stärken das Immunsystem und schützen vor Herzerkrankungen.

Greifen Sie zu frischem Gemüse und Obst in leuchtenden Farben.

165
Kein Stress-Essen
Verzichten Sie auf Fertigprodukte mit hohem Fettgehalt, stark zuckerhaltige Snacks, Alkohol und koffeinhaltige Limonaden – sie steigern das Stresshormon-Niveau.

166
Mehr Protein!
Aminosäuren – Eiweißbausteine – beeinflussen den Gehirnstoffwechsel und können Ängste mildern, die Stimmung stabilisieren und Heißhunger reduzieren. Essen Sie in stressigen Phasen viel Eiweiß. Die besten Eiweißlieferanten: Fleisch, Fisch, Eier, Reis und Bohnen.

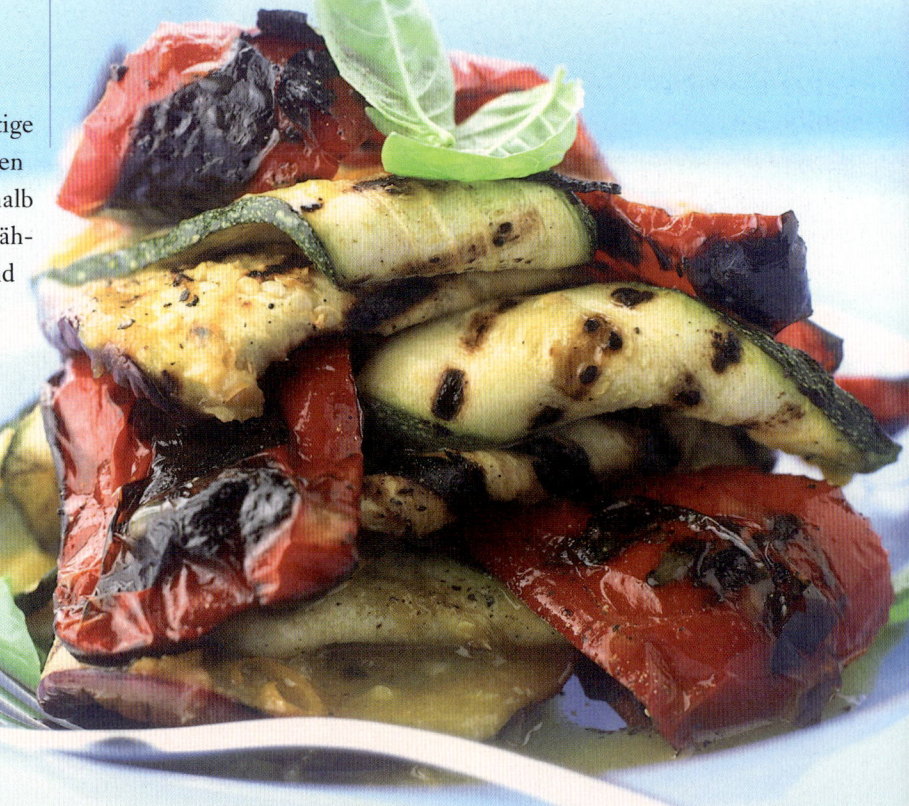

167
Leckerer Joghurt
Gönnen Sie sich ein Schälchen cremigen, vollfetten Naturjoghurt (gesüßt mit ein wenig flüssigem Honig), wenn der Termindruck Ihnen auf den Magen schlägt.

168
Trinken Sie Granatapfelsaft
Die darin enthaltenen antioxidativen Polyphenole rücken den bei Stress auftretenden freien Radikalen zuleibe und schützen außerdem Ihr Herz. Granatapfelsaft besänftigt darüber hinaus auch einen nervösen Magen.

169
Lassen Sie den Sport nicht ausfallen
Halten Sie auch bei starkem Termindruck Ihre regelmäßige Yoga- oder Fitness-Stunde ein. Das Training sorgt dafür, dass Sie entspannt und produktiv bleiben. Außerdem schützt es vor stressbedingten Langzeitschäden wie Depressionen oder Herzerkrankungen. Betrachten Sie Ihre Trainingstermine als unumstößlich.

170
Machen Sie ein Nickerchen
Wie eine Studie mit Arbeitern bewies, erhöht ein halbstündiges

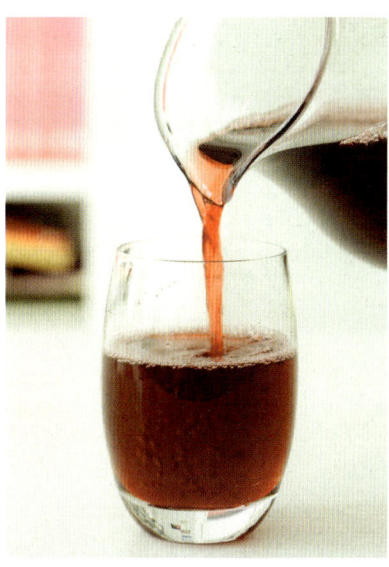

Genießen Sie natursüßen Granatapfelsaft, der Ihr Herz schützt.

Schläfchen untertags wundersam die Produktivität. Zudem verringerte sich das Risiko für Herzprobleme bei den Teilnehmern um mehr als ein Drittel.

171
Duftöl für die Konzentration
Zwei bis vier Tropfen eines der folgenden ätherischen Öle in eine Duftlampe geben:
- Basilikum stärkt die Konzentration, schärft die Sinne und beruhigt die Nerven.
- Schwarzer Pfeffer stärkt Nerven und Ausdauer.
- Bergamotte befreit von Sorgen und kühlt ein zorniges Gemüt.
- Weihrauch lindert und tröstet.
- Geranium entspannt und hebt die Stimmung.

172
Bachblüten
Bachblütenessenzen helfen, wenn Sie sich total überlastet fühlen: vier Tropfen in Wasser auflösen und in kleinen Schlucken trinken – oder direkt auf die Zunge träufeln.
- Tausengüldenkraut, wenn es Ihnen schwerfällt, Nein zu sagen, und Ihre Kollegen Sie ausnutzen.
- Ulme, wenn Sie sich zu viel zumuten und unter der Last der Verantwortung leiden.

173
Kaffee-Medizin
Das Homöopathikum Coffea C30 lindert Symptome wie Nervosität, Herzrasen sowie Erregung, auf die Müdigkeit folgt.

174
Druckausgleich
Das Schüßler-Salz Kalium phosphoricum D6 stärkt das Nervensystem bei Erschöpfung und emotionaler Belastung. Nehmen Sie bis zu viermal täglich zwei Tabletten.

175
Gönnen Sie sich ein Privatleben
Wer das Leben außerhalb der Arbeit genießt, ist auch im Job besser gerüstet. Wenn Sie abends noch etwas vorhaben, begegnen Sie Proble-

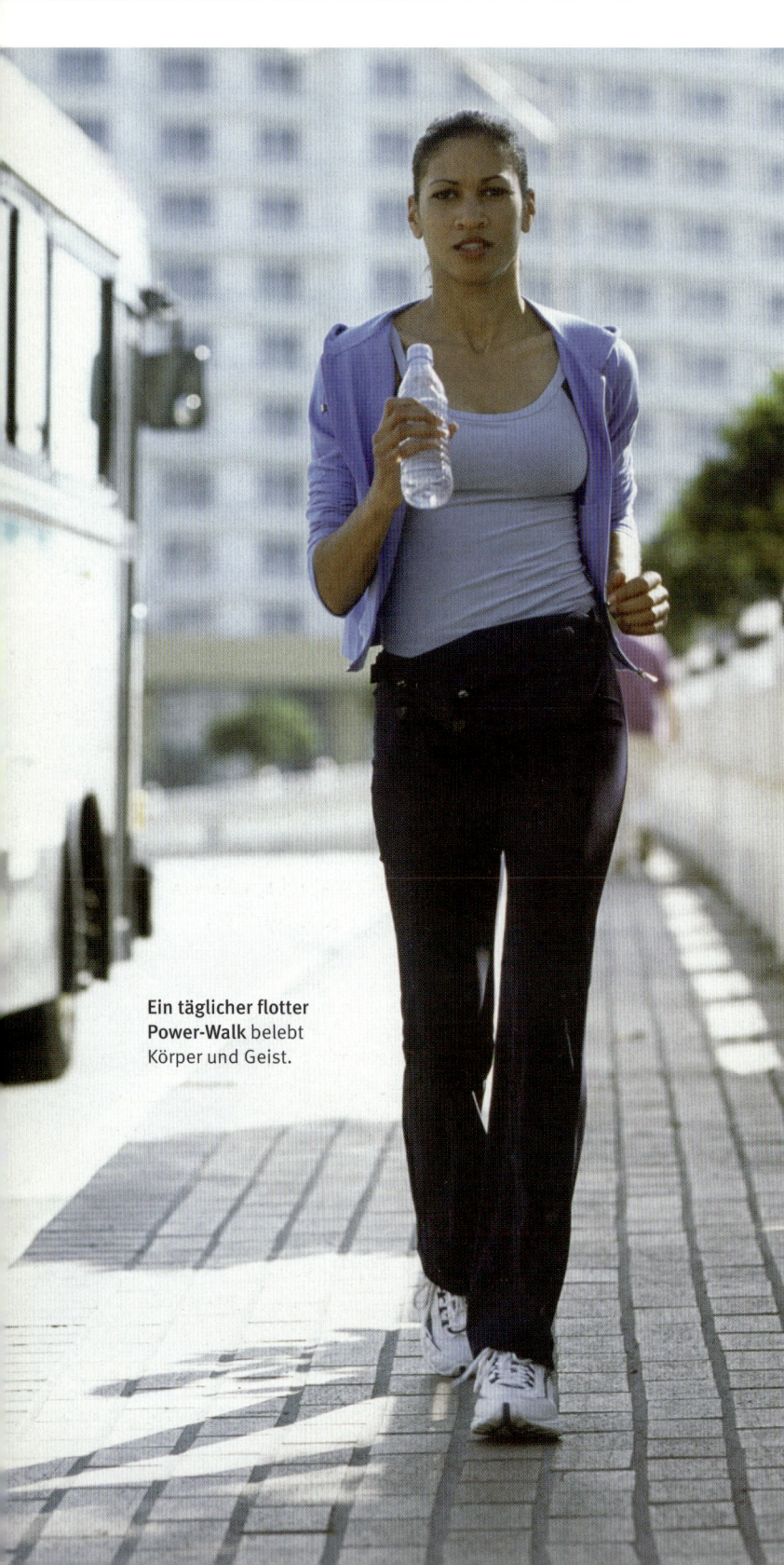

Ein täglicher flotter **Power-Walk** belebt Körper und Geist.

men tagsüber ausgeglichener und entspannter.

176
Ab nach draußen
Empfohlen werden 5–10 Minuten Pause nach jeder Stunde am Computer. Das ist auch entspannender, als sich die Minuten für eine längere Pause zusammenzusparen. Setzen Sie sich kurz in die Sonne, atmen Sie frische Luft oder spazieren Sie einmal um das Gebäude.

177
Auszeiten einplanen
Wenn Sie einen Termin einhalten müssen, planen Sie kleine Belohnungen und Ruhepausen ein. Das kann der Besuch eines Bistros oder eine Runde Laufen im Park sein.

178
Seien Sie nett
Ein gutes Verhältnis zu den Kollegen senkt den Druck am Arbeitsplatz. Eine Studie von 2003 belegte, dass Menschen, die eine Sache im Team anpacken, produktiver sind, da sie stumme Signale besser entschlüsseln. Eine andere Untersuchung ergab, dass Leute mit netten Kollegen in Stress-Situationen einen niedrigeren Blutdruck aufwiesen. Laden Sie doch mal nach der Arbeit Ihre Kollegin auf ein Glas ein oder bringen Sie Eis für alle mit.

179
Lächeln
Wissenschaftliche Untersuchungen haben ergeben, dass biochemische Prozesse einsetzen, die ein tatsächliches Glücksgefühl erzeugen, selbst wenn man nur so tut, als sei man glücklich.

180
Überkreuzen
Im Stehen das linke Knie anheben und mit der rechten Hand berühren. Dann das rechte Knie zur linken Hand anheben. Fortfahren, bis eine fließende Bewegung daraus wird. Das stärkt den Austausch zwischen den beiden Hirnhälften und fördert die Konzentration.

181
Wenn Ihnen alles zu viel wird
Das bringt frisches Blut in den Oberkörper.: Beugen Sie sich vor, bis Ihr Rumpf kopfüber hängt, dabei die Ellbogen umfasst halten. Nach einer Minute Wirbel für Wirbel wieder hochkommen. Zuletzt den Kopf heben. (Nicht bei Bluthochdruck!)

182
Den Knoten lösen
Setzen Sie sich mit geradem Rücken und entspannten Armen bequem hin. Schließen Sie die Augen und konzentrieren Sie sich auf Ihre

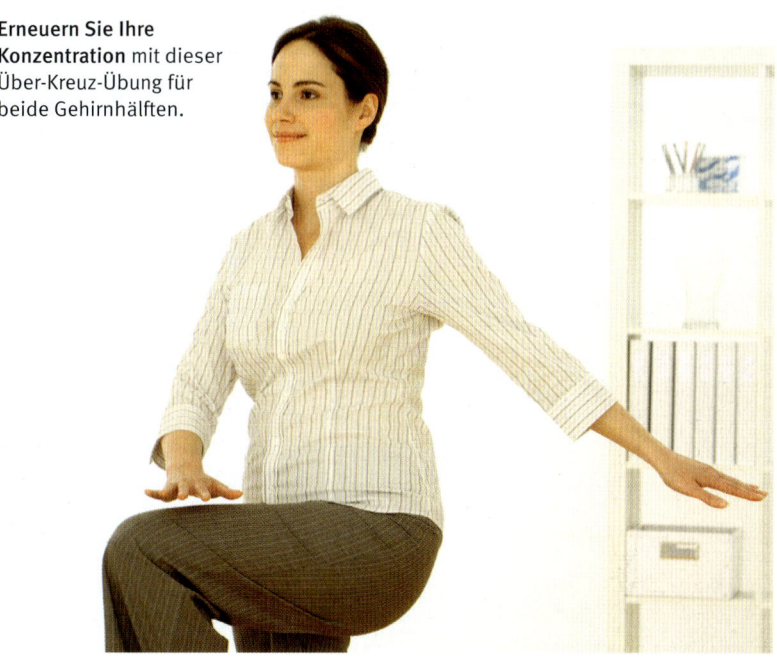

Erneuern Sie Ihre Konzentration mit dieser Über-Kreuz-Übung für beide Gehirnhälften.

Atmung. Stellen Sie sich Ihre Sorgen als ein Bündel Seile vor, die sich verknotet haben. Visualisieren Sie, wie Sie die Knoten entwirren und sich auf diese Weise auch andere Knoten lockern. Nach zehn bis zwanzig Minuten wenden Sie Ihre Aufmerksamkeit wieder Ihrer Umgebung zu und öffnen schließlich die Augen.

183
Herausforderungen
Etwas Stress ist wünschenswert, denn er erzeugt motivierendes Adrenalin, das auch Ihr Immunsystem aktiviert. Das gilt allerdings nur für Herausforderungen, die genau definiert, erreichbar und zeitlich begrenzt sind, sodass Sie danach relaxen können. Suchen Sie also nach kleinen Herausforderungen, um Ihr Selbstbewusstsein zu stärken: Bieten Sie sich für eine Präsentation an oder übernehmen Sie ein schwieriges Telefonat. Achten Sie nur darauf, danach zu entspannen.

184
Warnsignale beachten
Wenn Sie die folgenden Zeichen auf Arbeitsdruck zurückführen, sprechen Sie mit Ihrem Arzt. Notieren Sie Auslöser und Symptome:
- Schlaflosigkeit
- Kopfschmerzen
- Verdauungsbeschwerden
- Konzentrationsschwäche
- Unbeherrschtheit
- Ängste und Depressionen

Tipps zur Zeitplanung

Einer der häufigsten Stressauslöser am Arbeitsplatz ist der Versuch, zu viele Aufgaben in einen knapp bemessenen Zeitrahmen zu quetschen. Das gilt insbesondere dann, wenn man nur begrenzten Einfluss auf die einzelnen Aufgaben hat. Beginnen Sie mit einer kritischen Betrachtung Ihrer Zeitplanung, setzen Sie Prioritäten und ergreifen Sie effektive Gegenmaßnahmen.

185
Montagmorgen
Eine gute Zeiteinteilung nimmt selbst dem Montagmorgen seinen Schrecken und gibt Ihnen Kraft für schwierige Entscheidungen sowie unangenehme Aufgaben. Vielleicht meistern Sie so auch gleich den neuesten Stressauslöser – die E-Mail-Flut. Fangen Sie noch heute damit an.

186
Mal ganz ehrlich
Schätzen Sie bei einer neuen Aufgabe vorher ab, wie viel Zeit diese in Anspruch nehmen wird. Am Ende notieren Sie den Zeitaufwand, den Sie tatsächlich benötigten, und vergleichen beide Werte. Was hat Sie am meisten Zeit gekostet? Was können Sie unternehmen, um das Ganze zu optimieren?

Sorgen Sie für Abwechslung – mit einem ansprechenden Mix der Aufgaben eines Tages.

187
Ziehen Sie jemand ins Vertrauen
Jemand zu erzählen, dass Sie Probleme mit Ihrem Zeitmanagement haben, kann schon ein Teil der Lösung sein: Durch das Formulieren von Problemen zeigen Sie, dass Sie die Sache ernst genug nehmen, um eine Lösung zu finden.

188
Terminkalender
Planen Sie in Ihrem Terminkalender genügend Zeit für die jeweiligen Aufgaben ein. Reservieren Sie aber auch genügend Zeit zum Essen, Relaxen und für Sport.

189
Alles zu seiner Zeit
Finden Sie heraus, zu welcher Tageszeit Sie am konzentriertesten sind und erledigen Sie zu dieser Zeit die schwierigsten Aufgaben.

190
Legen Sie Listen an
Aufgaben aufzulisten macht diese klarer. Arbeiten Sie mit drei Listen. Liste A umfasst kurzfristige Dinge, die Sie im Laufe desselben Tages abarbeiten können. Liste B enthält Aufgaben, die im Laufe der Woche zu erledigen sind. Und auf Liste C stehen die Ziele,

die Sie innerhalb eines Monats erreichen wollen. Sortieren Sie die Punkte auf jeder Liste nach ihrer Priorität. Beginnen und beenden Sie jeden Arbeitstag mit dem Durchsehen Ihrer Listen. Haken Sie auf Liste A ab und übernehmen Sie Punkte von Liste B. Achten Sie darauf, jede Woche einem der Ziele auf Liste C näherzukommen. Freitagnachmittag legen Sie die Liste A für die kommende Woche an.

191
Abstand nehmen!
Hin und wieder sollten Sie einen Schritt zurücktreten und sich fragen, ob Sie im Tagesplan liegen und ob Sie Ihre Zeit noch effektiv nutzen. Oder gibt es jemand, der das besser könnte?

192
Positiv denken
Denken Sie lieber »Das ist eine neue Herausforderung« als »So etwas habe ich noch nie gemacht«. Wenn Sie darüber sinnieren, wie schwer etwas ist, bremst das nur Ihr Arbeitstempo.

193
Delegieren
Trauen Sie sich, zu delegieren. Die meisten Menschen werden sich der Aufgabe gewachsen zeigen und sich durch Ihr Vertrauen bestärkt fühlen. Fragen Sie Ihre Kollegen, was man tun könnte, um einander zu entlasten. Setzen Sie eine Besprechung ohne Vorbehalte an, um zu überlegen, wie Probleme sich lösen lassen.

194
Wie die alten Römer
Wenn Sie die Möglichkeit haben, Ihren Arbeitsort frei zu wählen, machen Sie es wie die alten Römer und halten Sie Besprechungen an anregenden Orten ab.

195
Nutzen Sie jede Minute
Anstatt eine Aufgabe hinauszuschieben, weil Sie sie nicht am Stück erledigen können, beginnen Sie sofort damit und fahren immer dann fort, wenn Sie Zeit dafür haben.

196
Vermeiden Sie tote Zeit
Die Minuten zwischen zwei Besprechungen oder bis das Teewasser kocht lassen sich für ein Telefonat, eine E-Mail oder das Abhaken einer anderen kleinen Aufgabe nutzen.

197
Nehmen Sie die Besten
Wenn Sie jemanden einzustellen haben, sollten Sie nach Leuten Ausschau halten, die noch fähiger sind als Sie selbst. Machen Sie sich keine Sorgen – delegieren Sie sie weiter.

198
In den sauren Apfel beißen
Verschieben Sie unangenehme Aufgaben auf Ihrer Liste nicht immer weiter nach hinten, sondern gehen Sie sie an, solange Sie noch fit sind. Die angenehmeren Aufgaben können Sie auch während Ihres Nachmittagstiefs erledigen.

199
Seien Sie kein Sklave der Technik
Um ungestört arbeiten zu können, stellen Sie ruhig einmal für eine Stunde das Telefon ab und checken Sie Ihre E-Mails nur stündlich. Oder beantworten Sie »normale« E-Mails nur zweimal täglich und dafür dringende sofort.

200
Ein Tag ohne E-Mail
Regen Sie bei den Kollegen an, einen Tag pro Woche nicht via E-Mail, sondern nur persönlich oder per Telefon zu kommunizieren.

201
Kein Multi-Tasking
Multi-Tasking kann zusätzlichen Stress verursachen: Das Risiko, Fehler zu machen, steigt, und die Effizienz sinkt, weil die Informationsverarbeitung ständig unterbrochen wird.

202
Tür zu
Schließen Sie für eine bestimmte Zeit des Tages einfach die Tür. Lassen Sie Ihre Kollegen aber Ihre »Sprechzeiten« wissen.

203
Meetings einsparen
Warum nicht mal eine Besprechung einberufen, um zu erörtern, ob all die Besprechungen nötig sind? Könnte manches auch via E-Mail oder Telefon entschieden werden?

204
Sagen Sie Nein
Sie dürfen ruhig mal Nein sagen, wenn Ihr Terminkalender schon voll ist.

205
Im Stehen
Informelle Besprechungen können auch im Stehen abgehalten werden, das beschleunigt die Sache, und alle kommen rasch an ihre Arbeit zurück.

206
Den Eingangskorb leeren
Sortieren Sie eingehende Arbeit nach Priorität, holen Sie aus dem Korb, was Sie bearbeiten oder in den Eingangskorb von jemand anderem weiterleiten können.

207
Schluss mit Aufschieben
Erledigen Sie eine Aufgabe einfach, statt sie aufzuschieben. Reagieren Sie auf Post, sobald Sie sie gelesen haben, verlassen Sie sich auf Ihren Instinkt und seien Sie vor allem entscheidungsfreudig.

208
Räumen Sie auf
Ein unaufgeräumtes Büro bedeutet Stress. Nehmen Sie sich ein paar Minuten, um Papiere abzulegen, an denen Sie gerade nicht arbeiten, und prüfen Sie auch, was Sie bereits entsorgen können.

209
Nobody is perfect
Perfektionisten schieben Dinge auf die lange Bank, aus Angst, kein überragendes Ergebnis liefern zu können. Nehmen Sie sich lieber vor, gut genug zu sein. Was Ihnen gut genug erscheint, ist für andere vielleicht schon exzellent.

210
Konzentrationshilfe
Suchen Sie sich ein Objekt, das Ihre Aufmerksamkeit festhält: eine Rose, einen Kieselstein oder irgendein spirituelles Symbol.
Betrachten Sie das Objekt und speichern Sie es in Ihrem Kopf ab. Welche Farbe, Form und Struktur weist es auf? Was verkörpert es?
Schließen Sie die Augen und konzentrieren Sie sich ganz auf seine Eigenschaften. Erfassen Sie mit Ihren Sinnen, was dieses Objekt ausmacht: Duft, Temperatur, Textur, Symbolik.
Wenn Ihr Geist abschweift, sammeln Sie sich wieder. Nach dieser Meditation bleiben Sie noch ein paar Minuten still sitzen und machen sich dann an die Arbeit.

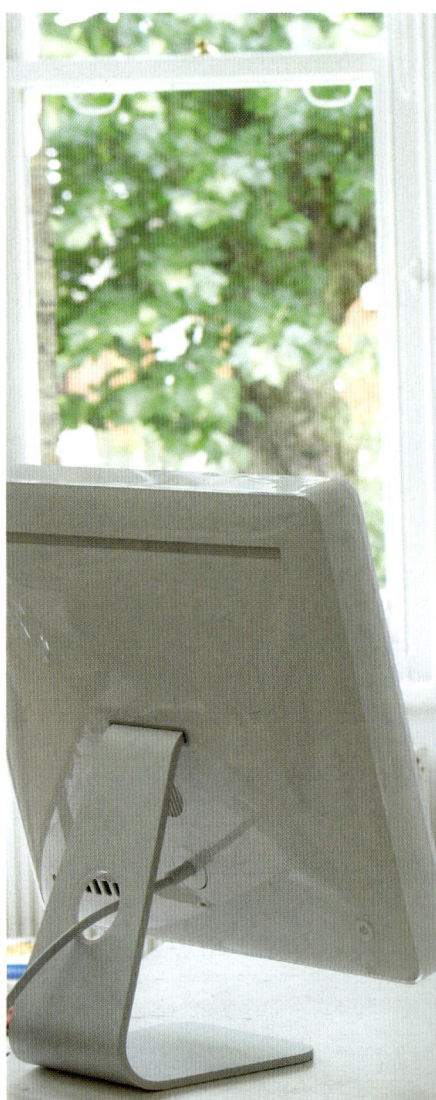

211
Zeit zum Aufhören
Menschen mit einem stabilen sozialen Umfeld sind besser gegen die negativen Folgen von Stress gewappnet. Das funktioniert jedoch nur, wenn man Freunden und/oder der Familie auch entsprechend Zeit widmet. Tragen Sie diese Zeiten – Essen mit Freunden, Kind abholen – in den Terminkalender ein und halten Sie sie unbedingt ein.

212
Arbeitszeiten überprüfen
Können Sie drei lange Tage pro Woche arbeiten oder von zu Hause aus, um den Stoßzeiten im Berufsverkehr und im Büro zu entgehen?

213
Um Unterstützung bitten
Erkundigen Sie sich nach Kursen in Zeitmanagement, Delegieren, Verhandlungsführung u. ä. in Ihrem Unternehmen oder bei Berufsverbänden. Professionelles Training ist ausgesprochen effizient.

214
Zum Nachdenken
Dieses Zitat stammt von dem indischen Weisen Sri Ramakrishna: »Der Geist eines Yogi steht unter dessen Kontrolle; er steht nicht unter Kontrolle seines Geistes.«

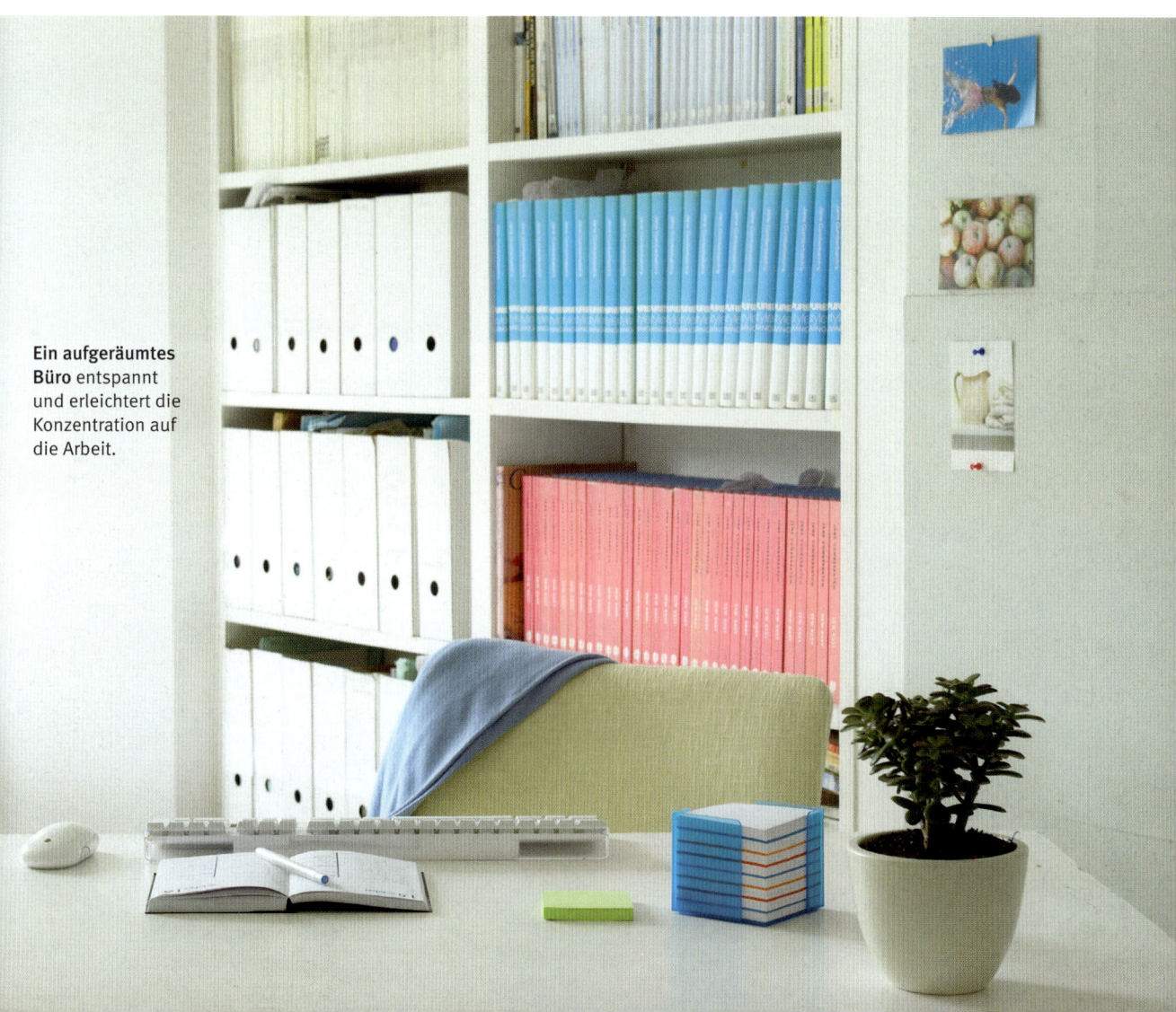

Ein aufgeräumtes Büro entspannt und erleichtert die Konzentration auf die Arbeit.

Karrierekontrolle

Studien haben ergeben, dass uns die Jobs am meisten zusetzen, die entweder sehr anspruchsvoll sind oder uns kein Mitspracherecht lassen. Wenn man den Ansprüchen nie gerecht wird, werden die Stressreaktionen des Körpers nicht durch ein Gefühl der Befriedigung ausgeglichen, worunter Gesundheit und Zufriedenheit leiden. Dann ist es Zeit, sich nach einem gesünderen Job umzusehen.

215
Den Sinn hinterfragen
Routinetätigkeiten mit scheinbar geringer Bedeutung gelten als wichtiger Stressfaktor am Arbeitsplatz. Wenn Sie das Gefühl haben, Ihre Arbeit würde Ihren Fähigkeiten nicht wirklich gerecht, suchen Sie nach Möglichkeiten, Ihre Kreativität anderweitig auszuleben – belegen Sie einen Literaturkurs oder reparieren Sie in Ihrer Freizeit ein altes Auto. Sprechen Sie das Thema Zufriedenheit beim nächsten Mitarbeitergespräch an!

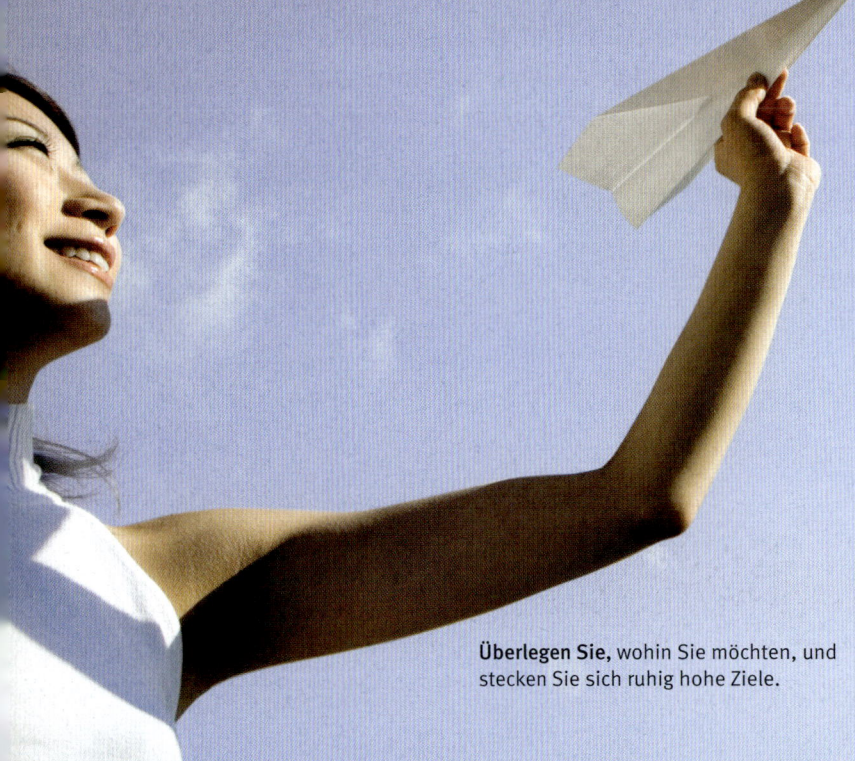

Überlegen Sie, wohin Sie möchten, und stecken Sie sich ruhig hohe Ziele.

216
Realitäts-Check
Welche längerfristige Bedeutung werden die Dinge haben, die Sie momentan am Arbeitsplatz stressen? Wenn sie tatsächlich wichtig sind, sollten Sie etwas unternehmen, wenn nicht, hören Sie auf, sich damit verrückt zu machen.

217
»Sortieren« Sie Ihren Stress
Listen Sie auf, was Sie stresst: endlose Besprechungen, Ihr Computer, Kollegen. Schreiben Sie zu jedem Punkt, wie Sie die Sache lösen würden, wenn es in Ihrer Macht stünde.

218
Jobbeschreibung lesen
Passt Ihre Arbeitsplatzbeschreibung noch zu Ihrer jetzigen Tätigkeit? Könnte das eine Ursache von Stress sein? Sprechen Sie mit Ihrem Vorgesetzten über Veränderungen. Vielleicht sollten Sie Ihre Qualifikation verbessern, einen Assistenten bekommen oder eine Beförderung beantragen.

219
Der richtige Job?
Vielleicht rührt Ihr Stress von der falschen Aufgabe her. Machen Sie eine Liste Ihrer charakteristischen Eigenschaften in Bezug auf Ihre

Arbeit, Ihrer bevorzugten Bewältigungsstrategie und Ihre Ausbildung. Daneben schreiben Sie eine Liste Ihrer Aufgaben. Versuchen Sie, Verbindungen zwischen beiden Listen herzustellen. Passt vieles zusammen? Brauchen Sie eine Fortbildung? Oder eine Neuausrichtung Ihrer Aufgaben? Sorgt Ihre familiäre Situation für Diskrepanzen? Ziehen Sie auch eine Umschulung oder einen ganz neuen Weg in Betracht.

220
Suchen Sie sich ein Vorbild
Gibt es jemanden an Ihrem Arbeitsplatz, dessen Erfolg und Fähigkeiten Sie bewundern? Käme diese Person als Ihr Mentor infrage?

221
Karriereplan
Wo geht die Reise hin? Wenn Sie Stress haben, weil Sie sich unterschätzt fühlen, sollten Sie sich einmal mit Ihrem Vorgesetzten über Ihre Zukunft unterhalten.

222
Ideen von früher
Welche Berufsvorstellungen hatten Sie als Kind oder Jugendlicher? Suchen Sie nach Schlagwörtern, die Sie bis heute ansprechen. Könnten Sie etwas ändern, um einige dieser Begriffe in Ihr aktuelles Berufsleben einzubauen?

223
Definieren Sie Ihre Ziele
Wo wollen Sie am Ende Ihrer Laufbahn stehen? Was müssen Sie in den nächsten 12 Monaten, in fünf oder zehn Jahren tun, um dieses Ziel zu erreichen? Machen Sie sich monatlich einen Plan. Dieser kann Recherche oder Weiterbildung ebenso umfassen wie Bewerbungen oder die Kündigung. Überprüfen Sie Ihren Plan an jedem Monatsersten.

224
Online-Fragebögen
Machen Sie Online-Assessments, die Ihre Motivation, Begabungen, Ihr Temperament und Ihre Eignung für diverse Jobs ermitteln und Vorschläge für Aus- und Weiterbildung umfassen.

225
Möchten Sie ein Baby?
Wenn Sie über 30 sind und in einer stabilen Beziehung leben, kann eine Schwangerschaft eine perfekte Auszeit sein, um Ihr Berufsleben gezwungenermaßen neu zu sortieren. Vielleicht beschließen Sie dann, gar nicht mehr zu arbeiten.

226
Arbeitgeber vergleichen
Sehen Sie sich nach einem Arbeitgeber um, dem folgende Dinge ein

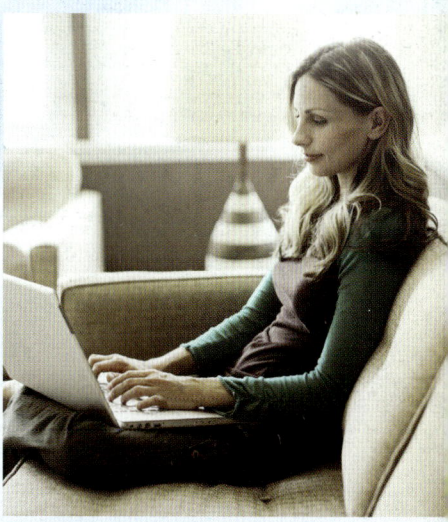

Online-Fragebögen bringen Ihre Stärken ans Licht und helfen bei der Einschätzung Ihrer Karriere und alternativer Chancen.

Anliegen sind: familienfreundliche Arbeitsbedingungen, Strategien zum Stressabbau und Entwicklungsmöglichkeiten. Studien belegen, dass Unterstützung durch den Arbeitgeber Stress wirksam reduziert, selbst wenn die tatsächliche Arbeitsbelastung hoch ist. Entscheidend sind engagierte Vorgesetzte und kooperative Kollegen.

227
Gemeinsam sind wir stark
Treten Sie in eine Gewerkschaft ein. Gemeinsam können Sie sich in einer größer angelegten Kampagne für bessere Bedingungen, reduzierte Arbeitszeiten oder gegen schikanöse Chefs einsetzen. Gewerkschaften sind wesentlich effektiver als kleine, betriebsinterne Vertretungen.

Die Wut ausschalten

Wut treibt Herzfrequenz und Blutdruck in die Höhe und beschleunigt die Atmung. Muskeln verspannen sich, die Immunabwehr wird geschwächt, und der Verdauungsapparat leidet. Regelmäßiger Ärger erhöht das Risiko für Bluthochdruck, Herzerkrankungen und Diabetes. Zum Glück lässt sich diese Gefahr minimieren, wenn Sie lernen, mit Wut im Job besser umzugehen.

228
Finden Sie den Auslöser
Wenn Sie auf Stress-Situationen häufig mit Wut reagieren, versuchen Sie, zwischen Auslösern und tiefer liegenden Ursachen zu unterscheiden. Wenn Ihnen beispielsweise jemand den Parkplatz vor dem Büro streitig macht, ist er oder sie zwar Auslöser für Ihren Zorn, aber wahrscheinlich nicht der wahre Grund. Sich dieses Unterschieds bewusst zu werden kann Ihnen helfen, hitzige Debatten zu vermeiden.

229
Blick zurück im Zorn
Um die wahre Ursache Ihres Zorns zu finden, erinnern Sie sich daran, welche Empfindungen ärgerliche Vorfälle tatsächlich bei Ihnen ausgelöst haben: Fühlten Sie sich alleingelassen, ängstlich oder schuldig? Wie haben Sie in Ihrer Kindheit in vergleichbaren Situationen reagiert?

230
Loslassen lernen
Stressauslösende Szenen im Geiste immer wieder durchzugehen kann krank machen. Versuchen Sie nicht mehr, an das fragliche Ereignis zu denken. Eine Studie ergab, dass das Nachdenken über einen Vorfall, der Wut oder Trauer ausgelöst hat, den Spiegel von Immunglobulin A im Körper bis zu sechs Stunden lang senkt. Diese Antikörper sind jedoch die wichtigste Abwehr unseres Körpers gegen Infekte.

231
Vermeidungsstrategien
Gehen Sie Menschen oder Situationen, die Sie ärgern, aus dem Weg. Führen Sie über potenzielle Auslöser Buch und planen Sie Ihren Tag so, dass Sie diese umgehen können.

232
Das Gute sehen
Optimismus stärkt die seelische und körperliche Gesundheit. Konzentrieren Sie sich auf positive Erlebnisse und Menschen.

233
Entspannungstechniken
Wenn sich Stress einfach nicht umgehen lässt, nutzen Sie Homöopa-

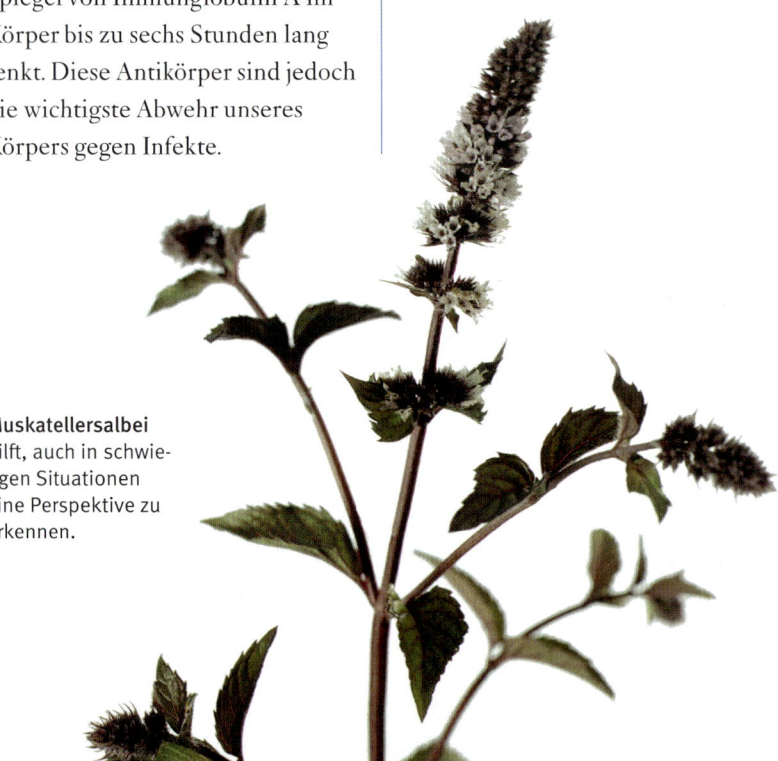

Muskatellersalbei hilft, auch in schwierigen Situationen eine Perspektive zu erkennen.

DIE WUT AUSSCHALTEN

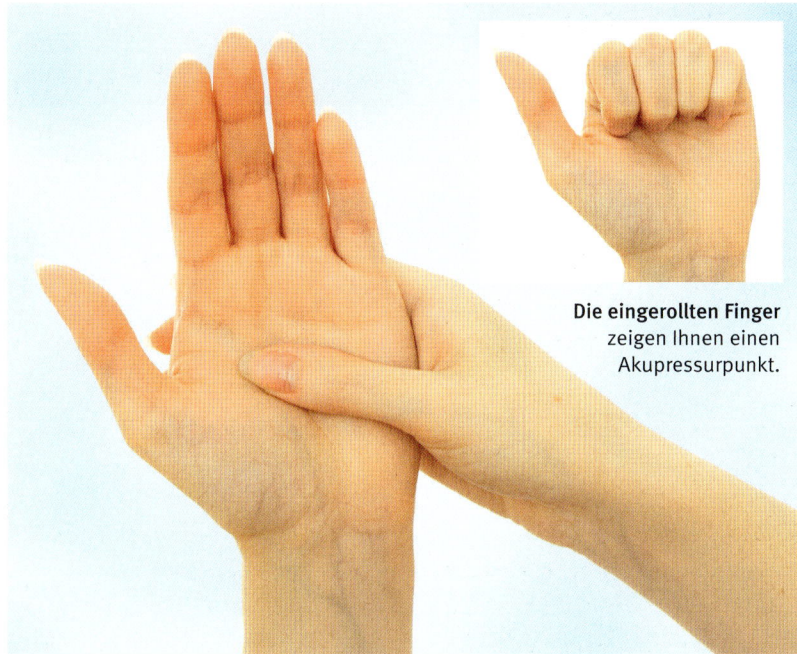

Die eingerollten Finger zeigen Ihnen einen Akupressurpunkt.

Kräftiger Druck hilft beim Entspannen.

thie, Aromatherapie und Meditation. Hilfreich sind auch gesunde Ernährung, reichlich Wasser, genügend Schlaf und Zeit für die Menschen, die Sie lieben und unterstützen.

234
Nahrung fürs Gehirn

Ein klarer Kopf hilft, in kritischen Situationen gelassen zu bleiben. Omega-3-Fettsäuren unterstützen die Neurotransmitter des Gehirns, was uns Ruhe schenkt. Die meisten von uns essen allerdings zu wenig davon. Deshalb sollte zweimal die Woche fettreicher Fisch (Makrele oder Sardine) auf Ihrem Speiseplan stehen. Auch eine Handvoll Walnüsse täglich sind zu empfehlen.

235
Es gibt Besseres als Kuchen

Bei Stress sinkt der Serotoninspiegel. Dieser steigt bei Zufuhr von Kohlenhydraten wieder an, deshalb ist uns bei Stress oft nach Kuchen und anderen Süßigkeiten zumute. Versuchen Sie Ihre Gelüste auf Kohlenhydrate zu zügeln, indem Sie morgens Müsli essen und zwischendurch Haferkekse naschen. Essen Sie zudem Vollkornbrot.

236
Beruhigende Duftöle

Geben Sie zwei bis vier Tropfen von einer der folgenden Essenzen in eine Duftlampe:

- Bergamotte besänftigt den Zorn.
- Muskatellersalbei lindert Panik und eröffnet neue Perspektiven.
- Wacholder reinigt die Atmosphäre.
- Zitrone erfrischt und klärt einen besorgten Geist.

237
Zünden Sie Räucherwerk an

Sandelholzduft mildert nervöse Anspannung in einem Raum. Außerdem schreibt man ihm die Fähigkeit zu, festgefahrene Meinungen zu lösen und Menschen wieder in Bewegung zu bringen.

238
Beruhigende Akupressur

Ballen Sie die Finger Ihrer linken Hand. Der Punkt unter der Spitze Ihres Mittelfingers ist ein wichtiger Akupressurpunkt. Bauen Sie Spannung ab, indem Sie ihn mit dem Daumen der rechten Hand eine Minute lang kräftig drücken.

239
Kühlende Atmung

Wenn Ihnen vor Zorn »der Kamm schwillt«, strecken Sie die Zunge aus und formen Sie mit den Seiten eine offene Röhre (manchen Menschen gelingt das nicht, also nicht ärgern, falls Sie dazugehören …). Langsam durch die Zungenröhre ein- und über die Nase ausatmen.

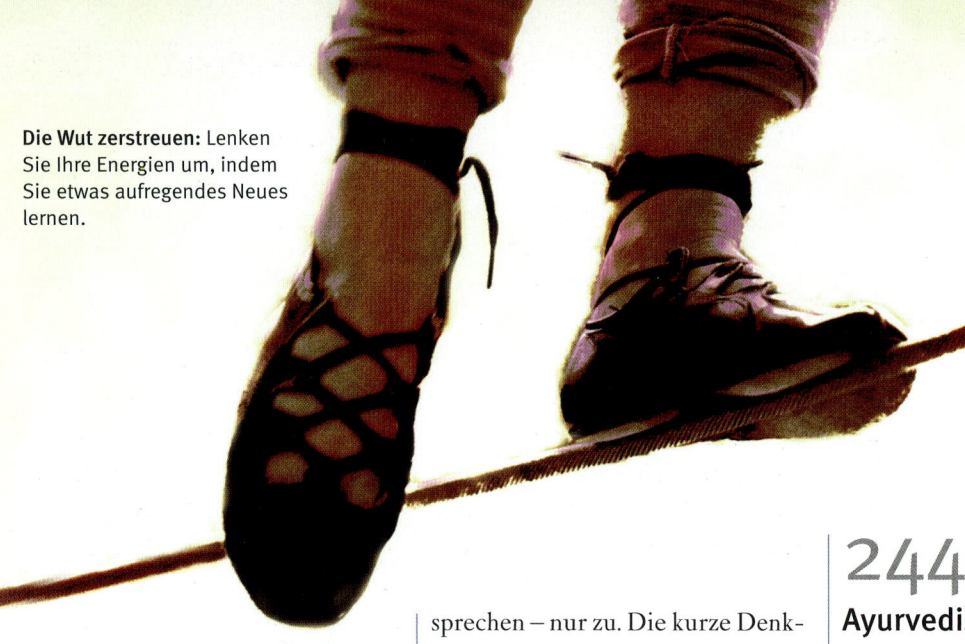

Die Wut zerstreuen: Lenken Sie Ihre Energien um, indem Sie etwas aufregendes Neues lernen.

240
Kontrollierte Atmung
Setzen Sie sich aufrecht hin und konzentrieren Sie sich auf Ihren Atem. Wie lange dauert der Vorgang des Ein- und Ausatmens? Versuchen Sie, die Luft nach dem Ausatmen ebenso lang anzuhalten. Am besten geht das mit Zählen: Wenn Sie beispielsweise auf vier einatmen, atmen Sie auf vier aus und halten die Luft an, bis Sie wiederum bis vier gezählt haben. Üben Sie so lange, wie es Ihnen guttut, und kehren Sie dann zu Ihrer normalen Atmung zurück.

241
Zählen Sie bis 10
Bevor Sie Schimpfworte ausstoßen – die Sie später bereuen –, holen Sie lieber tief Luft und zählen Sie bis zehn. Wenn Sie danach immer noch das Bedürfnis haben, sie laut auszusprechen – nur zu. Die kurze Denkpause gibt Ihnen aber Gelegenheit, Ihren Standpunkt maßvoller zum Ausdruck zu bringen.

242
Weinen Sie sich aus
Mithilfe von Tränen schwemmt der Körper Stresshormone aus. Wenn Sie vor Wut also am liebsten losheulen möchten, tun Sie sich keinen Zwang an.

243
Homöopathie gegen Ärger
- Nux vomica C30 ist perfekt für leicht reizbare Menschen, die impulsiv reagieren und sich geradezu in etwas verbeißen, was sie als Hindernis ansehen.
- Sepia C30 ist ideal für Frauen, die üblicherweise prämenstruell plötzliche Anfälle von Ungeduld und hektischer Betriebsamkeit bekommen.

244
Ayurvedische Hilfsmittel
Die altindische Heilkunst Ayurveda sieht im Zorn einen Überschuss von Pitta, einer der drei Energien im Körper. Um Pitta zu reduzieren, sollten Sie scharfe und saure Speisen meiden und kühl duschen. Meiden Sie beim Yoga Umkehrhaltungen und den Sonnengruß.

245
Seien Sie ganz ruhig
Um Wut bei der Arbeit aufzuhalten, hören Sie auf zu sprechen, treten Sie an ein Fenster und schauen Sie fünf Minuten lang hinaus. Nehmen Sie Ihren Atem bewusst wahr und verfolgen Sie mit den Augen eine Wolke oder ein Flugzeug.

246
Reagieren Sie sich ab
Wenn Sie von Natur aus ein hitziges Gemüt haben, suchen Sie sich eine Freizeitbeschäftigung für die

DIE WUT AUSSCHALTEN

Mittagspause oder den Feierabend, bei der Sie Dampf ablassen können, bevor Sie sich auf den Heimweg machen. Beim Kickboxen etwa lernen Sie sichere Methoden, um Aggressionsabbau mit einem Erfolgserlebnis zu verbinden. Dabei werden außerdem Koordination und Gleichgewichtssinn trainiert, was wiederum Ruhe in die Gedanken bringt.

247
Rauf aufs Laufband
30 Minuten Joggen auf einem Laufband wirken beruhigend auf ein erhitztes Gemüt. Zudem scheinen laut einer neuen Studie Menschen mit trainierten Muskeln Stress besser verarbeiten zu können als Untrainierte.

248
Gehen Sie aufs Hochseil
Etwas völlig Neues zu lernen erfordert absolute Konzentration und ist deshalb ideal, um Ärger oder Frust in Ihrem Berufsleben zu zerstreuen. Und natürlich bedeutet eine atemberaubende Fähigkeit wie Seiltanzen oder Artistik einen ungeheuren Auftrieb für Ihr Selbstvertrauen. Nehmen Sie wöchentlich Unterricht, um Spannungen jeglicher Art abzubauen und Ihre Fitness rasch zu verbessern.

249
Veränderungen annehmen
Unser (Arbeits-)Leben ist ständigen und unvermeidlichen Änderungen unterworfen. Versuchen Sie zu einer Einstellung zu gelangen, die Ihnen eine maßvollere Reaktion erlaubt, wenn sich die Dinge ändern, Menschen sich von Ihnen abwenden oder Technik versagt. Wenn Sie sich darauf einstellen, dass immer etwas Unvorhergesehenes Ihre Pläne umstoßen kann, werden Sie offen für neue Optionen.

250
Frauen-Verhalten
Eine Studie ergab, dass Menschen, die unter Stress ein traditionell eher weibliches Verhalten an den Tag legten – also Freundschaften knüpften und sich fürsorglich zeigten –, gesünder blieben als jene, die sich eher typisch männlich verhielten, also mit Rückzug und Feindseligkeit reagierten.

251
Inneres Lächeln
Setzen Sie sich aufrecht hin, schließen Sie die Augen und konzentrieren Sie sich auf Ihren Atem. Stellen Sie sich ein inneres Lächeln vor, das von den Zehen durch den Körper bis zum Kopf aufsteigt. Sobald es einen Körperteil erreicht, spüren Sie, wie die Muskeln locker und leicht werden. Bewahren Sie sich diese Leichtigkeit, wenn Sie in die Realität zurückkehren.

252
Buddha-Figur
Platzieren Sie einen Buddha, der Sie stets an Ihr inneres Lächeln erinnert, auf Ihrem Schreibtisch.

253
Verbündete suchen
Eine Hauptursache für Stress sind schlechte Arbeitsbedingungen, wie alte Büroausstattung, zu wenig Platz, Lärm oder Luftverschmutzung. Sprechen Sie zusammen mit Ihren Kollegen sowie einem Vertreter von Betriebsrat oder Gewerkschaft bei Ihrem Chef vor; so haben Sie größere Erfolgsaussichten.

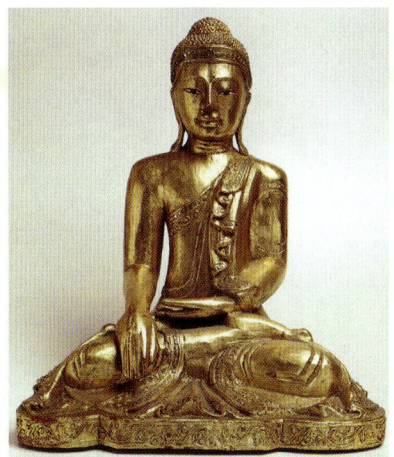

Wie Buddha: Ruhe bewahren und sich auf das innere Lächeln verlassen.

Zu Hause arbeiten

Vergessen Sie die unproduktiven, unentspannten Fahrten zu Ihrem Arbeitsplatz sowie Bürointrigen und machen Sie Ihr Büro zu Hause auf. So können Sie mehr Zeit mit Ihrer Familie verbringen und Ihren Tag einteilen, wie es Ihrer Lebenssituation und Ihrer Persönlichkeit am besten entspricht. Vielleicht sind Sie spätabends am kreativsten oder ganz früh morgens. Auf diese Weise haben Sie tagsüber mehr Zeit für angenehme, entspannende Aktivitäten.

254
Extrastress vermeiden
Von zu Hause aus zu arbeiten mag ideal klingen, aber für viele hat es längere Arbeitszeiten, weniger Urlaub und seltener einen freien Kopf zur Folge. Informieren Sie sich über die Stressfallen eines Homeoffice, indem Sie sich mit Leuten unterhalten, die bereits so arbeiten.

255
Damit es funktioniert
Erfolgreiche Home-Worker können sich gut motivieren, ihre Arbeit selbst überwachen, Termine einhalten, eigenstädig entscheiden, Ablenkungen ignorieren und am Ende eines Arbeitstages gut abschalten. Wenn die meisten dieser Eigenschaften auf Sie zutreffen, dann steht einem Wechsel ins Homeoffice nichts im Weg.

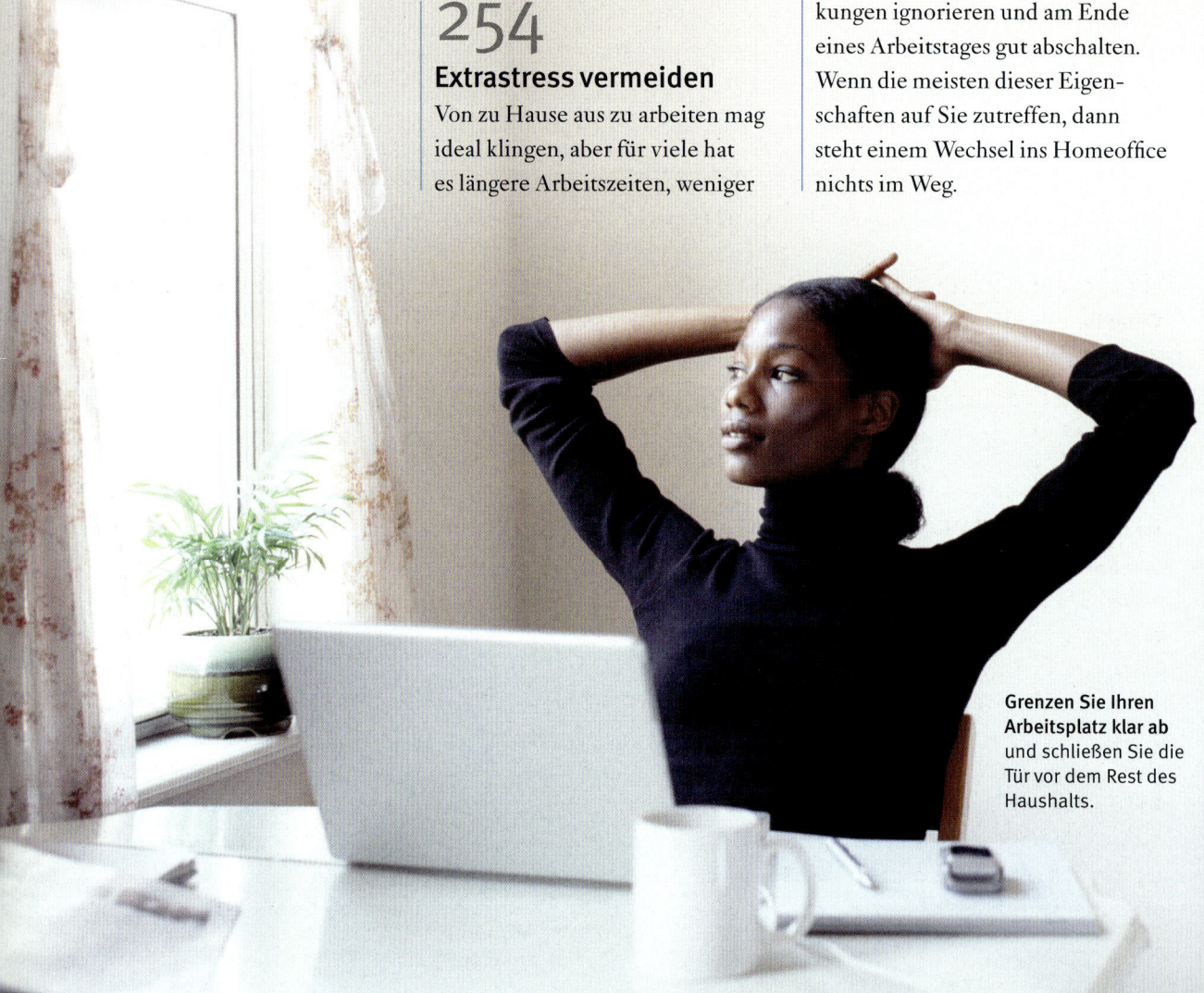

Grenzen Sie Ihren Arbeitsplatz klar ab und schließen Sie die Tür vor dem Rest des Haushalts.

256
Hinter verschlossener Tür
Viele empfinden es als hilfreich, wenn sich der Arbeitsplatz mit einer Tür abschotten lässt und sie so nicht abgelenkt werden. Überlegen Sie sich gut, ob Ihnen eine Ecke des Küchentischs genügt.

257
Besprechungsraum mieten
Wenn Sie Kunden nicht zu Hause empfangen möchten, tun Sie das außer Haus – beispielsweise in einem Café, einem Hotel oder bei einem Büroservice.

258
Ein ruhiger Ort zum Arbeiten
Wenn Ihr Zuhause zu klein ist, lässt sich vielleicht ein Arbeitsplatz außerhalb der Wohnung finden. Wenn Sie einen eigenen Garten haben, wäre ein Gartenhäuschen mit Isolation und Heizung denkbar. Sie könnten sich auch einen Raum mieten oder sich mit Gleichgesinnten zusammentun und eine Bürogemeinschaft gründen, in der man Miete und andere Kosten teilt.

259
Klare Regeln setzen
Nehmen Sie sich vor, Ihren Arbeitstag zu festen Zeiten zu beginnen und zu beenden. Widerstehen Sie der Versuchung, Ihre E-Mails zu checken, wenn Sie eigentlich Zeit mit Ihrem Partner oder den Kindern verbringen sollten.

260
Schutz vor Ablenkung
Lassen Sie sich weder von Nachbarn noch von Freunden stören, wenn diese keinen Termin haben, indem Sie einfach die Tür nicht aufmachen. Gleichzeitig sollten diese Menschen aber wissen, wann Sie Zeit für ein Schwätzchen haben.

261
Leisten Sie sich Hilfe
Wenn Sie sich nicht konzentrieren können, weil sich Wäscheberge türmen oder der Garten verwildert, delegieren Sie die anstehenden Aufgaben an die Familie, eine Haushaltshilfe oder einen Gärtner. Die Reinigung von Arbeitsräumen ist übrigens steuerlich absetzbar.

262
Nicht ablenken lassen
Wenn Sie meinen, dass Sie Tausend Aufgaben davon abhalten, mit der Arbeit zu beginnen, listen Sie die Gründe schriftlich auf. Daneben führen Sie an, warum es keine echten Hinderungsgründe sind. Es hilft auch, die Arbeit in einzelne Schritte zu zerlegen – beginnen Sie ruhig mit dem angenehmsten.

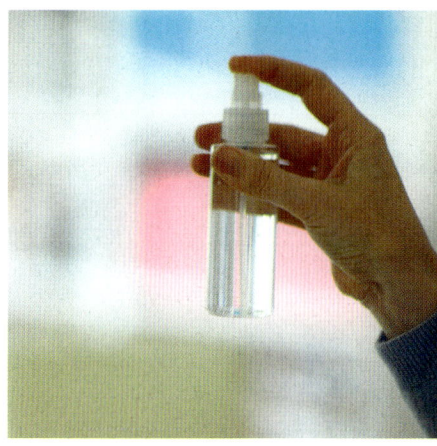

Mischen Sie ätherische Öle zu einem Raumspray, das Ihre Arbeitsfreude anregt.

263
Musik fürs Gehirn
Musik sorgt für eine entspannte, aber produktive Atmosphäre in Ihrem Homeoffice. Steigern Sie Ihre Konzentration mit einer Bach-Fuge oder mit den minimalistischen Klängen von La Monte Young.

264
Entspannendes Raumspray
Mischen Sie in einer Sprühflasche jeweils fünf Tropfen ätherisches Öl mit 10 ml frischem Wasser. Versprühen Sie diese Mischung in Ihrem Büro.
- Um den Geist zu beleben: Bergamotte, Zitronengras.
- Um wieder ins Gleichgewicht zu finden: Melisse.
- Für neue Energie: Minze, Rosmarin.
- Für die Inspiration: Ingwer.

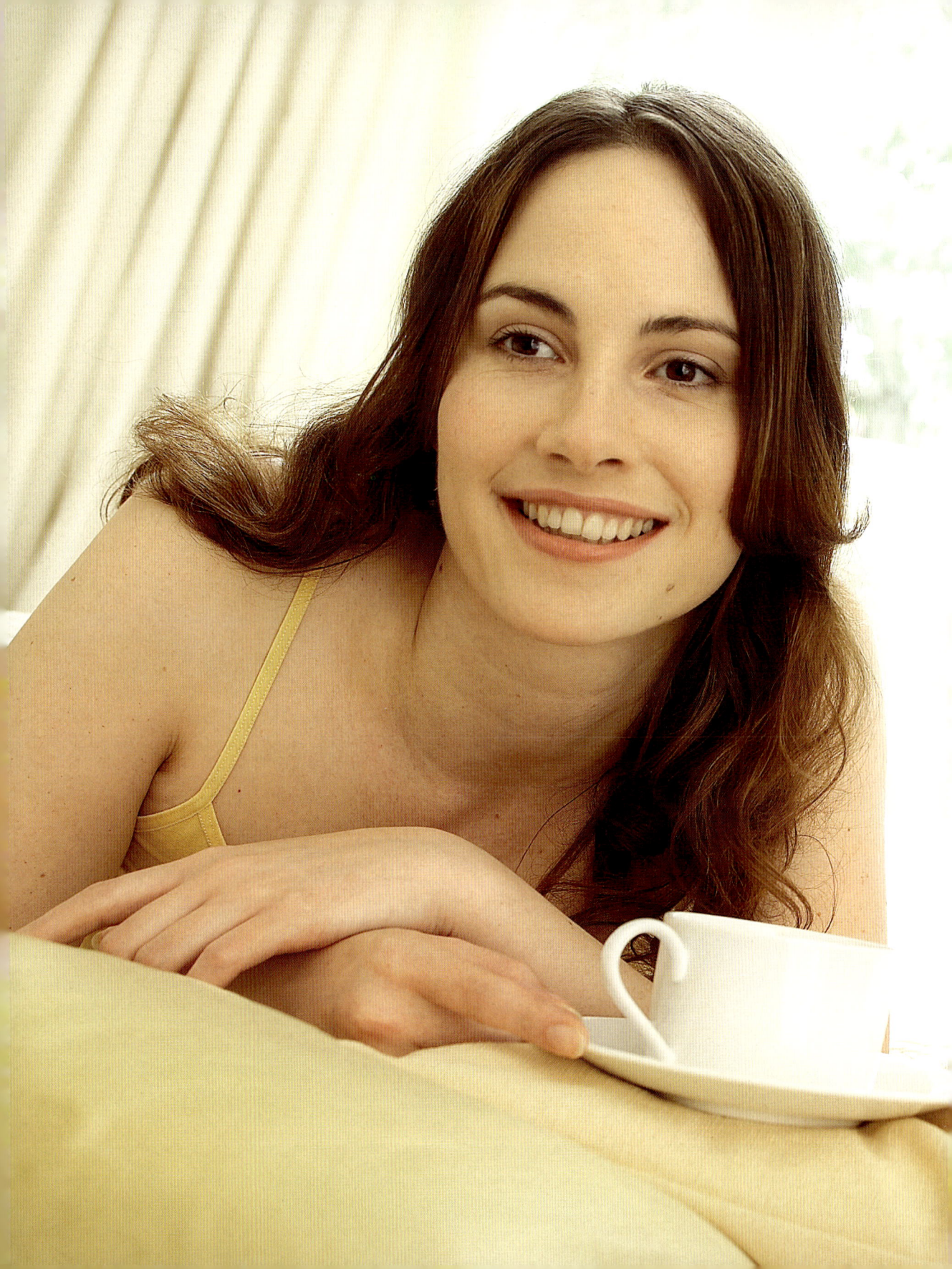

2 Zu Hause entspannen

Um Ihre Lebensqualität zu sichern und den Auswirkungen von Stress am Arbeitsplatz entgegenzuwirken, ist es unabdingbar, dass Sie es sich zu Hause gut gehen lassen. Job und Privatleben in Einklang zu bringen ist vor allem in unserer Zeit entscheidend, wo das Berufliche via Handy und E-Mail weit in unsere Privatsphäre eindringt. Durcheinander ist ein weiterer moderner Stressfaktor. Wir haben permanent ein schlechtes Gewissen, weil wir eigentlich aufräumen und Angefangenes zu Ende führen sollten. Das hält uns vom Entspannen ab und macht stressbedingte Symptome wahrscheinlicher. In diesem Kapitel finden Sie Anregungen, um diese Sorge loszuwerden: angefangen bei Tipps für ein gemütliches Zuhause bis hin zu Ideen zur Freizeitgestaltung. Wenn Sie Ordnung um sich haben und dazu Dinge, Menschen und Aktivitäten, die Sie lieben, dann werden Sie sich entspannen und Ihre Akkus neu aufladen können.

Ihr Refugium

Wenn Ihr Zuhause Ihre Zuflucht ist, dann wird, sobald Sie die Schwelle überqueren, aller Arbeitsstress von Ihnen abfallen. Unser Verhalten hängt stark von der jeweiligen Umgebung ab, und ein einladendes Ambiente sorgt nicht nur dafür, dass Entspannung einsetzt, sondern fördert sogar das Gesundwerden und -bleiben. Mit den folgenden Tipps können Sie auch Ihrem Zuhause diese wohltuenden Eigenschaften verleihen.

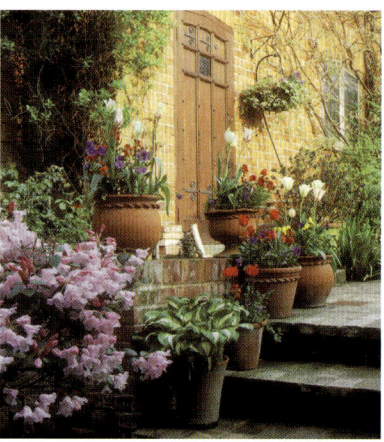

Schmücken Sie Ihre Tür mit Pflanzen.

265
Gerne zu Hause sein
Wenn Sie ständig das Bedürfnis haben, auszugehen, fragen Sie sich doch mal, warum das so ist. Welche Erinnerungen haben Sie an das Zuhause Ihrer Kindheit? Die Heimkehr von der Schule ist ein guter Anhaltspunkt. Wie sah die Haustür aus? Welcher Geruch empfing Sie? Welche Geräusche? Welche Schlüsse ziehen Sie daraus für Ihr jetziges Heim?

266
Türschwelle verschönern
Der Hauseingang markiert den Übergang vom Öffentlichen ins Private. Die indische Wissenschaft des Raumes *Vaastru shastra* betrachtet ihn als einen der energiereichsten Orte des Hauses. Erweisen Sie ihm Respekt: Streichen Sie die Tür in Ihrer Lieblingsfarbe und platzieren Sie zu beiden Seiten Pflanzen.

267
Kräuter neben der Tür
Töpfe mit duftenden Kräutern, wie Lavendel, Rosmarin, Minze und Zitronenverbene, verführen dazu, im Vorbeigehen darüber zu streichen und so die ätherischen Öle freizusetzen.

268
Neue Haustür
In Indien glaubt man, dass man die Eingangstür eines Hauses spätestens nach drei Generationen austauschen sollte, um die Geister der Vergangenheit zu verscheuchen und frische Energie ins Haus zu lassen.

Ein Amethyst besitzt erneuernde Kräfte.

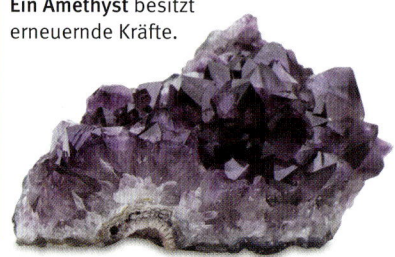

Vielleicht gönnen Sie Ihrer Tür eine Überholung, um Ihren Vorrat an guten Energien aufzufüllen?

269
Technik? Nein Danke!
Technologie durchdringt immer mehr Bereiche unseres Privatlebens, vom Fernseher am Fußende des Bettes bis zum PC, der dauernd an ist. Manche Naturheilkundler betrachten elektromagnetische Felder als Energieräuber, die Entspannung verhindern. Bewahren Sie sich einen stillen Rückzugsort, an dem Sie tagträumen, lesen oder schlummern können. Ziehen Sie in Erwägung, sich von Ihrem Fernseher zu trennen!

270
Raum für Kreativität
Wenn wir kreativ sind, entspannen wir uns am besten. Schaffen Sie sich zu Hause einen Raum, der Sie vom

Fernseher und der Couch weglockt: Verwandeln Sie ein Zimmer in ein Atelier, einen Balkon in einen Kräutergarten oder stellen Sie eine Staffelei vors Schlafzimmerfenster.

271
Heilung durch Kristalle
Legen Sie sich einen Citrin ins Zimmer. Seine wärmenden und beruhigenden Eigenschaften reinigen Ihre Umgebung und schützen Sie vor negativen Energien. Ein Amethyst sorgt zusätzlich für Leichtigkeit und Erholung.

272
Farbstimmungen
Leuchtende Farben stimulieren die Gefühle, den Geist und spenden neue Energie. Dagegen helfen gedämpfte Töne beim Entspannen. Nutzen Sie also alle Gelbtöne fürs Büro und andere Arbeitsräume, meiden Sie aber zu grelle oder stark kontrastierende Farbgebungen, um nicht zu viel des Guten zu tun. Für Küche und Esszimmer sind satte Rot- und Orangetöne gut, die Wärme erzeugen und zur Geselligkeit einladen. Kühle Blau- und Grünschattierungen senken den Blutdruck und empfehlen sich für Räume, in denen Sie sich entspannen wollen.

273
Entspannende Farben
Untersuchungen in Krankenhäusern ergaben, dass der Blick in die Natur den Heilungsprozess beschleunigt. Farbtherapeuten schätzen Grün für seine ausgleichende und lindernde Wirkung. Experimentieren Sie in Ihrem Wohnraum mit hellen Grüntönen.

Sorgen Sie mit Farben und viel Tageslicht für eine Oase der Ruhe.

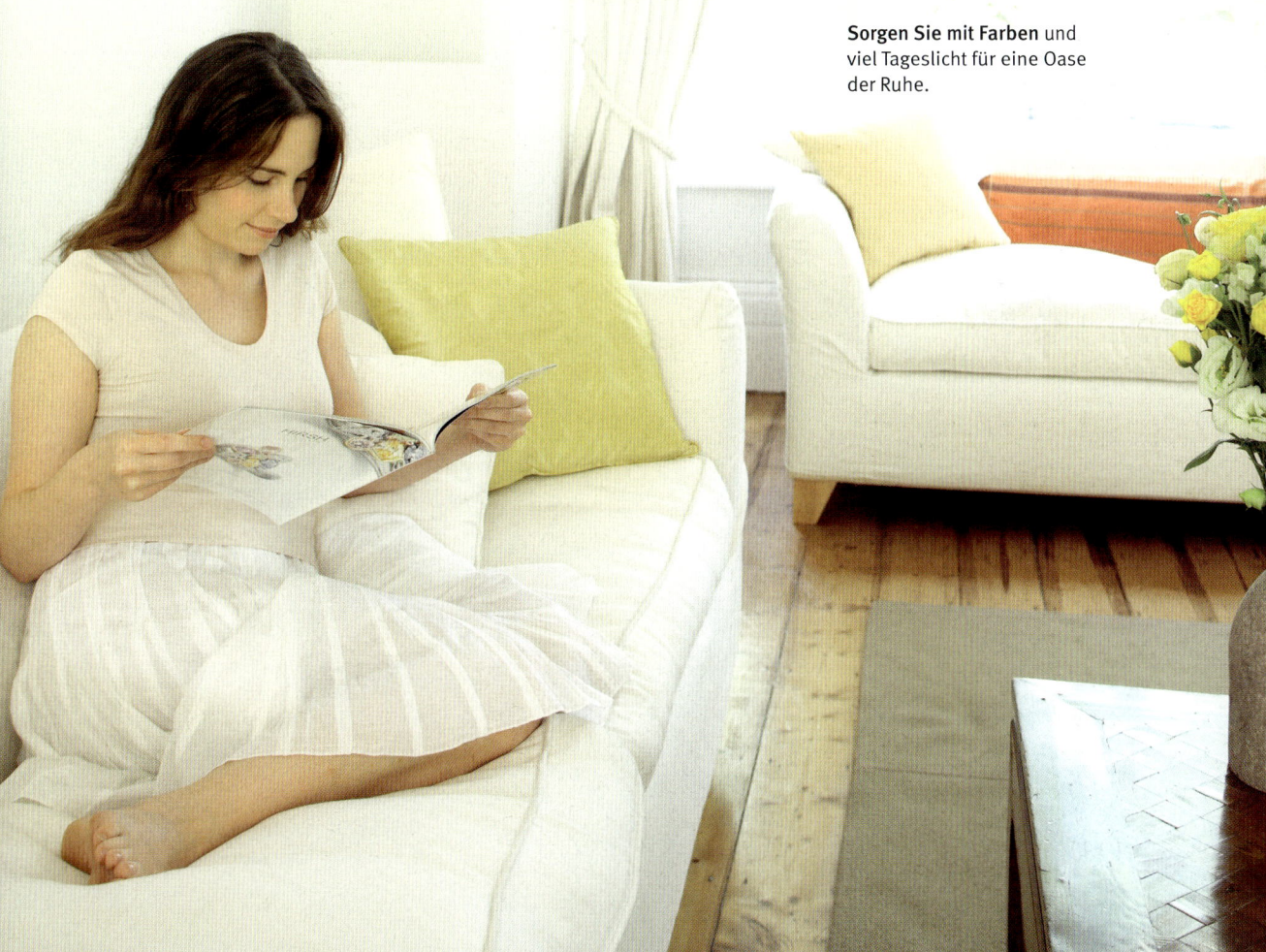

274
Farbe wohl dosiert
Wenn Sie vor Farben eher zurückschrecken, experimentieren Sie doch probeweise mit farbigen Überwürfen, Kissen, Teppichen und Bildern.

275
Anregende Bilder
Bei Untersuchungen in Krankenhäusern wurde herausgefunden, dass ansprechende Kunst und Blumen auf die Patienten einen messbar positiven Einfluss hatten, indem sie beispielsweise den Bedarf an Schmerzmitteln und Krankenpflege deutlich senkten. Dekorieren Sie auch Ihre vier Wände mit Werken, die Sie anregen.

276
Luftaustausch
Die Luft in Innenräumen ist im Durchschnitt fünfmal mehr verschmutzt als die Außenluft. Machen Sie kurz Durchzug und holen Sie sich frische Luft ins Zimmer.

277
Betrachten Sie Naturfotos
Eine Studie ergab, dass Patienten, die nach einer Operation Naturaufnahmen betrachteten, zuversichtlicher in die Zukunft sahen als jene, die eine nackte Wand oder Computerkunst vor sich hatten.

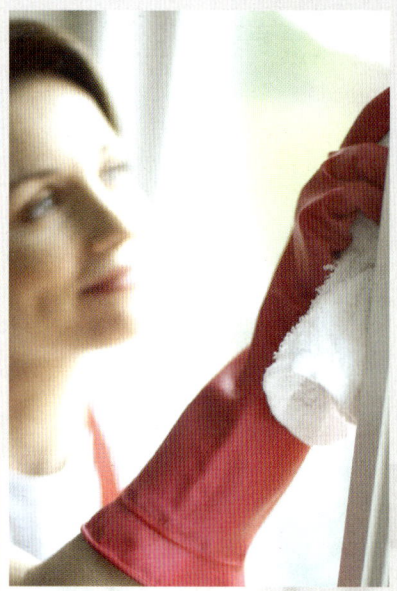

Saubere Fenster lassen ein Maximum an Tageslicht herein.

278
Düfte schenken Ruhe
Im Frühling verbreiten Hyazinthen und Narzissen himmlischen Duft im Zimmer. Im Sommer erfüllen Rosen, Flieder und Geißblatt diese Funktion. Im Winter sorgen mit Gewürznelken gespickte Orangen für eine angenehme Duftstimmung.

279
Hintergrundmusik
Das indische Saiteninstrument Veena vermittelt mit seinem zarten

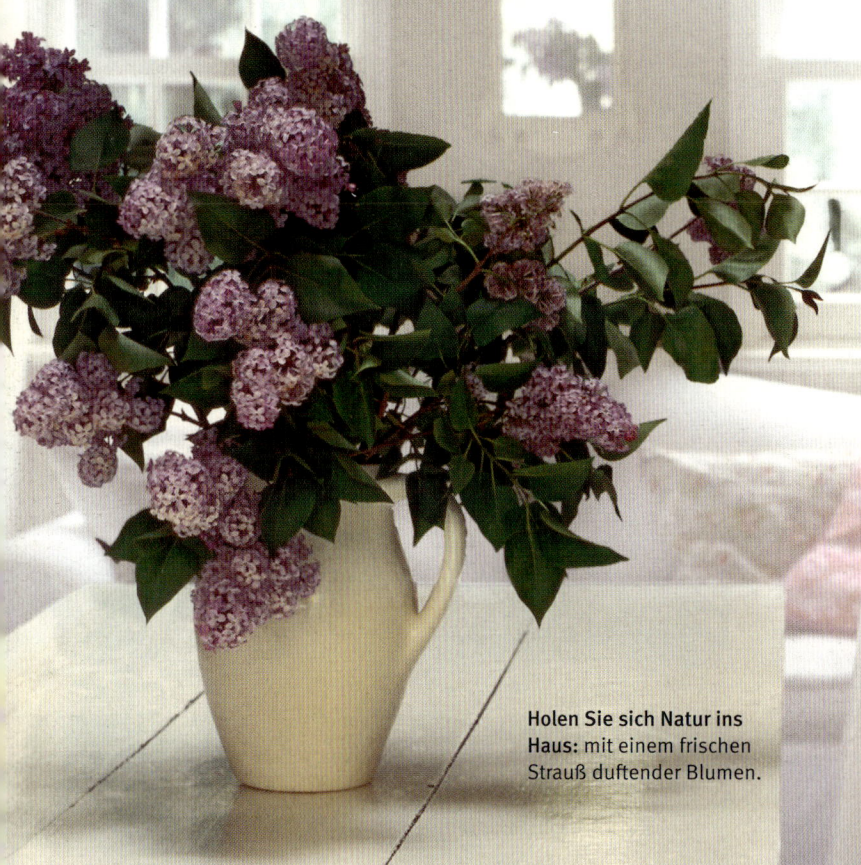

Holen Sie sich Natur ins Haus: mit einem frischen Strauß duftender Blumen.

Klang eine friedvolle Stimmung. Den gleichen Effekt erzielt man mit leiser klassischer Musik. Probieren Sie Steve Reichs, Eric Saties oder Brian Enos Kompositionen.

280
Lassen Sie Licht herein
Wenn Sie Vorhänge, Stores oder Scheibengardinen durch Rollos ersetzen, gelangt die maximale Lichtmenge in Ihre Räume. Das steigert Ihr Wohlbefinden und sorgt für klare Gedanken.

281
Fensterputzen
Fenster, die regelmäßig von innen und außen gereinigt werden, lassen deutlich mehr Licht herein.

282
Lichtdesign
Lassen Sie Ihre Deckenleuchten aus. Benutzen Sie lieber Strahler oder andere Lampen, die gemütliche helle Ecken zum Entspannen erzeugen.

283
Homöopathische Raumsprays
Raumsprays mit Bachblütenessenzen sorgen für wunderbar frischen Duft und beseitigen zugleich emotionale oder energetische Blockaden.

284
Räucherwerk für Tag und Nacht
Es sind japanische Räucherstäbchen für unterschiedliche Tageszeiten erhältlich: am Morgen Aromen, die wach machen fürs Bad, am Abend beruhigende Duftkreationen fürs Schlafzimmer.

285
Im Freien relaxen
Wenn Sie über Platz im Freien verfügen, stellen Sie dort einladende Sitzgelegenheiten zum Entspannen, Essen und Trinken auf. Ein sonniges Fleckchen zum Frühstücken, eine schattige Laube zum Mittagessen oder eine geschützte Veranda für kühlere Nachmittage.

286
Pflanzen als Ruhespender
Duftende Pflanzen wie Rosen, Lavendel, Kamille, Rosmarin und Zitronenverbene vermitteln tagsüber entspannende Stimmung, nach Sonnenuntergang verströmt Jasmin seinen intensiven Duft. Eine angenehme Geräuschkulisse bieten wispernder Bambus oder ein plätschernder Brunnen.

287
Freiluftklänge
Sorgen Sie mit Musik für noch bessere Stimmung. An heißen Tagen zum Beispiel mit Joni Mitchell, dem Deep Roots Reggae von U Roy, mit Johnny Clark oder Augustus Pablo.

Verwandeln Sie Ihren Garten mit duftenden Pflanzen in eine Oase der Ruhe.

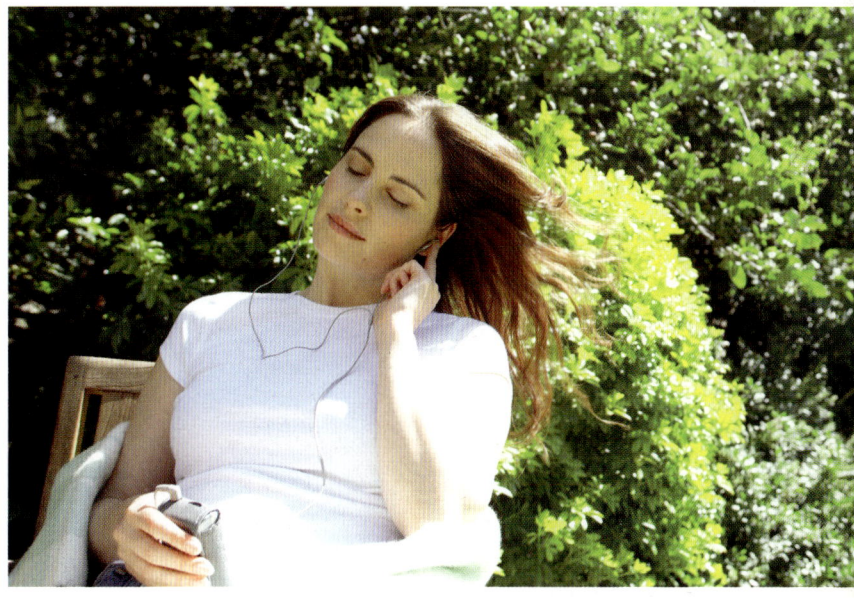

Ihr Meditationsraum

Wenn Sie einen Yoga- oder Meditationskurs besuchen, empfiehlt es sich, das Gelernte auch zu Hause zu vertiefen. Am besten motivieren Sie sich, indem Sie einen bestimmten Platz in Ihren vier Wänden zum Üben reservieren. Mit den folgenden Anregungen verwandeln Sie diesen in einen Rückzugsort der Stille und Gelassenheit.

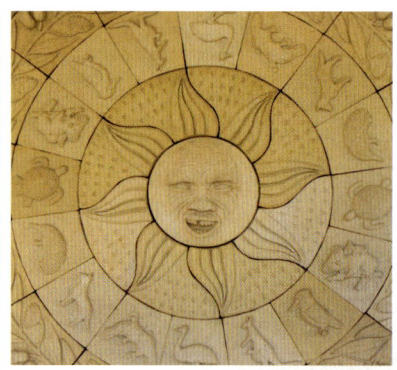

Sanfte Konzentration auf ein geometrisches Muster bringt Ordnung ins Gedankenchaos und Ihren Gefühlshaushalt.

288
Platz für Yoga schaffen
Räumen Sie eine Ecke Ihres Schlafzimmers frei oder entrümpeln Sie ein kaum genutztes Zimmer. Schaffen Sie Platz im Gartenhaus oder suchen Sie sich im Sommer einen geeigneten Fleck im Freien. Gute Belüftung und ausreichend Wärme sind wichtig. Sie brauchen genug Platz, um eine rutschfeste Matte auszubreiten und darauf Arme und Beine im Liegen und Stehen zu strecken. Eine leere Wand wäre zum Abstützen hilfreich. Entfernen Sie überflüssiges Mobiliar und reinigen Sie den Boden.

289
Der ideale Ort
In der indischen Kunst des *Vaastu shastra* ist die nordöstliche Ecke eines Hauses der perfekte Ort für Yoga und Meditation. Noch besser wird es, wenn man über ein paar Stufen hinabsteigt, denn an einem Ort, der niedriger liegt als der sonstige Wohnbereich, sammelt sich positive Energie. Halten Sie den Raum möglichst frei, indem Sie Möbel nur entlang der Wände platzieren.

290
Ayurveda-Farben
Gestalten Sie Ihren Kontemplationsraum in den Farben Weiß, Gold, Violett oder Blau, denn diese *sattwic*-Töne erzeugen Freude, Harmonie, Frieden, Gelassenheit und meditative Gedanken. Meiden sollten Sie Erdtöne, Grau und Schwarz. Sie gelten als *tamasic* und lassen uns lustlos und träge werden.

291
Yoga-Basics
Deponieren Sie in Ihrem Yogaraum Yogablöcke, ein Yogaband und ein paar feste Kissen, um bestimmte Positionen bequemer zu gestalten. Außerdem benötigen Sie eine Decke für die Schlussentspannung. Investieren Sie in eine dickere und schwerere Matte, falls Sie vorhaben, regelmäßig zu Hause zu üben. Diese Matten sind breiter und länger als solche zum Mitnehmen und somit auch komfortabler, etwa für die Schlussentspannung in der *Savasana*-Haltung.

292
Aroma-Dusche vor dem Yoga
Waschen Sie sich den Stress des Tages ab, bevor Sie mit dem Üben beginnen. Wenn Sie nicht viel Zeit haben, waschen Sie nur Gesicht, Hände und Füße.

2 EL unparfümiertes Duschgel
6 Tropfen ätherisches Sandelholzöl
2 Tropfen ätherisches Patchouli-Öl

Die Zutaten gut vermischen und zum Waschen, Duschen oder als Badewasserzusatz verwenden.

IHR MEDITATIONSRAUM 63

293
Mandala-Meditation
Befestigen Sie auf Augenhöhe Ihrer Sitzposition ein Mandala an der Wand. Beginnen Sie entweder am äußeren Rand des Kreises und lassen Sie Ihre Augen nach innen wandern oder suchen Sie zunächst das Zentrum und führen Sie Ihren Blick von dort aus nach außen. Betrachten Sie das Mandala, ohne die Motive zu fokussieren oder sich deren Bedeutung zu vergegenwärtigen. Wenn Sie Ihren Blick auf interessanten Formen ruhen lassen, regt das Ihr Unterbewusstsein zu hilfreichen Schlüssen an und bringt so Geist, Körper und Seele wieder ins Gleichgewicht.

294
Musik zur Besinnung
Musik kann aufputschen oder beruhigen. Bei Tests an der Ohio State University sank die Zahl von Tumorzellen bei Beschallung mit »natürlicher« Musik, während Hardrock sie signifikant erhöhte. Erfüllen Sie Ihren Meditationsraum mit Naturklängen wie Vogelgezwitscher, Meeresrauschen oder Waldgeräuschen.

295
Schuhe ausziehen
Ziehen Sie am Eingang zu Ihrem Yogabereich die Schuhe aus und zünden Sie etwas Räucherwerk sowie eine Kerze an. Stellen Sie eine Vase mit frischen Blumen auf.

296
Sandelholz-Rauch
Räucherstäbchen mit Sandelholzaroma reinigen die Atmosphäre eines Raumes, lösen seelische Blockaden und ermöglichen friedvolle Reflexion und tiefe Kontemplation.

297
Meditative Düfte
Bei dem japanischen *Koh*-Ritual vermittelt das Entzünden von Räucherwerk inneren Frieden. Setzen Sie sich, entzünden Sie beliebiges Räucherwerk und »lauschen« Sie dem Duft. Lassen Sie zu, dass er Spuren in Ihrem Geist hinterlässt. Konzentrieren Sie sich auf das Flüstern des Rauchs und seine »Botschaften«.

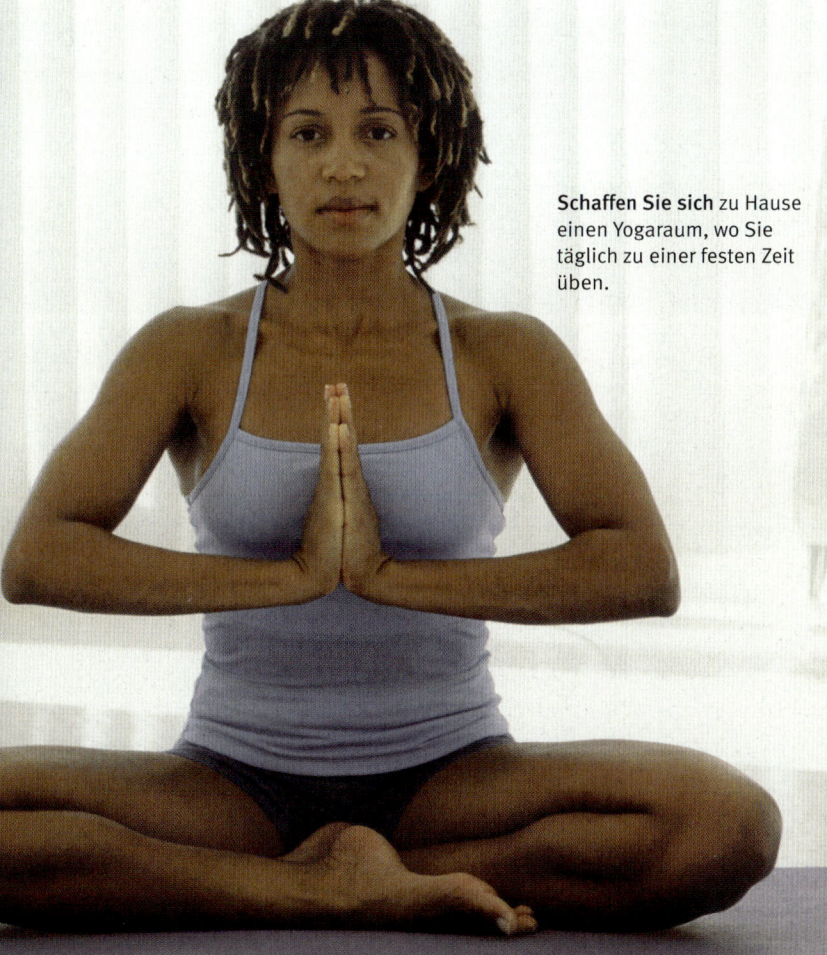

Schaffen Sie sich zu Hause einen Yogaraum, wo Sie täglich zu einer festen Zeit üben.

Ordnung schaffen

Ein Zuhause, vollgestopft mit Arbeitsunterlagen, kaputtem Spielzeug, ausrangierten Kleidern und alten Liebesbriefen kann nie ein Ort der völligen Entspannung sein. Werfen Sie diesen Ballast ab und befreien Sie sich so auch von der emotionalen Unordnung, die damit verknüpft ist. Auf diese Weise verwandeln Sie Ihr Heim in eine Ruhezone und machen sich bereit für das Leben im Jetzt und Hier.

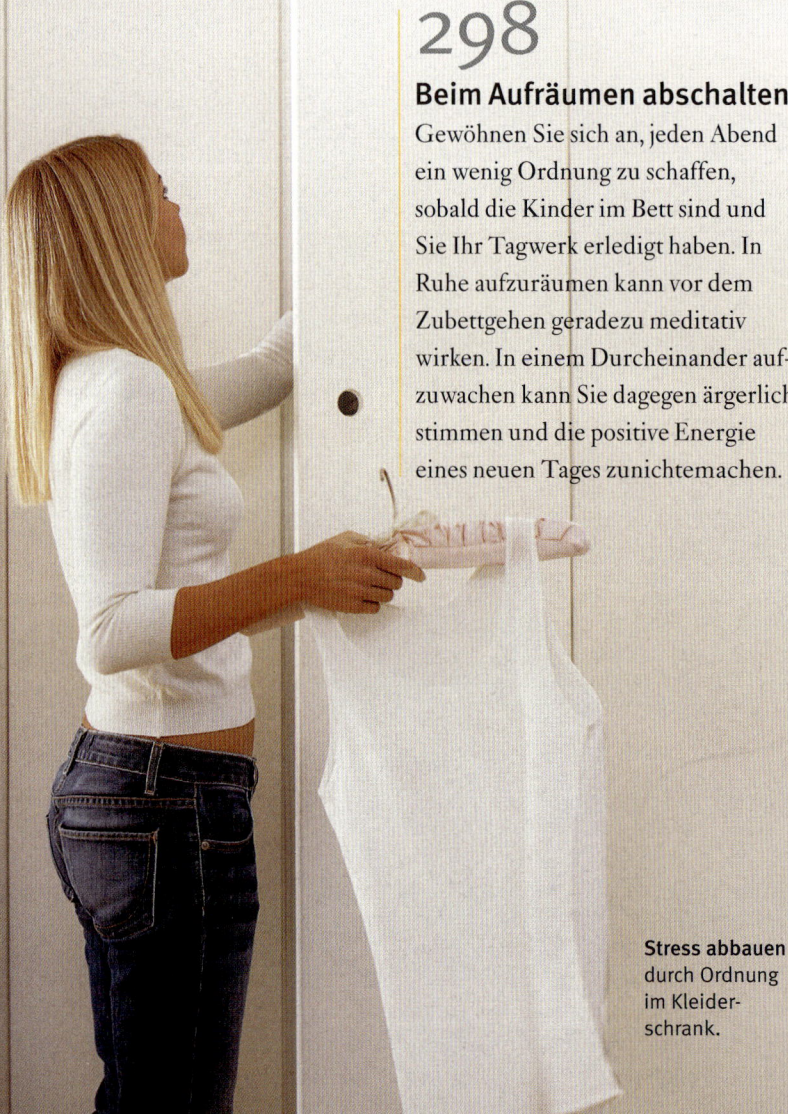

Stress abbauen durch Ordnung im Kleiderschrank.

298
Beim Aufräumen abschalten
Gewöhnen Sie sich an, jeden Abend ein wenig Ordnung zu schaffen, sobald die Kinder im Bett sind und Sie Ihr Tagwerk erledigt haben. In Ruhe aufzuräumen kann vor dem Zubettgehen geradezu meditativ wirken. In einem Durcheinander aufzuwachen kann Sie dagegen ärgerlich stimmen und die positive Energie eines neuen Tages zunichtemachen.

299
Platz zum Putzen
Es erleichtert das Putzen, wenn Sie Herumliegendes und Verstreutes in Kisten und Körbe sortieren. Stellen Sie sie übereinander, sodass Sie freie Bahn zum Putzen haben.

300
Das Ziel vor Augen
Machen Sie eine Liste Ihrer Ziele beim Ordnungschaffen: weniger Chaos im Wohnzimmer, mehr Platz im Kleiderschrank, Raum für eine neue Beschäftigung. Halten Sie sich das Ziel immer wieder vor Augen, um sich nicht zu verzetteln.

301
Gehen Sie methodisch vor
Beginnen Sie an einem Ende eines Zimmers und arbeiten Sie sich zum anderen vor. »Übersehen« Sie nichts, was gemischte Gefühle hervorruft. Zur Not engagieren Sie eine helfende Hand.

302
Sachen sortieren
In einen Sack kommt Müll, in einen anderen die Sachen, die Sie spenden wollen, und in eine Schachtel mit Deckel die Kostbarkeiten, die Sie aufheben möchten. Versuchen Sie, so viel wie möglich auf die beiden Säcke zu verteilen.

303
Kleider aufbewahren
Wenn Sie ein Faible für Mode haben, bewahren Sie die besten Modelle als potenzielle Erbstücke auf. Man wird Ihnen vor Maskenbällen das Haus einrennen und (Schwieger-)Töchter auf der Suche nach Secondhand-Klamotten werden jubeln.

304
Inserieren Sie!
Was Ihnen nur Platz wegnimmt, kann für andere eine Kostbarkeit sein. Inserieren Sie das, was Sie nicht mehr brauchen, in kostenlosen Anzeigenblättern oder im Internet.

305
Abschiedszeremonie
Um sich von alten Liebesbriefen oder dem Brautkleid einer gescheiterten Ehe zu trennen, hilft ein Feuer. Geben Sie dem Ganzen einen Rahmen, indem Sie sich für die guten Erinnerungen bedanken und um Entlassung in ein Leben in der Gegenwart bitten. Empfehlenswert ist ein reinigendes Bad danach.

306
Abstauben und entgiften
Laut einer Greenpeace-Studie finden sich im Hausstaub Chemikalien, die Asthma und Ekzeme auslösen können. Mit einem feuchten Lappen entstauben Sie am wirkungsvollsten.

307
Duft-Putzwasser
Geben Sie zehn Tropfen Eukalyptus- oder Teebaumöl ins Wischwasser. Das sorgt für eine spirituelle Reinigung und wirkt antibakteriell.

308
Schrank ausmisten
Falls Sie jedes Mal stöhnen, wenn Sie Ihren Schrank aufmachen, weil die Kleider darin zu klein oder zu altmodisch sind oder darin ein solches Chaos herrscht, dass Sie kaum finden, was Sie suchen, dann versuchen Sie es doch einmal mit der folgenden Übung.

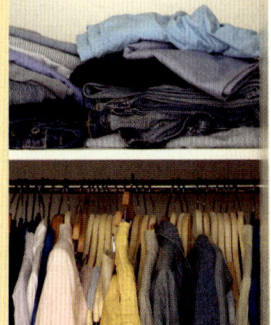
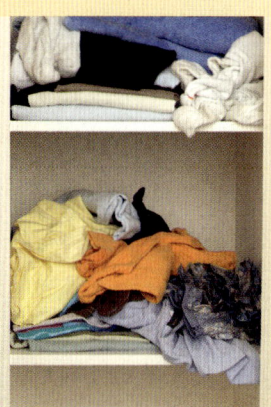
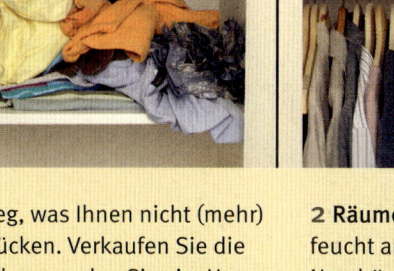
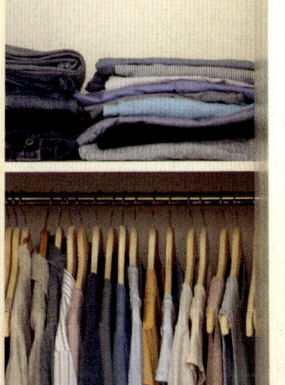
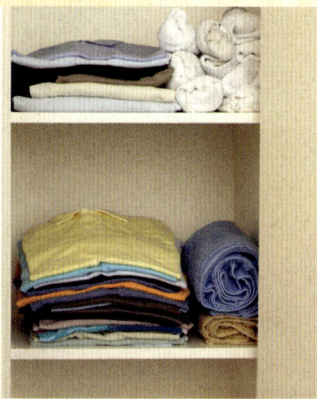

1 Sortieren Sie: Geben Sie weg, was Ihnen nicht (mehr) steht und alle Schuhe, die drücken. Verkaufen Sie die Sachen auf dem Flohmarkt oder spenden Sie sie. Unmodernes kommt weg oder wird anderswo gelagert.

2 Räumen Sie alles leer und wischen Sie den Schrank feucht aus. Was gerade nicht Saison hat, wird ausgelagert. Nun hängen Sie jedes Teil auf einen eigenen Bügel und Blusen zu Blusen, Röcke zu Röcken usw.

309
Öko-Haushalt
Entsorgen Sie alle Putzmittel, auf denen »Giftig«, »Ätzend« oder »Brennbar« steht, im Giftmüll. Investieren Sie stattdessen in ökologisch unbedenkliche Reiniger.

310
Eigene Raumsprays
Geben Sie je 5 Tropfen ätherisches Öl auf 10 Milliliter frisches Wasser in eine Sprayflasche. Diese Düfte sorgen für neue Energie:
- Reinigung: Zedernholz, Eukalyptus, Teebaum
- Beruhigung: Kamille, Neroli, Petitgrain
- Aufmunterung: Orange, Bergamotte
- Entspannung: Zitronengras, Lavendel

311
Zusätzlicher Stauraum
Saisonale Kleidung lässt sich gut in durchsichtigen Kunststoffboxen aufbewahren, die man unter dem Bett verstauen kann. Bücher und Arbeitsunterlagen finden auf Regalen Platz, die über Kopfhöhe entlang der Zimmerwände befestigt sind.

312
Neue Ordnung
Alles, was Sie behalten möchten, braucht einen passenden Aufbewahrungsort: Rechnungen im Ordner, Fotos in Alben, Porzellan und Bilder auf staubfreie Regale.

313
Weltlicher Hausaltar
Verteilen Sie Dinge, die bei Ihnen im Vorübergehen ein inneres Lächeln hervorrufen: Fotos mit Ihren Lieben oder mit Freunden,

Benutzen Sie ätherische Öle, um Ihr eigenes energiespendendes Raumspray zu kreieren.

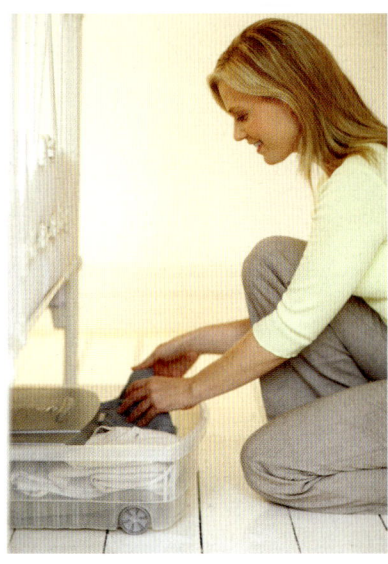

Schaffen Stauraum: Schubfächer, die auf Rollen unter dem Bett verschwinden.

Lieblingsbücher, duftende Blumen, Urlaubssouvenirs.

314
Die wichtigsten Regeln
- Gleiches zu Gleichem.
- Alles hat seinen Platz.
- Leeren Sie Zwischenlager mindestens einmal wöchentlich.
- Räumen Sie weg, was gerade nicht Saison hat (z. B. Wintersachen).

315
System-Überlastung
Wenn schon der Gedanke ans Großreinemachen Sie stresst, weil Sie momentan arbeiten, stellen Sie das Vorhaben erstmal zurück. In sechs Monaten können Sie die Situation neu bewerten.

Nach der Arbeit relaxen

Lassen Sie nach der Arbeit alle Gedanken an den Beruf vor der Tür und schalten Sie ab. So können Sie Ihrem Heim und den Menschen darin die nötige Aufmerksamkeit schenken. Es spielt dann keine Rolle, ob Sie mit den Kindern spielen oder die Küche aufräumen, wenn Ihre innere Ruhe auf Ihre Umgebung und Ihre Beziehungen ausstrahlt.

316
Schuhe ausziehen
Lassen Sie die Schuhe, in denen Sie gearbeitet haben, mit allen Gedanken an die Arbeit vor der Eingangstür stehen. Danach können Sie Socken oder Hausschuhe anziehen oder barfuß laufen.

317
Endlich abschalten
Einmal daheim, sollten Sie eine bewusste Trennung von der Arbeit vollziehen, beispielsweise mit einer Formel wie: »Die Arbeit bleibt im Büro/Laden.« Oder: »Ich arbeite, um zu leben, ich lebe nicht, um zu arbeiten.« Morgens spornt das folgende Mantra zu Produktivität an: »Ich fühle mich gestärkt und bereit, mein Bestes zu geben.«

318
Bequeme Kleidung
Wenn Sie stets korrekt gekleidet zur Arbeit gehen, schlüpfen Sie in bequeme Sachen, bevor Sie mit der abendlichen Entspannung beginnen.

319
Telefon aus
Wie Untersuchungen ergaben, fühlt sich jeder sechste Handybenutzer von seinem Telefon gestresst. Diejenigen, die Ihr Gerät zeitweise

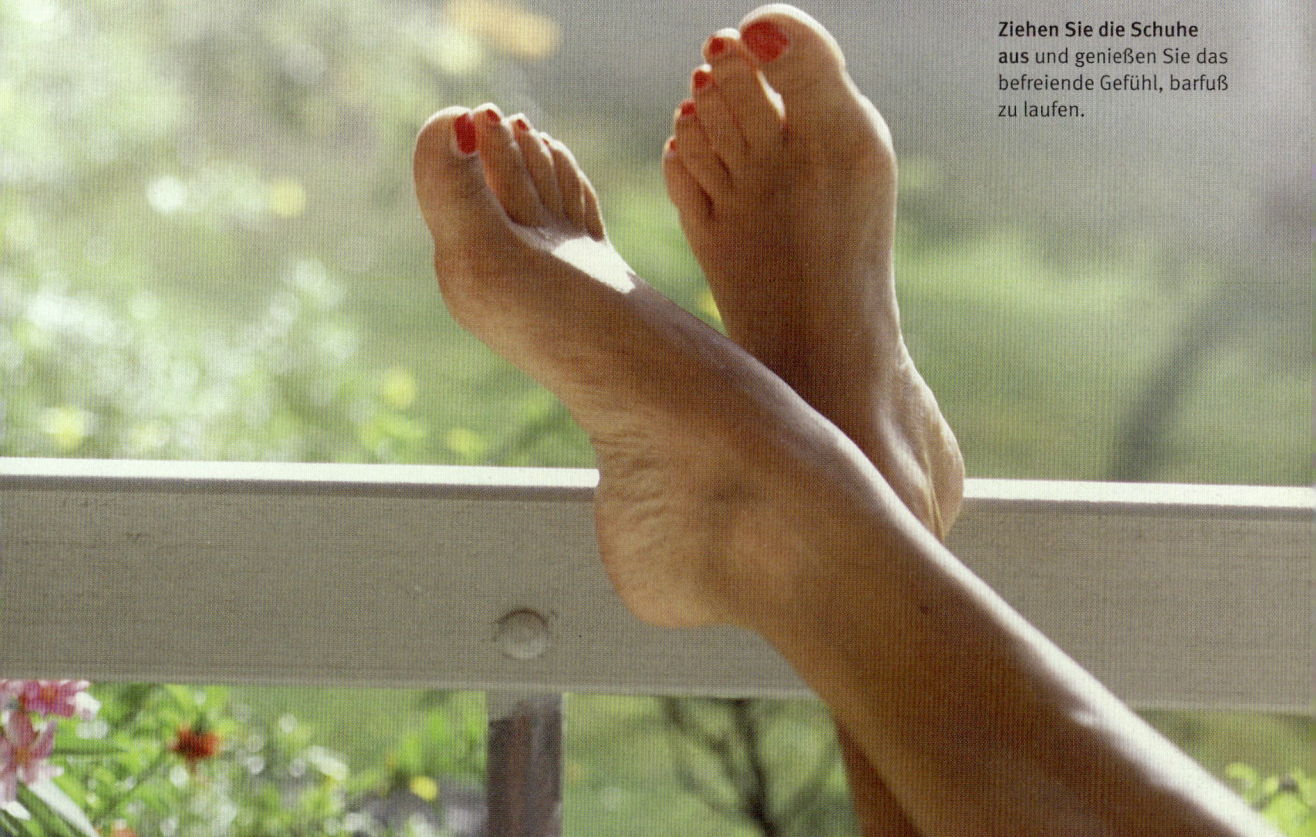

Ziehen Sie die Schuhe aus und genießen Sie das befreiende Gefühl, barfuß zu laufen.

ausschalteten, litten seltener unter Stress-Symptomen und hatten einen niedrigeren Blutdruck. Geben Sie sich einen Ruck, schalten Sie Ihr Handy aus und beobachten Sie die positiven Effekte telefonfreier Stunden auf Ihr Privatleben.

320
Mit Düften erholen
Düfte gelangen innerhalb von Sekunden ins Limbische System – dem Teil des Gehirns, der für Stimmungen, Erinnerungen und Gefühle zuständig ist. Räucherstäbchen oder Duftkerzen helfen so nach einem harten Tag, den Teil des Hirns abzuschalten, der v. a. für die Arbeit zuständig ist.

321
Totenhaltung aus dem Yoga
Suchen Sie sich einen ruhigen, warmen Ort und legen Sie sich auf den Rücken. Die Beine leicht auseinander, die Füße nach außen kippen lassen. Die Arme mit den Handflächen nach oben weit genug vom Körper entfernt ablegen, sodass die Schultern entspannt sind. Das Gesicht soll parallel zum Boden sein (wenn nötig ein Kissen unterlegen). Augen schließen und die gesamte Gesichtsmuskulatur lockern. Den Mund weich werden lassen und den Blick nach innen wenden, hinunter zum Herzen. Dann die Aufmerksamkeit auf den Atem lenken.

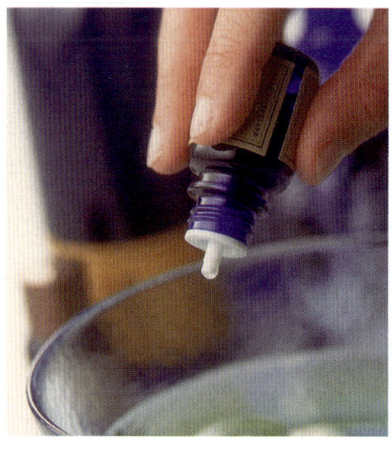

Genießen Sie ein Bad mit beruhigenden Essenzen.

Langsam und gleichmäßig ein- und ausatmen. Wenn Ihre Gedanken abwandern, holen Sie Ihre Aufmerksamkeit immer wieder zu Ihrem Atem zurück. Zehn Minuten lang in dieser Position bleiben.

322
Reise durch den Körper
Während der Totenhaltung und noch einmal, wenn Sie im Bett liegen, lenken Sie ihre Aufmerksamkeit auf jene Bereiche Ihres Körpers, die sich besonders verspannt anfühlen. Reisen Sie durch Ihren gesamten Körper, inklusive Schultern, Kiefer, Bauch, Po, Finger und Zehen. Stellen Sie sich vor, wie die Spannung nachlässt und verhärtete Muskeln sich lockern, während Sie langsam ausatmen. Lassen Sie jede Region, die am Boden oder auf der Matratze aufliegt, schwer werden und in die Unterlage einsinken.

323
Augenakupressur
Wenn Ihre Lider nach der Arbeit schwer sind, legen Sie die Kuppen Ihrer Zeigefinger in die Vertiefung, wo Brauen und Nase zusammentreffen. Üben Sie leichten Druck aus, lassen Sie dann wieder locker. Die Finger langsam entlang der Brauen bewegen und alle 5 Millimeter erneut drücken, bis Sie den Rand Ihrer Schläfen erreicht haben. Lassen Sie Ihre Finger auch dort noch kurz kreisen.

324
Unter der Dusche meditieren
Nehmen Sie sich nach der Arbeit Zeit für eine Dusche und lassen Sie alle Gedanken an den Stress vom Wasserstrahl wegspülen.

325
Reinigendes Ölbad
Zypressenöl (möglichst frisch) beruhigt, wenn Sie wütend oder gereizt sind. Wacholderöl gibt Ihnen in harten Zeiten Kraft. (Nicht anwenden, falls Sie schwanger oder nierenkrank sind.)

1 TL Traubenkernöl
4 Tropfen ätherisches Zypressenöl
3 Tropfen ätherisches Wacholderöl

Die Öle in einem Schälchen gut verrühren, dann ins Badewasser gießen. Während des Badens konzent-

NACH DER ARBEIT RELAXEN 69

rieren Sie sich ganz auf Ihren Atem: tief inhalieren und langsam alle negativen Gedanken ausatmen.

326
In Klängen baden
Füllen Sie Ihr Badezimmer mit den Klängen von Wasserlandschaften: Debussys *La Mer*, Händels *Wassermusik* oder Smetanas *Moldau*. Lauschen Sie den heranrollenden Wellen und den in weiter Ferne tobenden Stürmen.

327
Maske für müde Augen
Während Sie sich in der Wanne zurücklehnen und entspannen, schließen Sie die Augen und bedecken Sie jedes Lid mit einem gekühlten, ausgedrückten Teebeutel mit Grüntee. Diese lindernde Augenmaske bis zu 10 Minuten einwirken lassen. Das hilft bei müden Augen, geschwollenen Lidern und Rötungen. Nach dem Bad können Sie sich noch mehr Gutes mit kaltem grünem Tee tun: Tauchen Sie Wattepads hinein und tupfen Sie Ihr Gesicht mit diesem erfrischenden Tonic ab.

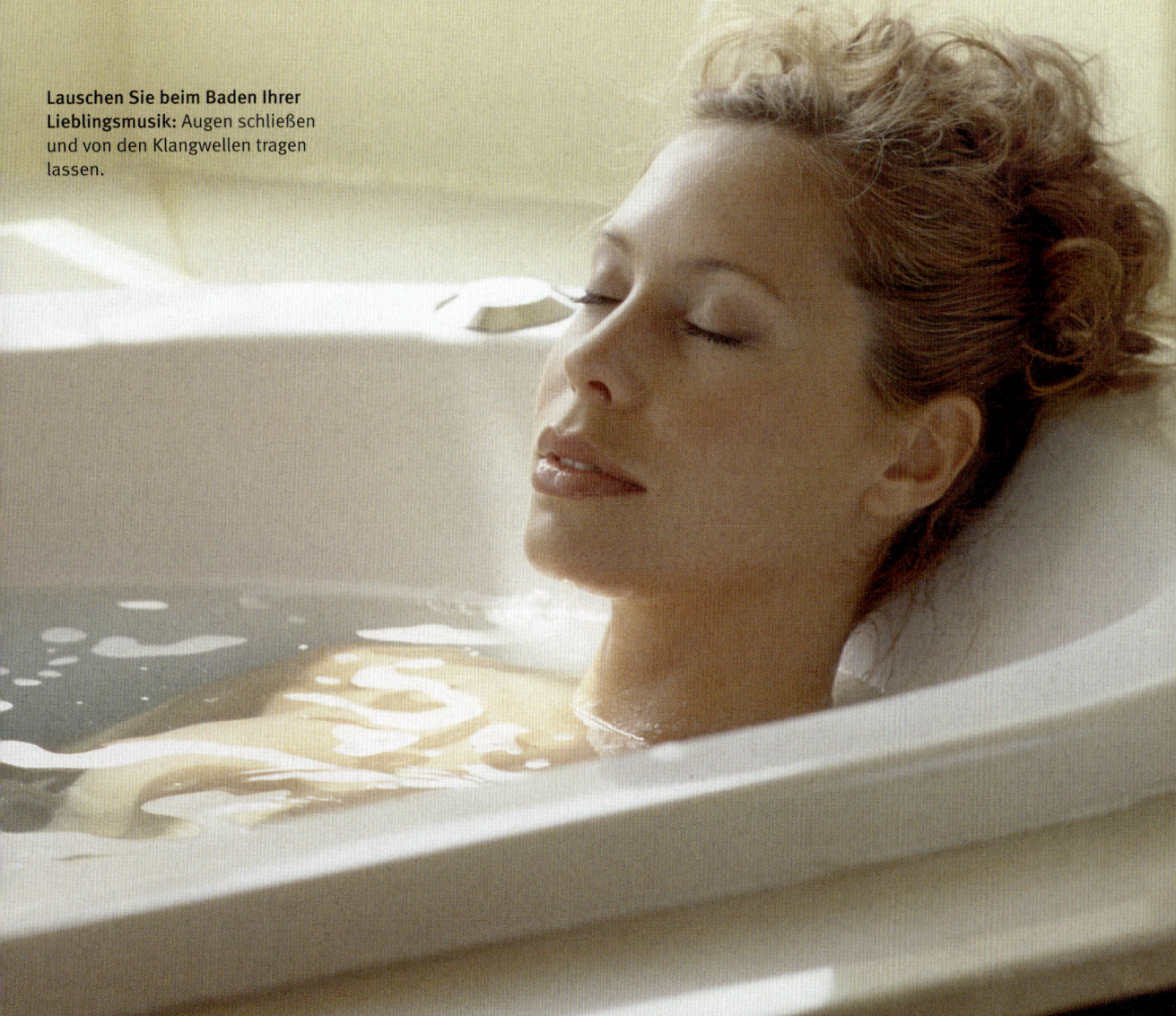

Lauschen Sie beim Baden Ihrer Lieblingsmusik: Augen schließen und von den Klangwellen tragen lassen.

328
Feiern Sie das Heimkommen
Wenn alle nach Hause gekommen sind, nehmen Sie sich Zeit für ein Glas Wein oder eine Tasse Tee und tauschen Neuigkeiten aus.

329
Beschwingtes Kochen
Schwingen und wippen Sie beim Schneiden und Rühren zu den Liedern von Blues- und Soul-Diven wie Nina Simone oder Mary J. Blige oder zu dem Rhythmen brasilianischer Songwriter wie Anton Carlos »Tom« Jobim, Vincius De Moraes oder Baden Powell.

330
Ein Gläschen in Ehren ...
Rotwein enthält antioxidative Polyphenole, die zellschädigende freie Radikale eliminieren. Außerdem senkt er den Blutdruck und regt die Regeneration von Hirn- und Nervenzellen sowie die Verdauung an. Mehr als zwei Gläser sollten es allerdings nicht sein, und an zwei bis drei Abenden pro Woche bitte ganz auf Alkohol verzichten.

331
Essen bewusst genießen
Nehmen Sie Ihre Mahlzeiten in Ruhe ein. Setzen Sie sich an einen schön gedeckten Tisch und schalten Sie Fernseher und Radio aus.

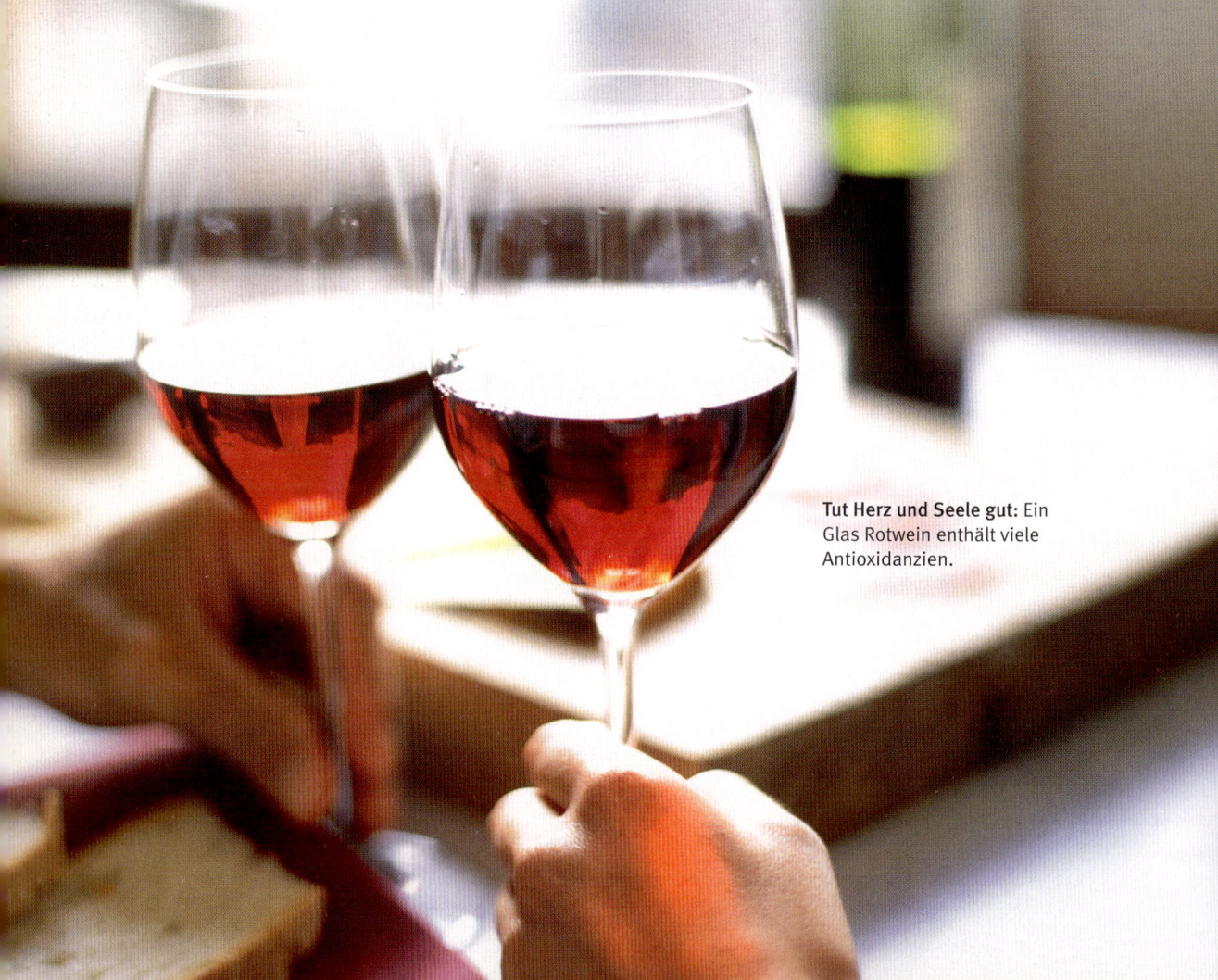

Tut Herz und Seele gut: Ein Glas Rotwein enthält viele Antioxidanzien.

332
Gemeinsam essen
Animieren Sie Familienmitglieder oder Mitbewohner zu gemeinsamen Mahlzeiten. Planen Sie einmal pro Woche ein Festessen mit Gästen ein. Sie werden über die positive Wirkung staunen: auf Kinder, die sonst nicht essen mögen, auf launische Teenager sowie auf gestresste Erwachsene, die sich sonst kaum zu einer Unhaltung aufraffen.

333
Kochen aus den Vorräten
Die Zutaten für diese leckere Pasta können Sie leicht auf Vorrat besorgen. Für 2 Personen:

1 Schuss Olivenöl
1 Zwiebel, fein gehackt
1 große Dose geschälte Tomaten
1 TL Oregano
250 g Spaghetti
30 g Anchovisfilets, gehackt
1 Handvoll schwarze Oliven
Meersalz, schwarzer Pfeffer

Das Olivenöl in einer Pfanne mit schwerem Boden erhitzen. Die Zwiebel hellgelb dünsten. Die Tomaten und den Oregano zugeben und bei stärkerer Hitze einkochen lassen. Inzwischen die Spaghetti in einem großen Topf Salzwasser al dente kochen. Anchovis und Oliven in die Sauce geben, nach Geschmack salzen und pfeffern und sofort zu den Spaghetti servieren.

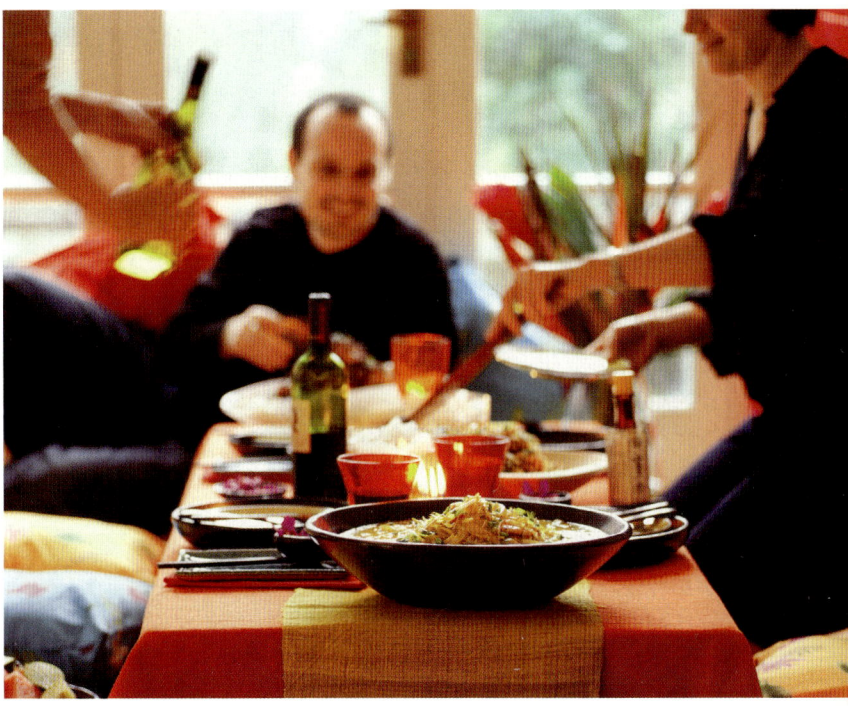

Pflegen Sie Freundschaften mit geselligen Essen in gemütlicher Runde.

334
Danke sagen
Danken Sie allen, die etwas zu einer Mahlzeit beigetragen haben: jenen, die eingekauft und gekocht haben, aber auch jenen, die den Abwasch übernehmen werden. Probieren Sie Folgendes aus: »Ich bin zufrieden mit dem, was ich habe, sei es wenig oder viel« oder »Gott hat unseren Tisch reich gedeckt. Lasst uns all das genießen.«

335
Geschmacks-Meditation
Erschnuppern Sie die Düfte, betrachten Sie die Farben und die Struktur, bevor Sie zu essen beginnen. Nehmen Sie einen Biss. Was schmecken Sie? Wie verändern sich Geschmack und Textur? Seien Sie bei jedem Bissen achtsam.

336
Einen lustigen Film ansehen
Ein lustiger Kinofilm oder Wiederholungen einer witzigen Serie fördern beim Betrachten die Ausschüttung des Wachstumshormons, das für Reparaturen im Körper und für die Infektabwehr zuständig ist. Auch der Spiegel schmerzlindernder körpereigener Stoffe erhöht sich. Schon 30 Minuten genügen, um diese Wirkungen zu erzielen.

Chill-out daheim

Entspannende Farben, Ordnung und sich die Natur ins Haus holen sind Möglichkeiten, um in den eigenen vier Wänden zur Ruhe zu kommen. Wie Untersuchungen zeigten, sind jedoch spannende Aktivitäten der effektivste Weg zum Stressabbau. Der heute gern benutzte Begriff Rekreation für Freizeitaktivitäten kommt vom lateinischen *recreatio*, was Wiederherstellung der Gesundheit bedeutet.

337
Der perfekte Kaffee
Nutzen Sie Ihre ganz privaten Rituale zur Meditation. Die Zubereitung der perfekten Tasse Kaffee kann eine dieser Zeremonien sein. Experimentieren Sie mit verschiedenen Sorten und Zubereitungsarten. Probieren Sie den Kaffee mal schwarz, mal mit Zucker, Milch oder Milchschaum. Wärmen Sie die Tasse vor und nehmen Sie den Kaffeeduft und die Geräusche der Kaffeemaschine wahr. Suchen Sie sich einen Stammplatz, um diese Tasse wirklich zu genießen, und tun Sie nichts anderes nebenbei.

338
Kühlschrank-Poesie
Wenn wir kreativ sind, schenkt uns das Entspannung und Erfüllung. Halten Sie inne, um im Vorbeigehen am Kühlschrank ein oder zwei poetische Zeilen zu verfassen. Experimentieren Sie mit Worten, während Sie darauf warten, dass das Wasser kocht.

339
Streicheln Sie eine Katze
In Studien gaben Katzenbesitzer an, ihr Haustier helfe ihnen beim Stressabbau. Offenbar blendet die Versorgung eines anderen fühlenden Wesens unsere eigenen Sorgen aus; außerdem stimuliert das Streicheln des Fells die Endorphinproduktion. Von einer solchen Beziehung profitieren beide Seiten: Holen Sie Ihr neues Familienmitglied am besten aus dem Tierheim.

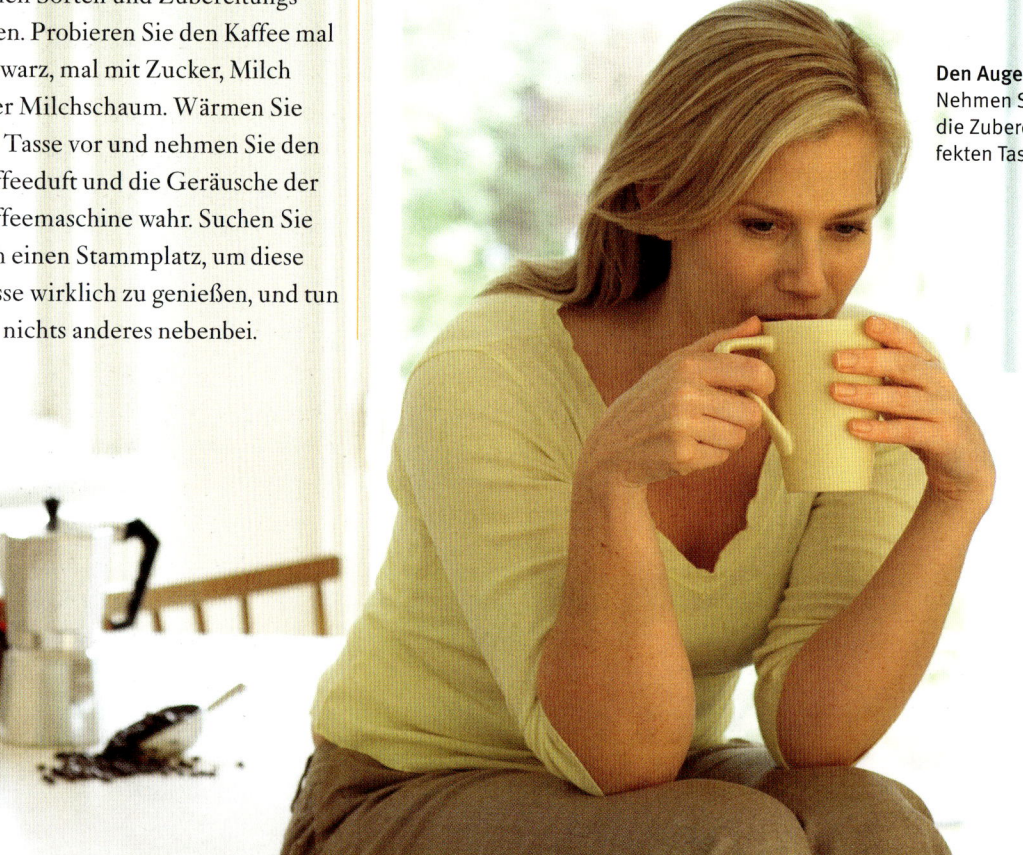

Den Augenblick genießen: Nehmen Sie sich Zeit für die Zubereitung der perfekten Tasse Kaffee.

CHILL-OUT DAHEIM 73

340
Mit dem Hund rausgehen
Laut einer wissenschaftlichen Untersuchung haben Hundebesitzer einen ausgeprägteren Sinn für Humor. Das tägliche Gassigehen befreit den Körper von physischem und psychischem Stress. Außerdem gehört man automatisch zu einer Gemeinschaft Gleichgesinnter, was wiederum stressmindernd wirkt.

341
Hundstellung aus dem Yoga
Nehmen Sie auf einer rutschfesten Unterlage den Vierfüßlerstand ein, die Hände schulterbreit auseinander, die Füße hüftbreit. Stellen Sie die Zehen auf und heben Sie den Po an, bis die Beine durchgestreckt sind. Bilden Sie eine gerade Linie von den Handgelenken bis zu den Hüften. Den Nacken locker lassen und das Atmen nicht vergessen. Position halten, solange es sich angenehm anfühlt.

342
Schalten Sie ab
TV-Konsum treibt die Produktion von Stresshormonen in die Höhe und kann sogar Albträume hervorrufen. Erklären Sie einen Abend der Woche für fernsehfrei und stellen Sie fest, wie viel besser Sie sich fühlen. Umgekehrt dürfen Sie das Ansehen einer Sendung ruhig regelrecht zelebrieren. Danach aber sofort ausschalten.

343
Suchen Sie sich ein Hobby
Eine Studie der Universität Maastricht ergab, dass sich Männer, die ein Hobby ausübten, seltener krankschreiben ließen, weniger häufig unter Depressionen und Stress litten und eine effektivere Immunabwehr besaßen. Sehen Sie sich das Angebot für Abendkurse u. Ä. in Ihrer Umgebung an.

344
Gartenvögel beobachten
Mit einfachen Mitteln lässt sich jeder Garten in ein wahres Paradies für Vögel verwandeln. Bieten Sie Nisthilfen, Vogeltränken und im Winter artgerechtes Futter an. Ganz nebenbei können Sie auf diese Weise auch die verschiedenen Arten beobachten.

345
Erde zwischen den Fingern
Wenn Sie mit dem Gärtnern beginnen, betreten Sie quasi eine andere Zeitzone: Hier zählen der Wechsel der Jahreszeiten, Sonne und Mond und die Unwägbarkeiten des Wetters. Über die Jahre entwickelt man dabei vor allem eines – Geduld.

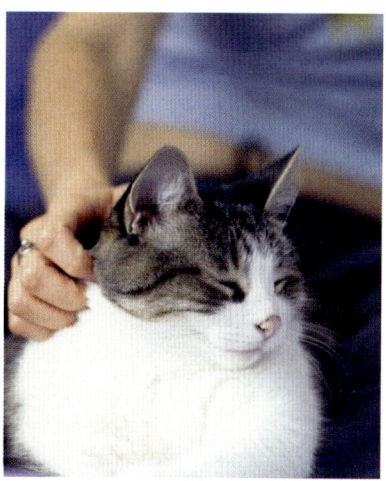

Ein Haustier spendet Wohlbehagen.

346
Lernen Sie ein Instrument
Musizieren baut Stress ab: Nach einem sechswöchigen Musikkurs waren die Teilnehmer besser gelaunt, verspürten mehr Kameradschaftsgeist und konnten ihre Gefühle nonverbal besser ausdrücken. Suchen Sie sich eine Lehrkraft, die Erfahrung mit erwachsenen Schülern hat.

347
Musik-Meditation
Nutzen Sie Musik, um Ihren Gefühlen freien Lauf zu lassen. Setzen Sie sich aufrecht hin und lauschen Sie klassischer Musik oder Jazz. Suchen Sie sich einzelne Instrumente oder musikalische Themen aus und verfolgen Sie den Spannungsbogen. Schwelgen Sie in Ihren Gefühlen.

Fröhliche Wochenenden

Am Wochenende stundenlang im Bett herumliegen? Besser nicht, denn nach einer Studie der Universität Adelaide bringen zwei Stunden länger schlafen die innere Uhr so durcheinander, dass man noch Tage später unter Schläfrigkeit und erhöhter Infektanfälligkeit zu leiden hat. Aktivitäten sind eine weitaus bessere Form der Entspannung.

348
Arbeitsfreie Wochenenden
Machen Sie aus jedem Wochenende eine Erholungsphase, denn ohne diese regelmäßigen zwei freien Tage wird Ihr Wohlbefinden in Mitleidenschaft gezogen. Auch Ihr privater Rückhalt gerät dadurch ins Wanken – Beziehungen wollen gepflegt sein.

Stärken Sie Ihre sozialen Kontakte: Laden Sie Freunde zu sich zum Essen ein.

349
Saunabesuch
Nach sengender Hitze in kühles Wasser eintauchen entspannt die Muskeln, kräftigt das Gewebe, ist gut für den Blutdruck und das Immunsystem und bewirkt die Ausschüttung körpereigener Opiate. Entwickeln Sie Ihr eigenes Saunaritual in der attraktivsten Wellnessoase Ihrer Umgebung, wo Sie beim Abkühlen die Natur genießen oder sich sogar im Schnee erfrischen können.

350
Gesichtsmaske
Diese Zutaten eignen sich besonders für sensible Haut. Tragen Sie die Maske einmal wöchentlich auf, während Sie in der Wanne entspannen.

3 TL gemahlene Mandeln
1 TL gemahlener Koriander
2 TL Naturjoghurt

Verrühren Sie alles zu einer dicken Paste, die Sie auf Gesicht und Dekolleté verteilen. 15 Minuten einwirken lassen, dann mit warmem Wasser abwaschen und das Gesicht noch kalt erfrischen.

351
Kochen mit frischen Zutaten
Das Geheimnis einer guten und trotzdem schnellen Küche sind frische Zutaten aus lokalem Anbau, einfach zubereitet, um Geschmack, Konsistenz und Nährstoffe zu erhalten. Knackige Salate, vollreife Tomaten, interessante Käsesorten, Geräuchertes sowie frisches Brot ergeben ein einfaches, aber köstliches Mahl. Zum Nachtisch servieren Sie Obst der Saison.

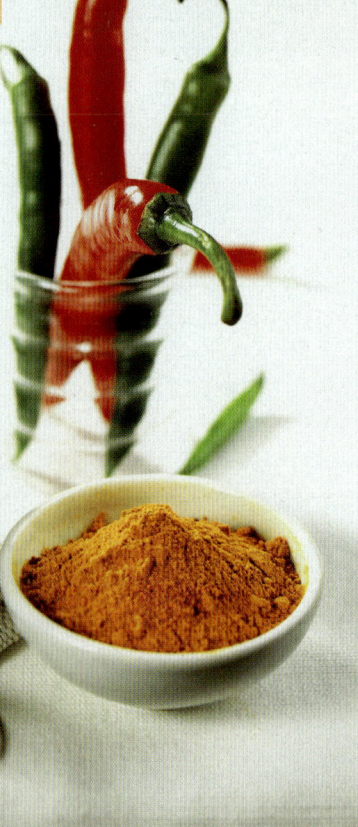

352
Kochen wie die Profis
Nehmen Sie sich Zeit und kochen Sie nach Rezept ein anspruchsvolles Menü. Dabei ist eine professionelle Ausrüstung, wie sie Fernsehköche verwenden, sehr hilfreich.

353
Sonntagsessen
Laden Sie Ihre Familie zu einem typischen, altmodischen Sonntagsessen, wie Rouladen mit Rotkohl, ein. Das Ganze können Sie mit einem traditionellen Sonntagsspaziergang abrunden.

354
Eigene Curry-Mischung
Vertiefen Sie sich in die Herstellung einer indischen oder thailändischen Curry-Mischung. Zutaten wie Kardamom, Koriander, Ingwer, Kreuzkümmel, Muskat, Zimt und Bockshornkleesaat fördern das Denkvermögen und beugen Depressionen und Stress vor.

355
Beruhigende Kräuter
Kräuter für Badezusätze, Tees oder Duftkissen kann man gut selbst anbauen. Schon die Pflege der Pflanzen ist gut für die Nerven.
- Lavendel und Kamille erleichtern das Abschalten.

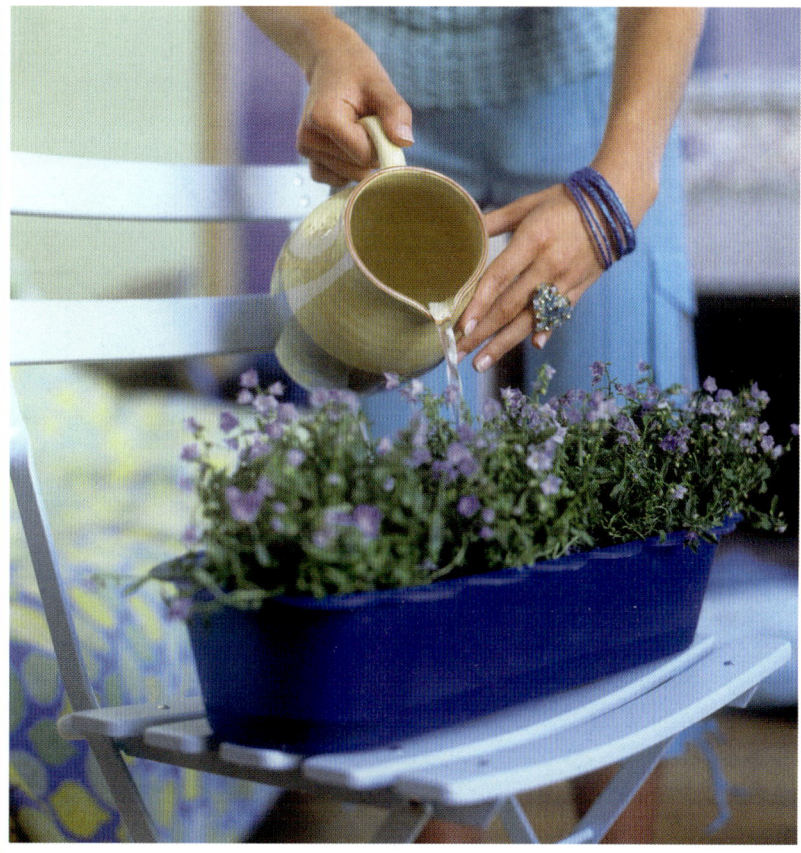

Ein Blumenkasten oder ein kleines Stück Garten bieten Platz für ein eigenes Kräuterbeet.

- Melisse hilft bei Ängsten.
- Pfefferminze lindert stressbedingte Verdauungsbeschwerden.
- Kamille stärkt die Nerven und hilft bei Magenverstimmung und Bauchweh.

356
Eigene Tomaten
Tomaten lassen sich leicht anbauen und sind reich an Lycopin, das u. a. blutdrucksenkend wirkt. Sie können Sie selbst ziehen oder kleine Pflanzen kaufen. Wählen Sie buschig wachsende Cocktailtomaten, die man nicht hochbinden muss. Wenn Sie dazu noch Basilikum pflanzen, fehlen Ihnen zum Tomatensalat nur noch etwas Zitrone, ein Schuss Olivenöl und schwarzer Pfeffer.

357
Knoblauch selbst anbauen
Kaufen Sie eine Knoblauchknolle und pflanzen Sie die Zehen einzeln mit einer Handbreit Abstand voneinander in ein vorbereitetes Beet oder einen Blumenkasten.

358

Brot backen

Beim Rühren und Kneten lassen sich alle schweren Gedanken und aufgestauten Spannungen vertreiben.

- 2 TL Trockenhefe
- 300 ml lauwarmes Wasser
- 450 g griffiges Weißbrotmehl
- 2 TL Salz
- etwas Mehl zum Bestäuben

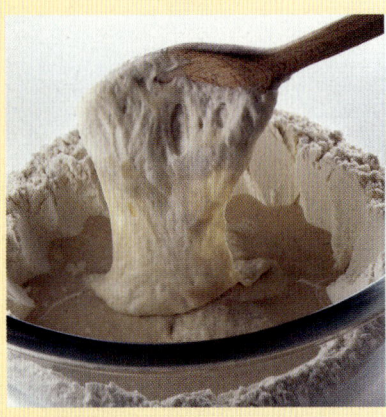

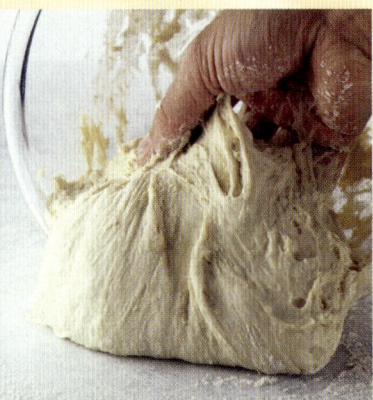

1 Hefe in eine Tasse Wasser rühren. In einer Schüssel Mehl und Salz mischen und eine Vertiefung hineindrücken. Die Hefe hineingießen und mit dem restlichen Wasser zu einem feuchten Teig verarbeiten.

2 Den Teig auf ein bemehltes Brett geben. Zehn Minuten mit den Handballen kneten. Dabei aufrecht stehen, tief atmen und spüren, wie verspannte Muskeln sich lockern, während der Teig elastisch wird.

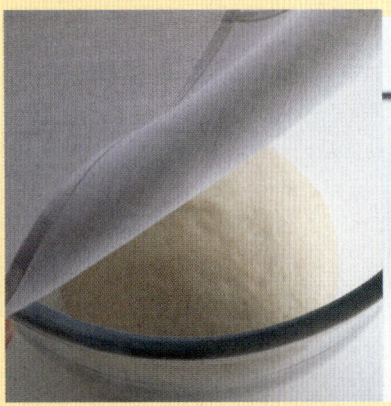

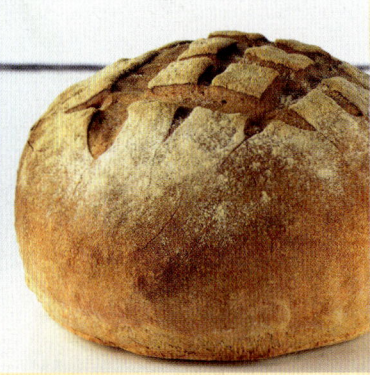

3 Zugedeckt 2 Std. gehen lassen, bis sich das Volumen verdoppelt hat. Durchkneten und den Laib weitere 45 Min. gehen lassen.

4 Die Oberfläche mit einem Messer einschneiden. Im vorgeheizten Ofen (220 Grad) ca. 45 Min. backen. Beim Draufklopfen soll es hohl klingen.

359

Gesangsstunden

Singen vertieft die Atmung und entspannt Rücken, Schultern, Brust und Nacken. Außerdem ist es eine tolle Möglichkeit, sich auszudrücken. Die Beschäftigung mit Musik wirkt sich auch positiv auf Ihren Gefühlshaushalt aus. Das Gehirn schüttet Stresskiller aus, Puls und Blutdruck werden gesenkt. Laut einer Studie der Universität Sydney hilft Singen sogar Menschen mit chronischen Schmerzerkrankungen.

360

Lieblingslieder schenken

Fragen Sie nach den Lieblingstiteln Ihrer Freunde und brennen Sie davon eine CD. So haben Sie ein ganz persönliches Geschenk.

361

Mittagsschlaf

Gönnen Sie sich ein 15-minütiges Nickerchen, sobald Sie am Wochenende die große Müdigkeit packt. Wenn Sie länger ruhen, fallen Sie vermutlich in Tiefschlaf, der längst nicht so erfrischend ist.

362

Fitnesstraining intensivieren

Nur am Wochenende zu trainieren hat zwar nicht den langfristigen stressmindernden Effekt wie regel-

Stressfrei shoppen

Was für viele Frauen ein Freizeitvergnügen darstellt, empfinden die meisten Männer als Stress – das Einkaufen. Insbesondere Weihnachtseinkäufe verursachen bei ihnen einen extrem hohen Stresspegel. Ein Drittel aller Europäer umgeht Einkaufsstress inzwischen durch Online-Shopping. Andere meiden Supermärkte und weichen um des Wohlfühlfaktors willen auf Wochenmärkte, kleine Lebensmittelläden und Spezialitätengeschäfte aus.

mäßige tägliche Bewegung. Aber es ist besser als gar nichts. Am besten planen Sie für Samstag und Sonntag zusätzliche 45 Minuten Sport zu den 10-minütigen Spaziergängen wochentags ein. Das schützt vor dem metabolischen Syndrom, der Vorstufe von Herzerkrankungen und Diabetes.

363
Spielen Sie Tourist
Verbringen Sie einen Tag als Touristin oder Tourist in Ihrer Heimatstadt. Machen Sie beispielsweise eine Stadtrundfahrt und besuchen Sie Museen. Trinken Sie Ihren Kaffee im feinsten Hotel am Platz. Tun Sie einfach lauter Dinge, die Ihnen im Alltag nie in den Sinn kämen.

364
In ein Konzert gehen
Ein Konzertbesuch baut Stress ab, senkt den Blutdruck und hilft bei depressiven Verstimmungen, wie eine Studie des Krankenhauses von Chelsea und Westminster ergab.

365
Gehen Sie ins Kabarett
Lachen senkt den Dopaminspiegel und damit zugleich den Blutdruck. Es baut außerdem Stresshormone ab und bewirkt die Ausschüttung von Endorphinen, was für allgemeines Wohlbefinden sorgt.

366
Verschnaufpause
Dank Internet können wir nach Belieben rund um die Uhr und täglich konsumieren. Um sich und Ihrem Geldbeutel eine Verschnaufpause zu verschaffen, sollten Sie mindestens einen einkaufsfreien Tag pro Woche einplanen. Trauen Sie sich auch ohne Portemonnaie aus dem Haus!

367
Kauf-Nichts-Tag
Alljährlich im November wird in über 55 Ländern der Buy Nothing Day begangen. An diesem Tag wird auf das tägliche Einkaufsritual verzichtet und man besinnt sich stattdessen auf das sonstige Leben, auf Familie und Freunde. Lassen Sie sich durch diesen weltweiten Aktionstag dazu anregen, Ihr Kaufverhalten zu überdenken.

368
Einkaufen für sie und ihn
Einer Studie zufolge fühlen sich Männer nach ca. 1 Stunde Einkaufen gestresst, Frauen halten 30 Minuten länger durch. Wenn Sie mit einem Mann einkaufen gehen, legen Sie jede Stunde eine Pause ein.

369
Machen Sie einen Plan
Ein Einkaufszettel verhindert desorientiertes Herumstreifen, was Zeit kostet und zu Impulskäufen führt. Außerdem sollten Sie keinen Hunger haben, wenn Sie aufbrechen.

370
Supermarkt-Stress umgehen
Wenn Sie genug von endlosen Supermarktbesuchen haben, reduzieren Sie Ihre Einkaufsausflüge auf ein Minimum. Legen Sie

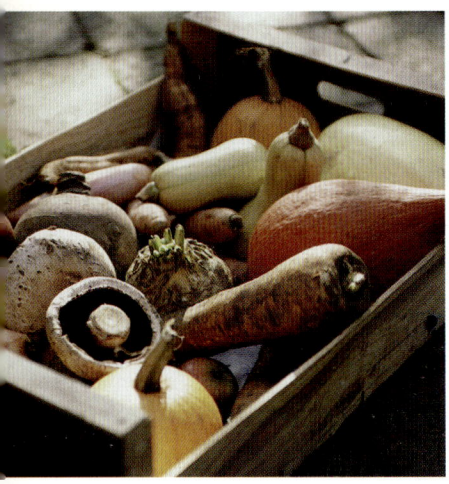

In der Gemüsekiste frisch angeliefert.

Vorräte gut haltbarer Lebensmittel und anderer Bedarfsartikel an. Brot, Milch, Obst und Gemüse besorgen Sie stattdessen bei kleineren Anbietern vor Ort oder auf Wochenmärkten.

371
Online bestellen
Das, was Sie regelmäßig brauchen, können Sie bei einem Supermarkt mit Lieferservice online bestellen und sich bringen lassen. Überprüfen Sie die Auswahl regelmäßig.

372
Gehen Sie rasch offline
Online-Shopping funktioniert so einfach, dass es einen rasch tiefer und tiefer in den Cyberspace zieht. Legen Sie einen Ausstiegszeitpunkt fest, wenn Sie surfen, und halten Sie sich an Ihre Einkaufsliste.

373
Lassen Sie liefern
Entlasten Sie sich, indem Sie sich regelmäßig Kisten mit biologischem Obst und Gemüse, Fleisch, Fisch oder Wein direkt bis vor Ihre Haustür anliefern lassen.

374
Aus der Nachbarschaft
Es vermittelt ein gutes Gefühl, durch den Einkauf in ortsansässigen Geschäften die lokale Wirtschaft zu unterstützen. Außerdem ist das Leben in einer Gemeinschaft, die zusammenhält, angenehmer, was sich wiederum stressmindernd auf Sie als Bewohner auswirkt.

375
Wissen, woher es kommt
Die Herkunft der Lebensmittel zu kennen, das hat in Zeiten von Genmais, Vogelgrippe und Rinderwahn etwas Beruhigendes. Besuchen Sie Bauernmärkte und Hofläden, einheimische Metzgereien oder Fischgeschäfte, wo Sie sich mit den Leuten unterhalten können, die Ihr Essen anbauen oder züchten.

376
Kein Essen mit Meilenkonto
Verzichten Sie auf Produkte, die auf der anderen Seite der Weltkugel wachsen, wenn der Gedanke an die Umweltverschmutzung durch »Lebensmitteltourismus« Ihr Gewissen belastet. Investieren Sie lieber in ein Kochbuch, das nach Jahreszeiten aufgebaut ist. So erfahren Sie, wie Sie einheimische Erzeugnisse, die gerade reif, reichlich vorhanden und preiswert sind, optimal zubereiten.

377
Spezialisten unterstützen
In kleinen Geschäften, die nicht Filialen einer Kette sind, macht der Einkauf einfach mehr Spaß. Lernen Sie die einzigartige Mischung aus Enthusiasmus, kundiger Beratung und besonderem Sortiment schätzen und nutzen Sie den individuellen Service, der dort möglich ist.

378
Einkaufen als Ausflug
Wenn Sie direkt ab Hof, auf einem Markt oder in geschäftigen Landstädtchen einkaufen, wird daraus ein anregender Tagesausflug.

379
Unterstützen Sie Ihren Metzger
Erkundigen Sie sich in der Metzgerei am Ort, von welchem Hof die Tiere stammen. Nutzen Sie auch die Erfahrung Ihres Metzgers, was die richtigen Stücke und deren Zubereitung angeht.

380
Kaufen Sie »fair«
Falls Sie sich Sorgen über die Lebens- und Arbeitsbedingungen der Erzeuger von Kaffee, Bananen, Zucker und ähnlichen Produkten machen, sind »Fair Trade«-Lebensmittel eine gute Wahl.

381
Sicher einkaufen
Im Internet erfahren Sie, ob die Dinge, die Sie kaufen, giftfrei und umweltschonend sind. Auf den Seiten von Warentestern, Ökoverbänden oder Erzeugern finden Sie fast alles – von Biokosmetik bis zum ökologisch unbedenklichen Bett.

382
Direktverkauf
Einkauf direkt vom Erzeuger umgeht Zwischenhändler und verhilft dem Produzenten zu einem faireren Preis.

383
Richtig tragen
Ersparen Sie sich Nacken- und Schulterschmerzen und schützen Sie Ihren Rücken, indem Sie schwere Einkäufe gleichmäßig auf beide Seiten verteilen (noch besser wäre ein Rucksack). Flache Schuhe sind zum Tragen ebenfalls sinnvoll.

384
Korrektes Heben
Wenn Sie sich bücken müssen, um etwas aufzuheben, sollten Ihre Füße schulterbreit auseinanderstehen, möglichst nah an der zu tragenden Last. Beugen Sie die Knie und heben Sie dann die Last hoch. Mithilfe der Beinmuskeln, nicht »aus dem Rücken« hochkommen.

385
Respektieren Sie Ihr Limit
Wer regelmäßig sein Kreditkartenbudget überschreitet oder sein Konto überzieht, hat (Geld-)Sorgen, was Stress verursacht. Wenn Sie Geldprobleme haben, z.B. Schulden, informieren Sie sich in einer Schuldnerberatungsstelle, welche Möglichkeiten es gibt, mit Einnahmen und Ausgaben vernünftiger umzugehen.

386
Auf etwas sparen
Wenn Sie sich einen Luxusartikel leisten möchten, sparen Sie darauf und bezahlen Sie dann bar. So denken Sie gründlicher darüber nach, ob eine Anschaffung wirklich nötig ist.

Ein Fest für die Sinne: verführerische Angebote auf dem Wochenmarkt.

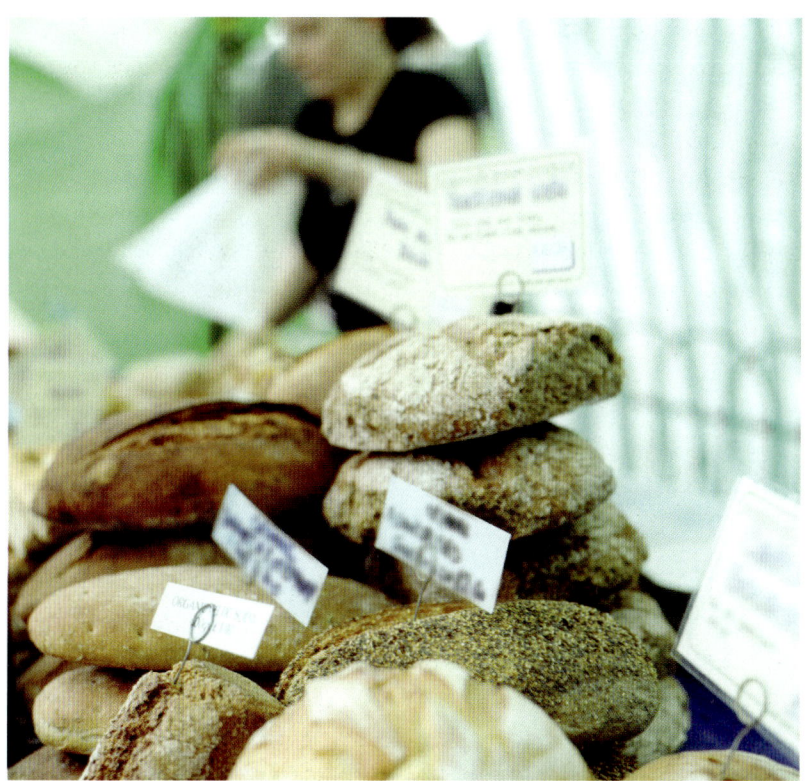

Keine Mode-Panik

Mode und superdünne Models gehören anscheinend zusammen. Bei der Befragung einer Frauenzeitschrift gab ein Großteil der Leserinnen an, Models mit Größe 32 als attraktiv zu empfinden. Die Models mit Größe 40 wurden von fast allen Leserinnen als übergewichtig eingestuft. Dabei ist die weibliche Durchschnittsgröße 44. Kein Wunder, dass uns der Kleiderkauf Kopfzerbrechen macht!

387
Etiketten ignorieren
Achten Sie beim Kauf von Kleidung nicht auf die Größe; wichtig ist, dass die Sachen Ihnen passen.

388
Model-Wahn
Die amerikanische Modelgröße 00 oder Double Zero (entspräche bei uns der nicht existenten Größe 30) entspricht den Körpermaßen einer Siebenjährigen. Überlegen Sie sich, ob Sie sich das wirklich antun wollen.

389
Finger weg von Klatschblättern
Einer amerikanischen Studie zufolge verursacht das Ansehen von Fotos ultradünner Promis eine Fehleinschätzung beim Gewicht: Selbst Frauen, die die gleiche Größe hatten, empfanden sich als dicker.

390
Stärken Sie Ihren Geist
Lesen Sie bereichernde Romane über (tat-)kräftige Frauen.
- *Ich weiß, warum der gefangene Vogel singt.* Maya Angelou schreibt darüber, wie man allen Widrigkeiten zum Trotz groß werden kann.
- *Die Schwertkämpferin.* Maxine Hong Kingstons fantastische Memoiren.
- *Menschenkind.* Toni Morrison über eine Frau, die von Ihrer Vergangenheit verfolgt wird.
- *Stolz und Vorurteil.* Jane Austen – die echte Bridget Jones.
- *Jane Eyre.* Der leidenschaftlich-schaurige Klassiker von Charlotte Brontë.

391
Wissen, was normal ist
Ein Projekt der Universität von North Carolina belegt, dass die Modeindustrie die veränderte Figur der Durchschnittsfrau weitgehend ignoriert und ihre Kleidung nach wie vor der Sanduhr-Silhouette der 1950er-Jahre anpasst. Dabei wuchs die Taillenweite seit dieser Zeit um gut 15 cm und viele Frauen heute haben einen eher rechteckigen Körperbau. Nur 8 Prozent der Frauen verfügen über eine gleichmäßige Verteilung ihrer Hüft- und Oberweite sowie über eine entsprechend schmale Taille. Es liegt also nicht unbedingt an Ihnen, wenn Ihnen Kleider von der Stange nicht passen!

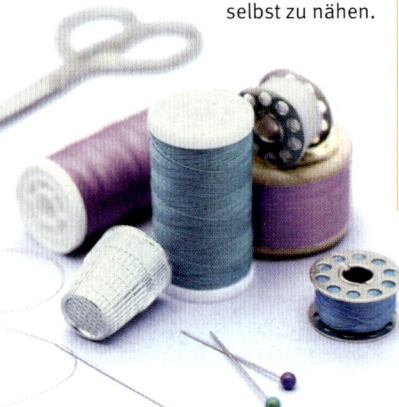

Lassen Sie Ihre Kreativität spielen und trauen Sie sich, selbst zu nähen.

392
Selbst genäht
Immer mehr Frauen lassen Ihrer Kreativität freien Lauf und umgehen den Stress des Kleiderkaufs, indem sie sich ihre Sachen selbst entwerfen und nähen. Im Internet gibt es bereits eine entsprechende Community mit vielen nützlichen Tipps und Ideen. Haben Sie Mut zu eigenen Kreationen!

393
Tragen, was passt
Bevorzugen Sie schmeichelnde Formen, anstatt sich in Sachen zu quetschen, die der neueste Trend vorschreibt.

394
Secondhand
Ein Weg, um dem Einheitslook zu entgehen: Kombinieren Sie Ihre Garderobe mit interessanten Accessoires aus dem Secondhand-Laden.

395
Individuell angepasst
Weil Designermode immer erschwinglicher wird, tragen im Büro oder auf der Straße viele Menschen das Gleiche. Individualisieren heißt die Devise: Tauschen Sie Knöpfe aus, kürzen Sie Ärmel oder Rocklänge oder färben Sie die Sachen um, beispielsweise mit Textilfarbe in der Waschmaschine.

396
Blütenmacht
Die australische Buschblüten-Essenz Five Corners kann bei Menschen, die ein geringes Selbstwertgefühl besitzen, Wunder wirken. Sie hilft einem, sich selbst zu akzeptieren und einen Blick für die eigenen Vorzüge zu entwickeln.

397
Tief ausatmen
Eine zu flache Atmung kann zu Verdauungsbeschwerden, Verspannung des Zwerchfells und damit Kurzatmigkeit führen. Außerdem bekommt man einen säuerlichen Gesichtsausdruck. Daher: Atmen Sie entspannt und tief aus.

Genießen Sie Ihren Körper in Kleidern, die wie für Sie geschaffen sind.

Erholsamer Schlaf

Etwa ein Drittel der Bevölkerung leidet an Schlaflosigkeit, was Reizbarkeit, mangelnde Konzentration, Gedächtnisschwäche und Angstgefühle verursachen kann. Außerdem verursacht Schlaflosigkeit Stress, der wiederum Schlafstörungen auslöst. Wenn Sie entspannter sind, werden Sie vermutlich auch wieder besser schlafen.

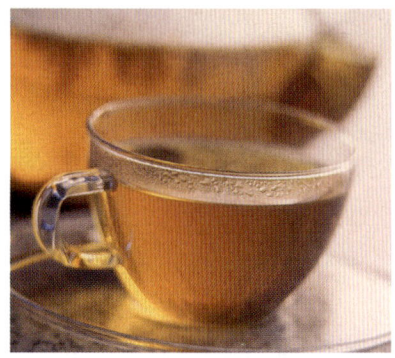

Eine Tasse Kamillentee vor dem Schlafengehen fördert die Entspannung.

398
Ihr Bett genießen
Machen Sie Ihr Bett zu einem erholsamen Rückzugsort zum Schlafen, Dösen, Lesen und Liebe machen. Arbeitsunterlagen und elektronische Geräte haben hier nichts zu suchen. Der südwestliche Teil einer Wohnung ist laut Feng Shui für ein Schlafzimmer am besten geeignet. Dort herrscht eine erholsame Erdenergie.

399
Erdtöne
Wählen Sie erdige Rottöne oder dunkle Schattierungen von Pink für Ihr Schlafzimmerdekor. Diese Farben beruhigen den Energiefluss und besänftigen den Geist.

400
Eine neue Matratze
Wenn Ihre Matratze durchhängt oder älter als acht Jahre ist, stützt sie Ihren Körper nicht mehr ausreichend. Kaufen Sie sich eine neue Matratze und wenden Sie diese regelmäßig nach den Angaben des Herstellers. Ein Ökoprodukt aus Schafwolle oder Naturlatex ist besonders zu empfehlen.

401
Völlige Dunkelheit
Unser Gehirn braucht eine Phase völliger Dunkelheit, denn Licht regt die Freisetzung des stimulierenden Cortisols an. Schließen Sie die Tür und bringen Sie dicke, gefütterte Vorhänge oder gut schließende Jalousien an, um die nächtlichen Lichter der Umgebung und die Morgensonne auszusperren.

402
Einschlafritual
Die Schlafens- und Aufwachzeiten herauszufinden, die Ihnen guttun, und diese auch einzuhalten sorgt für dauerhaft guten Schlaf. Das bedeutet allerdings, diese Zeiten selbst am Wochenende oder nach einer schlechten Nacht zu beachten.

403
Nicht mehr, nicht weniger
Wissenschaftler fanden heraus, dass Menschen mit sieben bis acht Stunden Nachtschlaf besser schliefen und gesünder waren als jene, die regelmäßig länger oder kürzer schliefen. Die Probanden mit sieben Stunden fühlten sich auch deutlich besser.

404
Der richtige Zeitpunkt
Wenn Sie oft wach liegen und nicht einschlafen können oder zu früh wach werden, passen Sie den Zeitpunkt des Zubettgehens oder Aufstehens entsprechend an.

405
Folgen Sie den Jahreszeiten
Passen Sie Ihre Schlafphasen den Jahreszeiten an. Im Winter ist das Schlafbedürfnis meist ausgeprägter als im Sommer.

ERHOLSAMER SCHLAF

406
Schlafstress vermeiden
Wenn man nicht zur Ruhe kommt oder zu früh aufwacht, erzeugt das Stress. Vielleicht ist das sogar der tatsächliche Grund, warum Sie sich müde oder erledigt fühlen. Man geht davon aus, dass die meisten Menschen, die angeben, an Schlaflosigkeit zu leiden, im Schnitt auf sechs Stunden Schlaf kommen. Nur empfinden sie es nicht so, weil sie zwischendurch so oft wach werden.

407
Gehen Sie nicht zu Bett
– es sein denn, Sie sind müde. Wenn Sie sich, sobald Sie im Bett liegen, wieder hellwach fühlen, stehen Sie erneut auf. Tun Sie etwas eher Langweiliges, etwa ein anspruchsvolles Buch lesen (keinen Krimi!) oder Ihre Steuerunterlagen sortieren. Kehren Sie erst ins Bett zurück, wenn Sie sich müde fühlen.

408
Lange aufbleiben
Selbst wenn Sie die Nacht zuvor nicht geschlafen haben, bleiben Sie mindestens bis 22 Uhr auf, denn dann ist es wahrscheinlicher, dass Sie durchschlafen werden.

409
Lesen Sie einander vor
Lassen Sie sich von Ihrem Partner vorlesen. Entdecken Sie die Klassiker Ihrer Kindheit neu: *Pu der Bär*, *Mary Poppins*, *Pünktchen und Anton*.

410
Zur Ruhe kommen
Beschäftigen Sie sich vor dem Schlafengehen mit einer gleichförmigen mentalen Aktivität: Puzzlen, Sudoku spielen, Vokabeln lernen.

411
Kamillentee trinken
Trinken Sie kurz vor dem Schlafengehen eine Tasse Kamillentee, der für seine schlaffördernde Wirkung bekannt ist.

412
Heiße Milch
Ein Becher heiße Milch, eventuell gesüßt mit einem Löffel Honig, sorgt für die nötige Entspannung.

Verwandeln Sie Ihr Schlafzimmer in eine Oase der Ruhe.

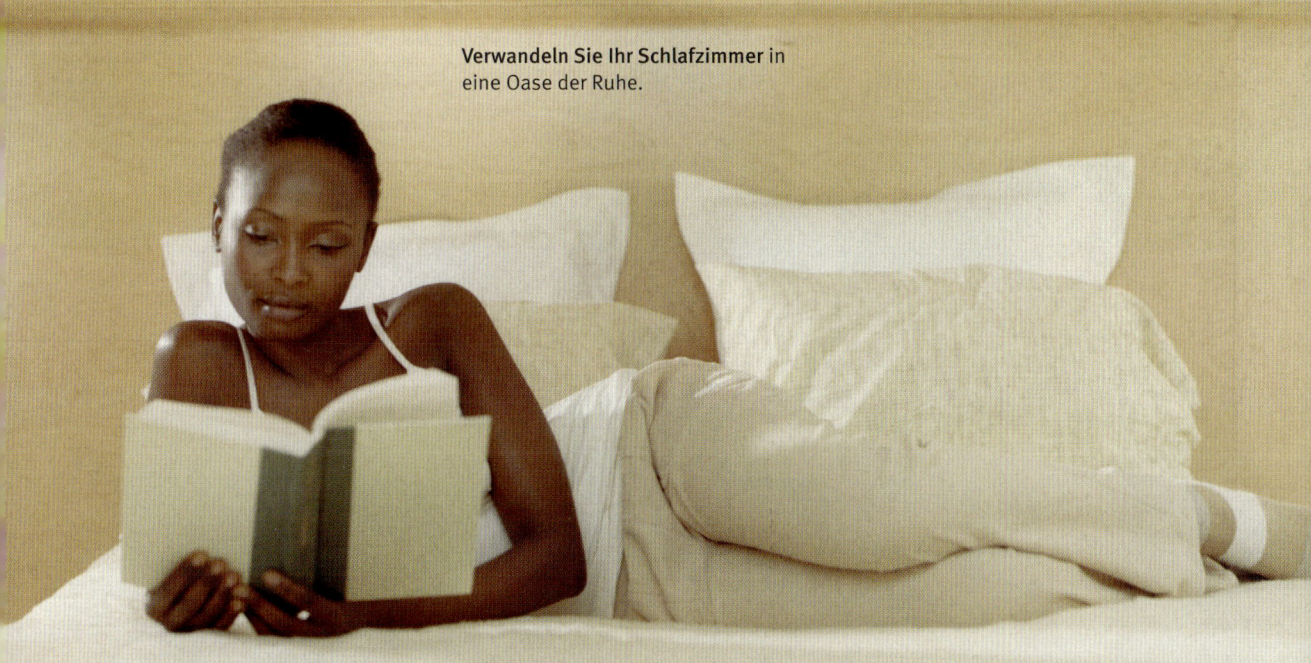

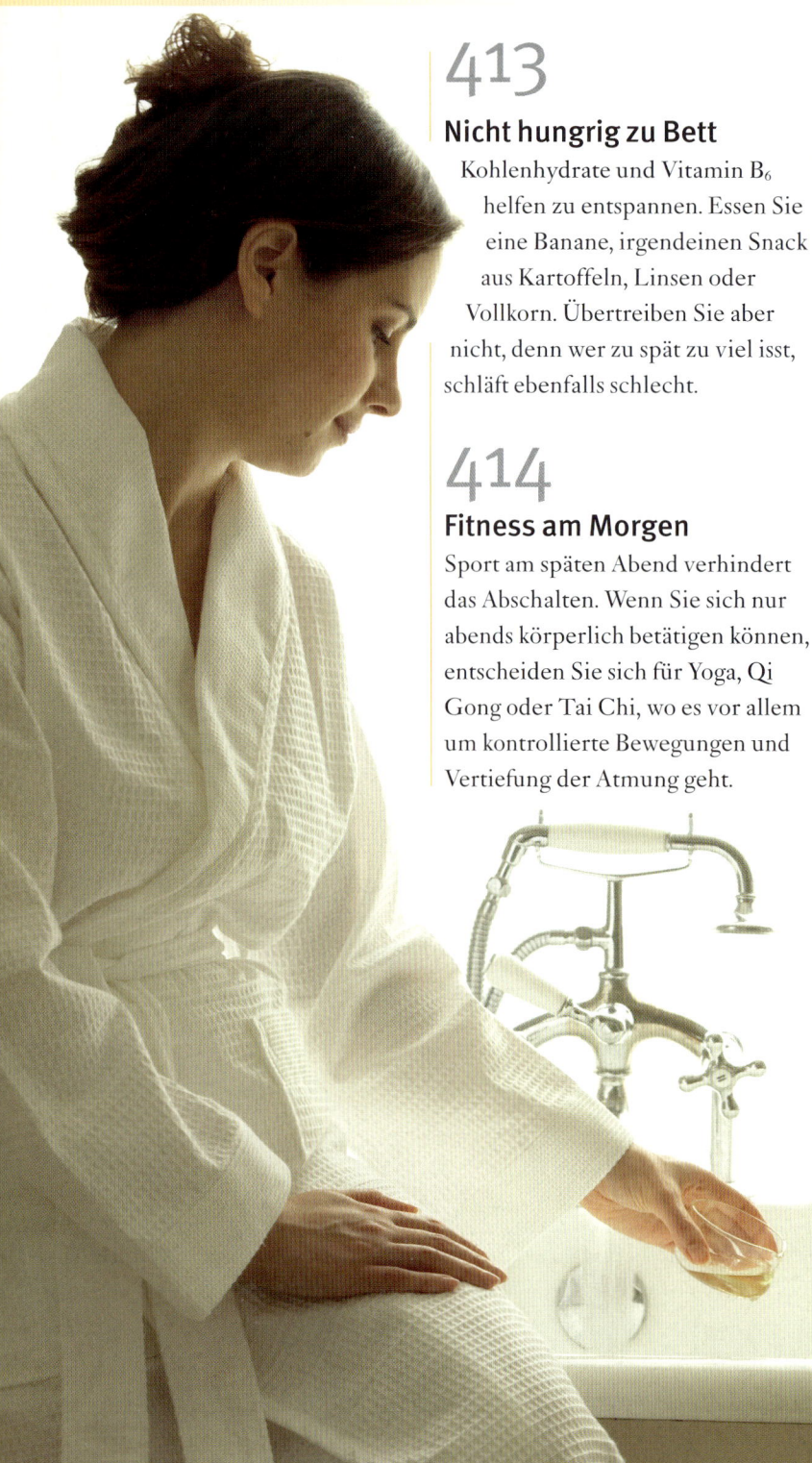

413
Nicht hungrig zu Bett
Kohlenhydrate und Vitamin B$_6$ helfen zu entspannen. Essen Sie eine Banane, irgendeinen Snack aus Kartoffeln, Linsen oder Vollkorn. Übertreiben Sie aber nicht, denn wer zu spät zu viel isst, schläft ebenfalls schlecht.

414
Fitness am Morgen
Sport am späten Abend verhindert das Abschalten. Wenn Sie sich nur abends körperlich betätigen können, entscheiden Sie sich für Yoga, Qi Gong oder Tai Chi, wo es vor allem um kontrollierte Bewegungen und Vertiefung der Atmung geht.

415
Nehmen Sie ein warmes Bad
Ein warmes Bad entspannt die Muskeln und beruhigt die Nerven. Das Wasser sollte aber nicht zu heiß sein, sonst trocknet es die Haut aus.

416
Die Haut einölen
Solange die Haut nach dem Bad noch feucht ist, massieren Sie Jojoba-, Argan- oder Avocadoöl ein, um die Feuchtigkeit zu binden.

417
Entspannendes Badeöl
Mandelöl macht die Haut geschmeidig, die ätherischen Öle fördern den Schlaf (nicht während der Schwangerschaft anwenden).

1 TL süßes Mandelöl
6 Tropfen ätherisches Lavendelöl
3 Tropfen ätherisches Kamillenöl

Die Zutaten mischen und ins einlaufende Badewasser geben.

Gönnen Sie Ihrer Haut vor dem Schlafengehen ein pflegendes Ölbad.

ERHOLSAMER SCHLAF

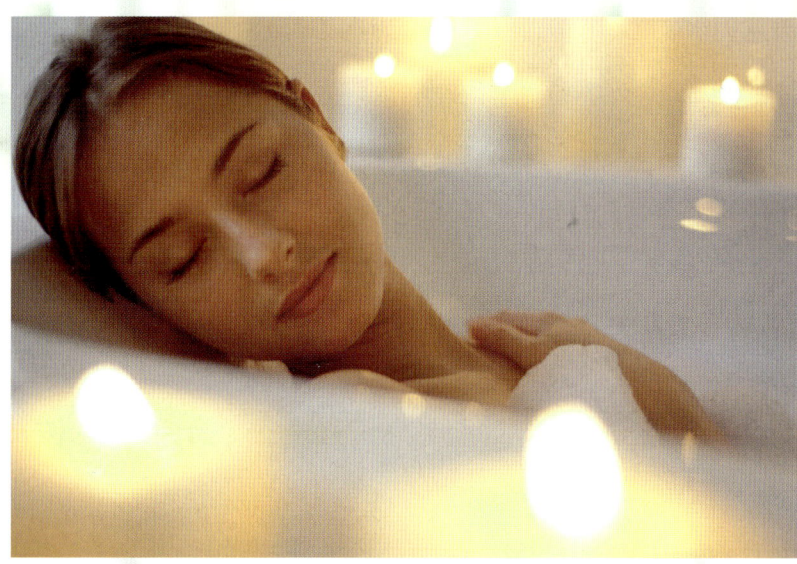

Helfen Sie Ihrem Kopf beim Abschalten: Erhöhen Sie mit einem abendlichen Entspannungsbad Ihre Chance auf eine erholsame Nacht.

418
Schmerzlindernde Badesalze

Bittersalz lockert die Muskeln, während die ätherischen Öle die Nerven beruhigen. (Nicht während der Schwangerschaft anwenden.)

12 EL Bittersalz
je 3 Tropfen ätherisches Lavendel-, Rosmarin- und Geraniumöl

Die Öle auf die Hälfte des Salzes träufeln, ins Badewasser schütten und gut verteilen. Beim Baden Beine, Arme, Bauch und Rücken mit dem restlichen Salz abreiben; immer zum Herzen streichen. Das Salz abwaschen und 15 Minuten im Wasser entspannen. Vor dem Schlafengehen ein großes Glas Wasser trinken.

419
Kerzen-Meditation

Dimmen Sie die Beleuchtung und entzünden Sie eine Kerze am Fußende der Badewanne. Legen Sie sich so weit ins Wasser, bis Ihre Augen auf einer Höhe mit der Flamme sind. Schauen Sie 30 Sekunden lang ohne zu blinzeln in das blaue Zentrum der Flamme. Schließen Sie die Augen und entwickeln Sie das Bild in Ihrer Vorstellung. Wenn das Bild verblasst, öffnen Sie die Augen und wiederholen Sie die Betrachtung. Nur versuchen Sie diesmal etwas länger ohne Blinzeln hinzusehen. Schließen Sie dann die Augen und schauen Sie erneut mit Ihrem inneren Auge. Ein letztes Mal wiederholen. Das bringt innere Ruhe und Kraft.

Konzentrieren Sie sich auf die Flamme, um innerlich zur Ruhe zu kommen.

420
Sorgen aufschreiben

Wenn die Gedanke an alles, was Sie zu erledigen haben, Sie nachts wachhalten, schreiben Sie *vor* dem Schlafengehen alles auf, was Sie am folgenden Tag zu tun haben. Halten Sie auch jegliche Gedanken fest, die Ihnen dazu in den Sinn kommen. Distanzieren Sie sich anschließend bewusst von diesen Überlegungen. Stellen Sie sich Gedanken als Wellen auf einer Wasserfläche vor. Tauchen Sie ab, um in ruhigere Tiefen zu gelangen.

421
Traumtagebuch führen
Notieren Sie gleich nach dem Aufwachen Ihre Gedanken und was Sie von Ihren Träumen noch erinnern. Das Ganze muss keinen Sinn ergeben und Sie brauchen auch keine vollständigen Sätze zu schreiben – Sinneseindrücke genügen. Versuchen Sie nicht zu interpretieren. Nach einem Monat lesen Sie Ihre Aufzeichnungen und suchen nach Mustern oder Verbindungen zu Ihren gegenwärtigen Sorgen.

422
Pflanzliche Hilfe
Eine Kombination aus Hopfen (*Humulus lupulus*), Passionsblume (*Passiflora incarnata*) und Baldrian (*Valeriana officinalis*) wirkt als mildes Beruhigungsmittel. Diese drei Heilpflanzen sind oft in Kombination als Kapseln oder Teemischung erhältlich. Sie können sich auch Tinkturen besorgen und je zehn Tropfen davon in ein Glas Wasser geben, das Sie abends vor dem Schlafengehen trinken.

423
Homöopathie bei Schlafstörungen
Wenn Ihr Schlaf über einen längeren Zeitraum gestört war – etwa durch ein neugeborenes Baby, die Versorgung eines kranken Ange-

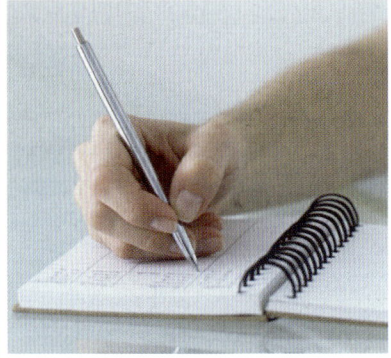

Träume aufzuschreiben hilft beim Durchschauen wiederkehrender Ängste.

hörigen oder Schichtarbeit –, kann es passieren, dass Sie die Fähigkeit zum Durchschlafen verlieren, selbst wenn Sie sich todmüde fühlen. Das Homöopathikum Cocculus indicus C30 kann Sie aus diesem Teufelskreis befreien.

424
Bei zu leichtem Schlaf
Wer im Schlaf spricht oder so leicht schläft, dass ihn das leiseste Geräusch stört oder weckt, dürfte von Lachesis C30 profitieren. Dieses homöopathische Heilmittel empfiehlt sich insbesondere für Menschen, die gerädert aufwachen und regelmäßig unter Kopf- oder anderen Schmerzen leiden, die nach dem Schlafen schlimmer sind als vorher.

425
Zu früh aufwachen
Wegen zu vieler Gedanken in Kopf oder schlechter Träume früh aufzuwachen und nicht mehr einschlafen zu können ist ein Problem, bei dem Sulphur C30 helfen kann. Falls Sie im Schlaf oft heftig schwitzen und/oder schnarchen, kann es Ihnen ebenfalls Linderung verschaffen.

426
Beruhigender Rauch
Seit Jahrhunderten benutzt man Räucherwerk aus Weihrauch, Myrrhe und Zedernholz, um jene Hirnregionen zu stimulieren, die für die Entspannung zuständig sind. Mischungen aus allen dreien sind bei angegriffenen Nerven optimal.

427
Einschläfernde Klänge
Wissenschaftler aus Taiwan haben herausgefunden, dass man nachts besser schläft, wenn man vor dem Schlafengehen 45 Minuten lang beruhigender Musik gelauscht hat. Suchen Sie nach sanften Mozartstücken, Barockkompositionen oder Werken moderner Klassiker wie Steve Reich oder Arvo Pärt.

428
Gestützte Vorbeugen
Setzen Sie sich mit gekreuzten Beinen bequem vor Ihr Bett. Halten Sie einen Stapel Kissen bereit, um Ihren Oberkörper darauf zu stützen. Mit dem Gesicht zum Bett entspannt aus den Hüften heraus vorbeugen und

eine Wange auf die Hände legen. Ein paar ruhige Atemzüge so verharren, dann langsam hochkommen, die Beine andersherum kreuzen und erneut vorbeugen. Dabei den Kopf auf die andere Wange legen. Haben Sie ein sehr niedriges Bett oder einen Futon, schichten Sie genügend Kissen auf, um sich bequem abzustützen.

429
Abendliche Atemübung
Machen Sie abends im Bett die folgende einfache Übung. Legen Sie sich hin und spüren Sie, wie die Anspannung Sie über Ihren Mund verlässt. Stellen Sie sich vor, im Inneren Ihres Kopfes ist es dunkel. Nun taucht ein kleiner Mond in der Gegend Ihres Hinterkopfes auf, dazu werden winzige Sterne sichtbar. Spüren Sie, wie Sie sich selbst in diesen Raum hinein ausdehnen. Lenken Sie die Aufmerksamkeit auf Ihren Atem. Fühlen Sie die Kühle der Luft, die beim Einatmen in die Nasenlöcher strömt, und die Wärme des Körpers beim Ausatmen. Machen Sie es sich in Ihrem Körper gemütlich und nehmen Sie die Ruhe Ihres Geistes wahr.

430
Besser als Schlaf: Meditation
In tiefem Schlaf erhöht sich aufgrund der Entspannung die Frequenz der Alphawellen im Gehirn. Beim Meditieren ist diese Frequenz noch höher und verläuft – anders als im Schlaf – synchron mit den Hirnaktivitäten. Folglich ist Meditieren noch wirkungsvoller als Schlaf, was das Lösen aufgestauter Spannung sowohl der Seele wie des Körpers angeht. Wenn Sie also nicht schlafen können, meditieren Sie einfach.

431
Schlafmassage für die Füße
Dies ist zum einen eine zutiefst entspannende Massage, zum anderen eine gute Hilfe für Menschen, deren Schlaf durch das Restless-Leg-Syndrom (kribbelnde und schmerzende Beine) gestört ist.

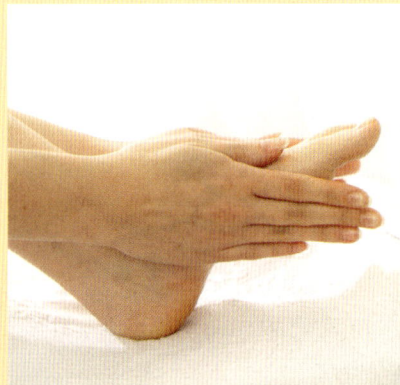
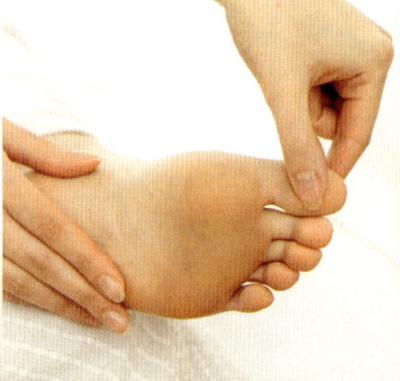
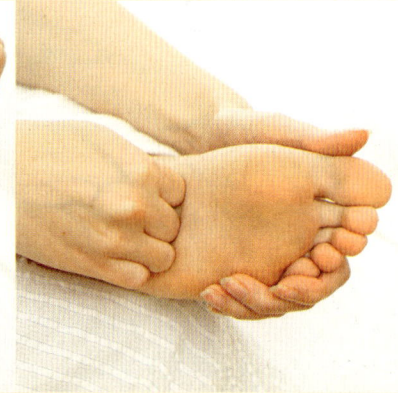

1 Wärmen Sie ein wenig Sesamöl zwischen Ihren Handflächen. Streichen Sie mit den Händen ein paarmal vom Knöchel zu den Zehen.

2 Massieren Sie die Zehen zwischen Daumen und Zeigefinger, lassen Sie die Zehen kreisen, pressen Sie die Ballen und ziehen Sie sanft daran.

3 Rubbeln Sie mit den Knöcheln über die Fußsohle und drücken Sie dabei fest auf alle verspannten Stellen.

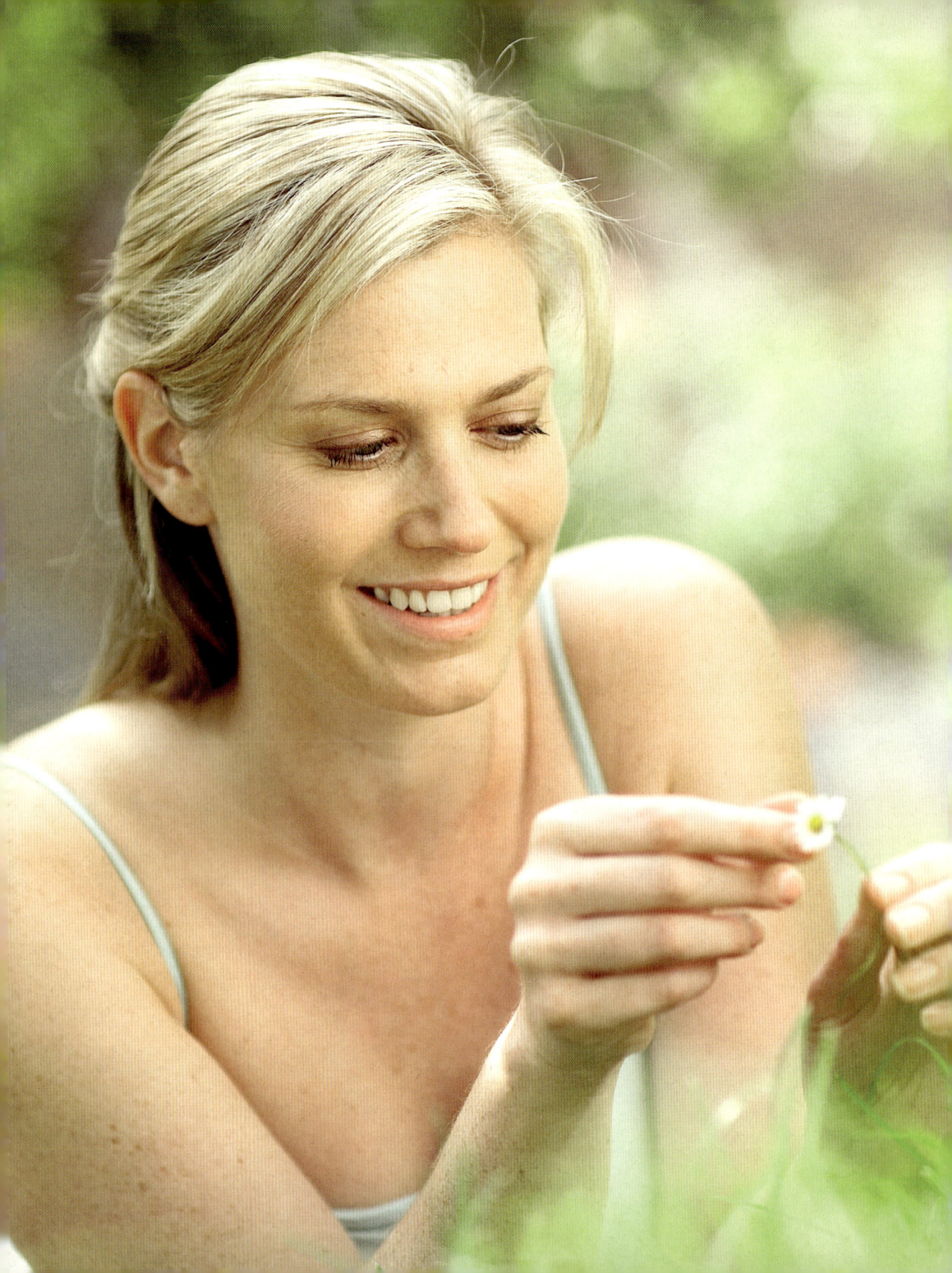

3 Die Natur genießen

Wenn wir uns im Freien befinden, sind wir entspannter und positiv gestimmt. Allein schon die Natur zu beobachten setzt den Entspannungsprozess in Gang – wie eine Studie mit Studenten bewies, die entweder einen Naturfilm oder urbane Filmszenen gezeigt bekamen. Erstere erholten sich besser von Stress. Wenn wir also einen weiten Horizont betrachten oder unser Blick in Meereswellen eintaucht, ist die emotionale Befreiung riesig. Wer vor die Tür geht, ist gezwungen, sich zu bewegen – ebenfalls ein bewährter Weg zur Entspannung. Die Natur bringt uns auch in Kontakt mit den Bausteinen des Universums: Luft und Wasser, Feuer und Erde. Wenn wir uns mit diesen Komponenten im Großen (dem Universum) beschäftigen oder sie im Kleinen (dem menschlichen Körper) visualisieren, dann tut das Körper, Geist und Seele gut.

Aktivitäten im Freien

Das neueste Wundermittel auf dem Gesundheitsmarkt ist Vitamin G: eine bestimmte Menge an Grünfläche und frischer Luft. In einer niederländischen Untersuchung fand man heraus, dass Menschen, die in einer grünen Umgebung leben, sich als körperlich und mental gesünder, weniger gestresst und besser integriert empfinden. Insbesondere Frauen fühlten sich in einer solchen Gegend wohler.

432
Jahreszeiten wahrnehmen
Finden Sie heraus, welche Spezialitäten in Ihrer Gegend wann Saison haben. Das hilft Ihnen, im Einklang mit der Natur zu leben. Wann gibt es den ersten einheimischen Spargel, wann beginnt die Erdbeerzeit, ab wann wachsen Pilze?

433
Aussicht kann man essen
Kaufen Sie bei lokalen Erzeugern, das sichert deren Auskommen, sodass sie sich um Wald und Flur kümmern oder für Vieh auf den Weiden sorgen können. Ansonsten liegen die Flächen brach oder werden zugebaut.

434
Viel Spaß beim Zelten
Beim Camping ist die Natur Ihr Zuhause, und die Tage folgen einem natürlichen Rhythmus: Sie wachen mit der Sonne auf, wenn sich das Zelt langsam erwärmt. Am Abend verlockt die tiefe Dunkelheit zum frühen Schlafengehen. So passt sich unter Rhythmus dem der Natur an. Wegen der positiven Effekte dieser Synchronisierung wird das Wildcampen deshalb auch für die Therapie von Menschen mit psychosomatischen Gesundheitsstörungen eingesetzt. Die Risiken, die wir beim Campen eingehen – vom Klettern bis zum Durchstehen einer Gewitternacht – stärken auch das Selbstwertgefühl nachhaltig.

435
Heilende Naturschilderungen
Solche Bücher zeigen uns, wie wir inneren Frieden finden, indem wir uns in die Natur vertiefen.
- *Walden oder Leben in den Wäldern* von Henry David Thoreau: ein Naturliebhaber verlässt die Stadt, um ein Leben in Einsamkeit zu führen.

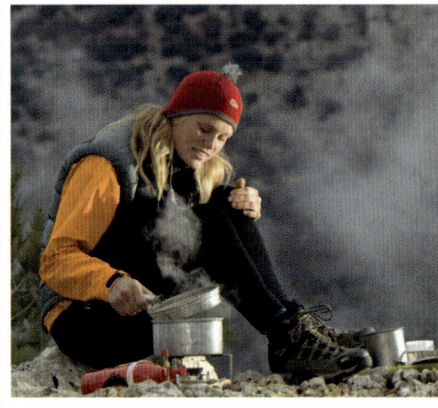

Passen Sie sich an das Leben in der Natur an und lernen Sie Neues dazu.

- *Der freie Fall der Spottdrossel* von Annie Dillard: Einsichten in das Wesen des Menschen, gewonnen durch das Studium der Natur.
- *In die Wildnis* von Jon Krakauer: Die Hauptfigur lässt die Zivilisation hinter sich.

436
Gehen Sie wandern
Wandern senkt den Blutdruck und das Risiko einer Herzerkrankung, aber es regt auch die Produktion beruhigender Hormone gehörig an – schon 30 Minuten wandern hilft Menschen, die an Depressionen leiden, spürbar. Laut Umfragen genießen Wanderer die Einsamkeit und die kostbare Zeit zum Nachdenken. Menschen, die in einer schönen Umgebung wandern, sind gerne länger unterwegs. Abwechslungsreiches Gelände fördert außerdem Gleichgewicht und Koordination.

437
Wandern mit anderen
Wandern ist die perfekte Aktivität, um Anschluss zu finden. Man kann sich gut unterhalten und hat viel Zeit, sich auszutauschen. Die Umfrage eines Veranstalters von Wanderferien ergab, dass sich ungemein schnell Kameradschaftsgeist breitmacht und dass Leute, die unsicher waren, weil sie spät dazugekommen waren, sich extrem schnell entspannten. Wer mit anderen wandert, wird automatisch motiviert und bekommt das Selbstvertrauen, sich auch an anspruchsvollere Strecken zu wagen.

438
Bewusstes Gehen
Seien Sie beim Gehen nicht zu sehr auf den Weg vor sich fixiert. Heben Sie das Kinn und schieben Sie es ganz leicht zurück. Ihr Blick sollte etwa acht Meter vor Ihnen ruhen. Das Körpergewicht bewusst auf den hinteren Fuß absenken. Lassen Sie jeden Schritt leicht und forschend sein; das Gewicht wird erst verlagert, wenn Sie sich sicher fühlen.

Beginnen Sie mit Nordic Walking, um Ihr Herz zu trainieren und den Kopf freizubekommen.

439
Atemmeditation im Gehen
Sobald Sie den richtigen Rhythmus gefunden haben, bringen Sie Ihre Atmung damit in Einklang. Atmen Sie beispielsweise vier Schritte lang ein und vier Schritte lang aus (Ein- und Ausatmen sollten möglichst gleich lang sein). Lenken Sie Ihre Aufmerksamkeit aufs Zählen und machen Sie so aus Ihrem Spaziergang eine Meditation in Bewegung.

440
Wollkleidung
Auf Wolle basierende Schichten – Westen, Unterwäsche, Strumpfhosen – sind für draußen das Beste. Denn Wolle ist das optimale Naturmaterial zum Ableiten von Feuchtigkeit und zum Regulieren der Körpertemperatur. Merinowolle ist bei Aktivitäten im Freien am kuscheligsten auf der Haut.

441
Gute Schuhe
Lassen Sie sich beim Schuhkauf beraten. Je nach Aktivität ist auch die Wahl des richtigen Modells wichtig. Bergschuhe, Wanderstiefel und Laufschuhe haben verschiedene Eigenschaften, um den Schritt zu dämpfen und Gelenke und Muskeln zu schonen. Lassen Sie sich auch zu Socken, Einlagen und Kissen zur Stoßabsorption beraten.

442
Gipfel-Meditation
Wenn düstere Gedanken Sie verfolgen, steigen Sie auf einen Hügel. Vom Gipfel aus beobachten Sie die Menschen bei ihren Aktivitäten. Dann heben Sie den Blick zum Himmel und stellen sich vor, Ihre Sorgen seien diese Menschen da unten, die ihren Geschäften nachgehen. Und nun überlegen Sie, wie klein diese in der großen Landschaft wirken. Atmen Sie die reine Luft ein, bevor Sie sich an den Abstieg machen.

443
Romantische Literatur
Spaziergänge avancierten im 19. Jahrhundert zu einer Mode: Städter durchstreiften ländliche Gegenden, erklommen Berge, schwammen und versenkten sich in der Natur. Romantische Dichter wie Friedrich Hölderlin, Clemens Brentano oder Joseph von Eichendorff drückten ihre Naturerfahrungen in Lyrik aus. Wenn Sie diese lesen, werden Sie bemerken, wie die Dichter ihren Intellekt zugunsten einer eher instinktiven Haltung sublimierten. In ihren Augen waren ein Baum und ein Gedicht gleichwertige Ergebnisse einer kreativen Kraft.

444
Garten-Therapie
Eine Studie der Universität Florida erbrachte, dass Spazierengehen in einem botanischen Garten Stress abbaut. Man schrieb das dem inspirierenden Anblick zu, der Ruhe, die zu stiller Reflexion einlädt, und der heilenden Wirkung des Umherwanderns in einer kultivierten Natur, in der man ohne Angst, sich zu verirren, herumstreifen kann.

445
Nehmen Sie Reitstunden
Reiten stärkt das Selbstvertrauen und lockert Verspannungen. Nehmen Sie eine Stunde für erwachsene Anfänger oder Wiedereinsteiger, um (erneut) zu lernen, wie man locker wird und seine Steifheit ablegt. Reiten trainiert Sie darin, Elastizität mit

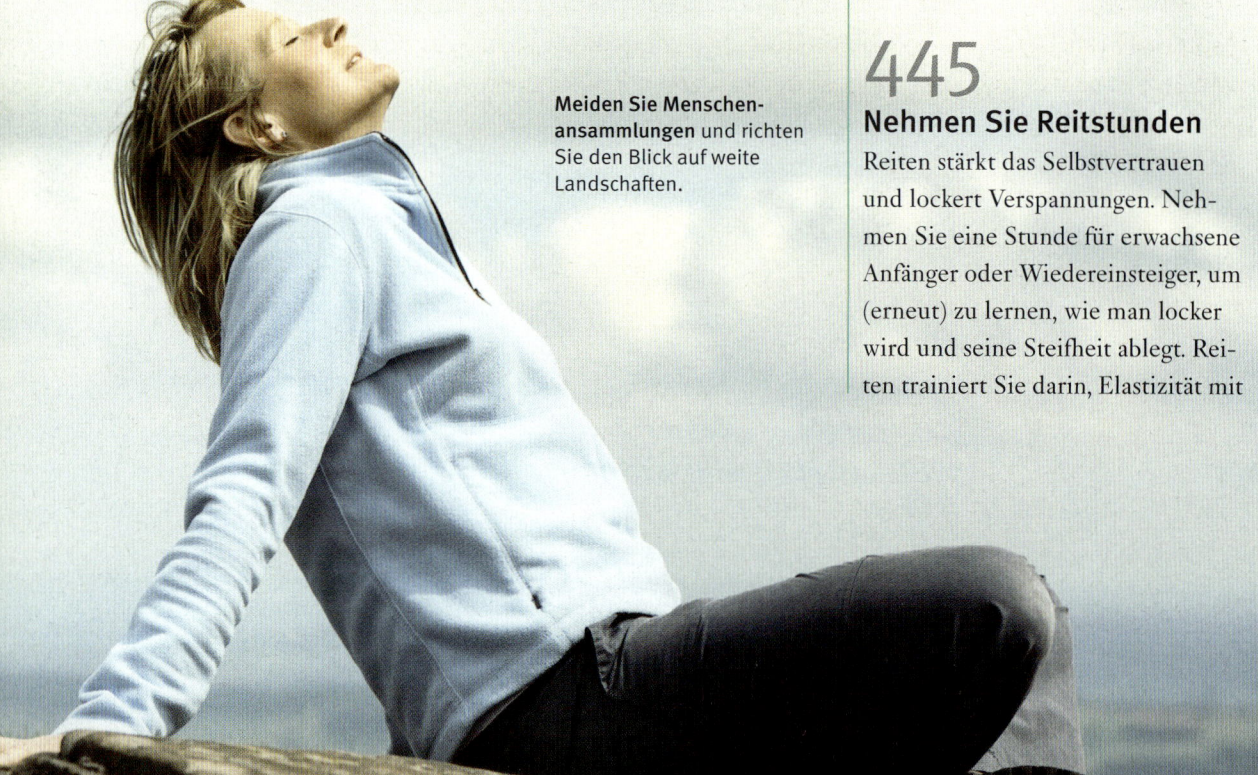

Meiden Sie Menschenansammlungen und richten Sie den Blick auf weite Landschaften.

Stabilität zu verbinden. Erst wenn Sie sich entspannen und Kontakt zum Pferd aufnehmen, werden Sie in den Rhythmus finden. Geprüfte Reitlehrer und -schulen finden Sie übers Internet.

446
Streicheln Sie ein Pferd
Nach einer Studie der Yale-Universität senkt bereits das Streicheln eines Pferdes Blutdruck und Stressempfinden und ist der mentalen Gesundheit zuträglich. Die Beschäftigung mit diesen sensiblen Tieren wirkt unweigerlich entspannend.

447
Entspannung beim Zuschauen
Sie müssen gar nicht selbst aktiv werden, um im Freien zu relaxen. Der Besuch einer Sportveranstaltung, etwa eines Golf- oder Reitturniers, wirkt ebenfalls ungemein beruhigend. Sie können zusehen, zwischendurch lesen, Menschen beobachten und picknicken.

448
Natur via E-Card
Schicken Sie einem lieben Menschen eine E-Card mit einem Naturmotiv, um ihm ein wenig Entspannung zu bescheren.

449
Im Freien arbeiten
Ein Vorzug des Zuhausearbeitens ist, dass Sie Ihr »Büro« dort aufschlagen können, wo Sie möchten – ob in einem Wohnmobil am Strand oder in einer Hängematte auf dem Balkon.

450
Yoga unter freiem Himmel
Machen Sie Yoga in Parks, Gärten, auf Waldlichtungen oder am Strand. Haltungen, bei denen Sie in den Himmel schauen können, wirken besonders entspannend.

451
Stille suchen
In manchen Gegenden ist es nach wie vor möglich, nur die Geräusche der Natur zu vernehmen. Wenn Sie so einen Ort kennen, besuchen Sie ihn. Nehmen Sie wahr, wie Stille sich anfühlt und anhört. So bekommen Sie eine Vorstellung von ihrer Wirkung auf die menschliche Seele.

452
Einen Tag »blau« machen
Nehmen Sie sich einen Tag für die Natur frei. Wenn das Wetter perfekt ist, stehen Sie vor Sonnenaufgang auf und machen sich auf den Weg zu Ihrem Lieblingsplatz in der freien Natur.

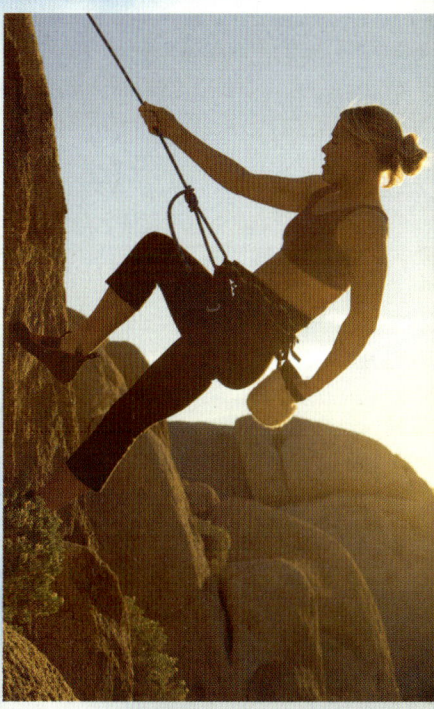

Entdecken Sie den Reiz einer Herausforderung, etwa beim Klettern.

453
Klangimpressionen
Auf der Seite www.thesilence.org finden Sie Klänge und Geräusche der verschiedensten Orte, ob von Bergen in Colorado oder belebten italienischen Straßen.

454
Eine Passion entwickeln
Erobern Sie sich ein Hobby, das Sie in der Natur ausüben können, beispielsweise Inlinern oder Klettern. Hierbei lernen wir die Natur und vor allem unsere eigenen Grenzen kennen und respektieren.

Was die Erde bietet

Es hilft ungemein beim Entspannen, wenn wir uns von der kopflastigen Welt abwenden, deren intellektuelle Ansprüche und Sorgen uns fesseln. Dafür gibt es zahlreiche Möglichkeiten, von bestimmten Yogaübungen bis zu Chakra-Meditationen. Eine der wirkungsvollsten ist es, einfach mit Erde zu arbeiten.

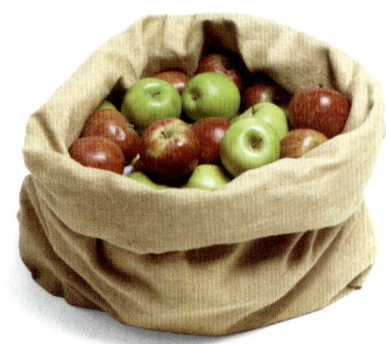

Ernten Sie Früchte aus eigenem Anbau.

455
Backen Sie Matschkuchen
Spielen Sie mit Ihren Kindern »Matschkuchenbacken«. Hierzu Erde in einen Eimer füllen, Wasser dazugießen und umrühren. Wenn die Konsistenz richtig ist, geht das Modellieren los. Formen Sie Kuchen (die sich mit Steinchen, Blättern, Beeren etc. verzieren lassen) und Männchen. Die Kreationen auf einem Brett trocknen.

456
Kompostieren
Für einen Komposthaufen brauchen Sie etwas Platz im Garten und einen entsprechenden Behälter. Hinein kommen Rasenschnitt, Gemüseabfälle, Laub (keine Zweige oder Schilf) und alte Blumenerde. Pappe ist nützlich, wenn der Kompost zu nass wirkt. Die Verrottung wird beschleunigt, wenn Sie ab und an einige Handvoll Hornmehl in die Mischung streuen. Lassen Sie den Kompost solange stehen, bis alles zu Erde geworden ist.

457
Schrebergarten
Wegen ihrer stressmindernden Wirkung sind die kleinen Parzellen sehr begehrt. Ihre Gesundheit profitiert von der Bewegung, den Sozialkontakten zu anderen Hobbygärtnern und nicht zuletzt von der eigenen Ernte. Erwiesenermaßen essen Gartenbesitzer mehr und eine größere Vielfalt von Gemüse. Neulinge können sich zunächst einen Garten mit Freunden teilen (das halbiert die Arbeit und die vielleicht allzu reichliche Ernte). Erkundigen Sie sich bei einem Kleingartenverein nach freien Parzellen.

458
Ein eigener Obstbaum
Duftende Blüten, Früchte, buntes Laub: Obstbäume verlocken uns, draußen alle Jahreszeiten zu genießen. Für den Kauf empfiehlt sich eine Baumschule. Erkundigen Sie sich nach alten Sorten, die den örtlichen Klima- und Bodenbedingungen entsprechen und den einheimischen Vögeln und Insekten Lebensraum bieten.

459
Einen Baum setzen
Pflanzen Sie im Winter, wenn der Baum seine Wachstumspause hat. Zunächst eine größere Fläche umgraben, um eine feine Krume zu erzielen, die wasserdurchlässig ist. Bei Bedarf arbeiten Sie Torf oder Mulch ein.
Graben Sie ein Loch, das so tief ist, dass der Ballen etwas tiefer sitzt als im Topf. Vergessen Sie den Stock zum Anbinden nicht.
Den Ballen einige Stunden wässern. Dann die Wurzeln mit der Hand vorsichtig lockern.
Den Baum in das Loch stellen. Die Wurzeln ausbreiten; beschädigte abschneiden. Eine Schicht Erde darübergeben und den Baum schütteln, um diese zu verteilen. Das

WAS DIE ERDE BIETET 95

Loch füllen und bei Bedarf gießen. Die Erde festtreten und den Baum an den Stock binden.

460
Rutengehen
Forschungen der Universität München ergaben, dass Rutengänger bei der Suche nach Trinkwasservorkommen erfolgreicher waren als Geohydrologen. Um sich auf diese Form der Erdenergie einzuschwingen, benötigen Sie einen Y-förmigen Weidenzweig. Halten Sie die kurzen Enden parallel zum Boden und bewegen Sie sich langsam vorwärts. Blenden Sie alle unwichtigen Gedanken aus. Wenn Sie das Holz über das gesuchte Objekt oder Wasser führen, sollte es wie magnetisch angezogen oder abgestoßen ausschlagen.

461
Feiern Sie »Apfeltag«
Organisieren Sie ein Fest mit Verkostung einheimischer Apfelsorten und anschließendem Quiz, Apfelkuchen-Prämierung, Apfelsaft, Apfelmost und Apfelwein.

462
Die Erde umarmen
Legen Sie sich mit dem Gesicht nach unten mit ausgebreiteten Armen ins Gras. Spüren Sie die Stabilität der Erde. Schließen Sie die Augen und lauschen Sie in den »Untergrund«.

463
Nahrungssuche
Lernen Sie kennen und genießen, was um Sie herum wächst. Nehmen Sie an einer botanischen Exkursion

464
Lehmmaske
Tragen Sie den Lehm auf Beine, Arme oder Bauch auf und ruhen Sie anschließend, bis die Schicht getrocknet ist. Das entfernt Hautunreinheiten und führt der Haut gleichzeitig Mineralien zu.

- 750 g Totes-Meer-Schlamm oder Kaolinton
- 800 ml Orangenblütenwasser
- 8 Tropfen ätherisches Sandelholzöl

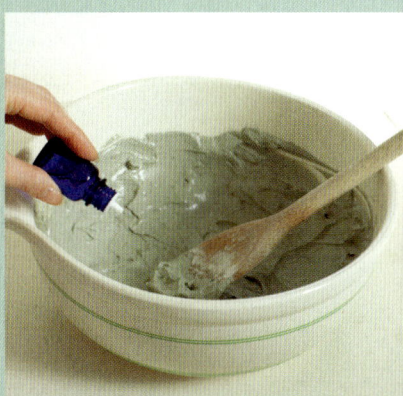
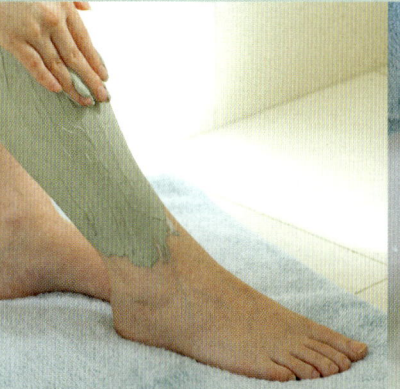
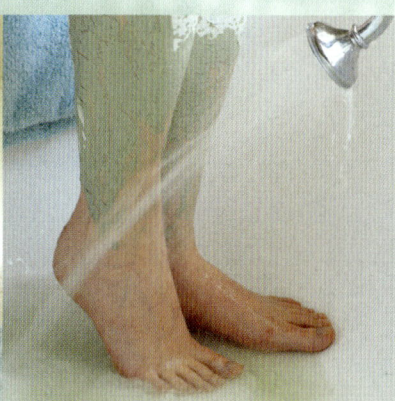

1 Ton in eine Schüssel geben und mit so viel Wasser verrühren, bis die gewünschte Konsistenz erreicht ist. Das Öl dazugeben und glatt rühren.

2 In einem gut geheizten Raum auf ein altes Handtuch stellen und die Masse mit den Händen auftragen. Dabei von unten nach oben vorgehen.

3 Ist die Packung getrocknet, nehmen Sie möglichst viel davon mit einem alten Waschlappen ab, bevor Sie die Reste abduschen.

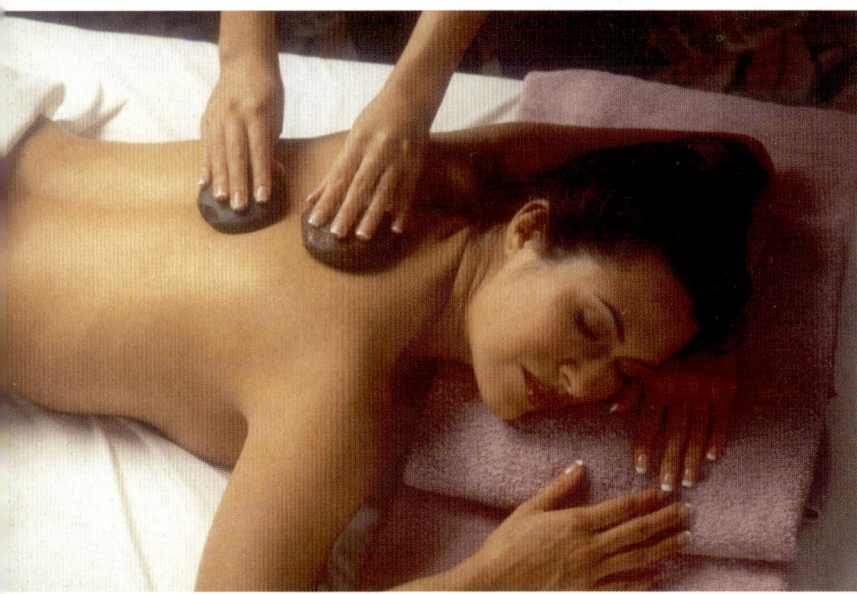

Heiße und kalte Steine stimulieren – richtig platziert – die Chakren des Körpers.

teil oder fragen Sie ältere Menschen, was man an essbaren Pilzen, Beeren, Nüssen oder Blüten sammeln kann. Fragen Sie auch, wie Sie Ihre Funde verarbeiten können.

465
Schlehen-Gin

Dieses sehr hochprozentige Getränk ist schon nach drei Monaten genießbar.

1 großes Sieb voll reifer Schlehen
5 EL Zucker
1 l Gin
4 Tropfen Mandelöl nach Belieben

Die Schlehen waschen und jede Beere mehrmals mit einer Stopfnadel einstechen. Dann eine Flasche zur Hälfte mit Schlehen füllen. Zucker und Gin und eventuell das Mandelöl dazugeben. Die Flasche verschließen und gut schütteln. An einem kühlen Platz aufbewahren und täglich aufschütteln.

466
Stehende Steine

Manche Heilkundige schreiben Kreisen oder Reihen stehender Steine die Wirkung riesiger Akupunkturnadeln zu, die die Erdenergie anstechen. Besuchen Sie doch einmal einen solchen Ort, um etwas von dieser Kraft aufzunehmen.

467
Steine sammeln

Suchen Sie nach ungewöhnlichen Steinen und holen Sie sich so Erdenergie ins Haus.

468
Über Kiesel gehen

Die Kiesel stimulieren Akupressurpunkte an den Fußsohlen. Um einen Kieselpfad anzulegen, füllen Sie Tabletts mit verschieden großen Steinen zum Darüberlaufen aus.

469
Heiße und kalte Steine

Auf die Energiebahnen gelegt, mobilisieren Steine Körperenergien. Heiße vulkanische Steine lösen Verspannungen, kühle Steine lindern Entzündungen.

470
Mit Kristallen erden

Um den Energiefluss wieder ins Gleichgewicht zu bringen und stressbedingte Blockaden aufzulösen, legen Sie sich auf den Rücken und platzieren Sie einen Bergkristall über Ihrem Kopf, einen Rauchquarz zu Ihren Füßen sowie einen Rosenquarz auf Ihrer Brust. Entspannen Sie so täglich zehn Minuten.

471
Entspannung für Erdtypen

Erdtypen gelten als zuverlässig und pragmatisch. Ist das Erdelement zu ausgeprägt, neigen sie zu Melancholie und »stagnativen« Beschwerden (Verstopfung, Krampfadern) und Verkalkung (Rheuma, Gallen-

WAS DIE ERDE BIETET

steine, grauer Star). Mit den Schüßler-Salzen Calcium phosphoricum D6 und Calcium fluoratum D6 kann man dem entgegenwirken.

472
Bei Angst vor Veränderung
Probieren Sie die folgenden Australischen Buschblütenessenzen:
- Bauhinia bei Widerstand gegen Veränderung.
- Red Grevillia in festgefahrenen Situationen.
- Sunshine Wattle, wenn Sie fürchten, »es kommt nichts Besseres nach«.

473
Basis-Chakra-Meditation
Sitzen Sie mit gekreuzten Beinen und geradem Rücken. Mit geschlossenen Augen richten Sie die Aufmerksamkeit nach innen, auf Ihren Damm. Atmen Sie ein und stellen Sie sich vor, wie Sie dieses Energiezentrum entzünden und sich die Flammen in Lotusblütenblätter verwandeln. 10 Minuten meditieren.

474
Stark wie ein Elefant
Schwarze Elefanten symbolisieren die Energie des Basis-Chakras. Stellen Sie deshalb eine solche Figur auf, um sich an Ihre Stärke und Ihre Kraftreserven zu erinnern. Spüren Sie, wie das Gewicht seiner Beine Sie erdet und Ihnen Sicherheit, Geduld, Stabilität und Mut schenkt.

475
Erd-Atmung
Stehen Sie aufrecht, die Füße parallel und hüftbreit auseinander. Spüren Sie, wie Sie Ihren Atem tief aus der Erde durch die Füße bis hinauf zum Oberkopf ziehen. Das Ausatmen erfolgt umgekehrt, vom Scheitel bis hinunter zu den Füßen und zurück in die Erde. Lassen Sie mit dem Ausatmen auch alle Anspannung weichen.

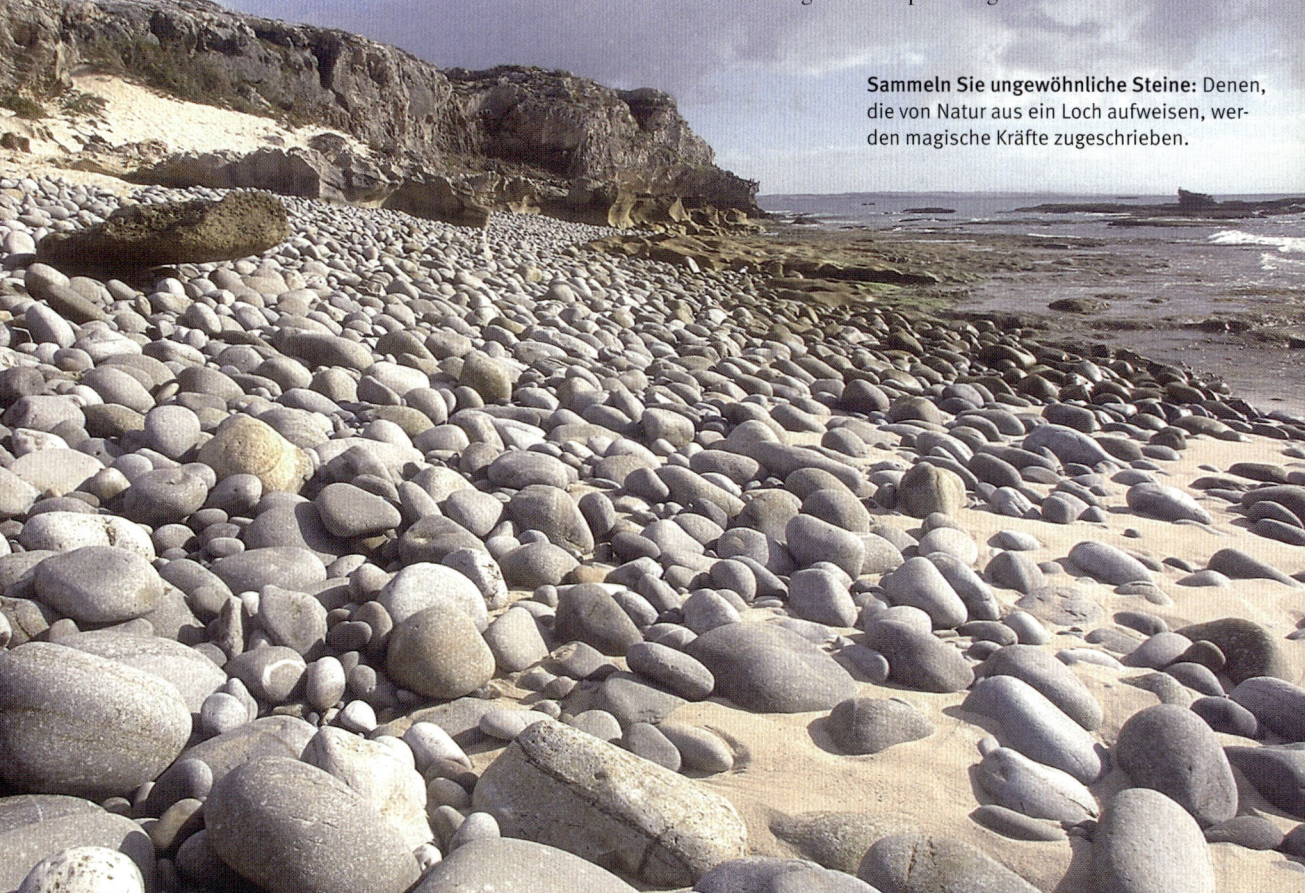

Sammeln Sie ungewöhnliche Steine: Denen, die von Natur aus ein Loch aufweisen, werden magische Kräfte zugeschrieben.

Im Wasser entspannen

Nichts entspannt so sehr wie einem Wasserfall zu lauschen, aufs Meer zu schauen oder in ein warmes Bad zu sinken. In warmes Wasser einzutauchen gibt uns ein Gefühl von Leichtigkeit, stimuliert die Produktion schmerzstillender Endorphine und senkt die Menge der Stresshormone. In natürlichen Gewässern zu baden verstärkt unsere Bindung an die Natur. Lassen Sie sich einfach treiben.

476
Wasser-Oase
Das Bad ist der wahrscheinlich entspannendste Raum einer Wohnung. Machen Sie ihn zu einem Rückzugsort fern von Telefon und Fernsehen. Zünden Sie Kerzen an und lassen Sie die Anforderungen, die Ihre Umwelt an Sie stellt, einfach fortschwimmen.

477
Die richtige Temperatur
Für die optimale Entspannung sollte die Wassertemperatur zwischen 38 und 41 °C betragen. Baden Sie nicht länger als 15 Minuten, alles andere wirkt entwässernd.

478
Entspannendes Teebad
Geben Sie konzentrierten Kamillentee sowie Grüntee ins Badewasser, um die Haut mit Antioxidanzien zu versorgen.

4 Beutel Kamillentee
2 Beutel Grüntee

Die Beutel in einer großen Kanne mit kochendem Wasser aufgießen. Badewasser einlassen, den Tee dazugießen und vermischen. Die ausgepressten Grünteebeutel als Augenkompressen verwenden.

479
Beruhigendes Badeöl
Diese lindernden Öle verwöhnen strapazierte Haut.

1 EL Karottensamenöl
5 Tropfen ätherisches Sandelholzöl
1 Tropfen ätherisches Ylang-Ylang-Öl

Die Öle miteinander verrühren. Unmittelbar von dem Bad ins Wasser geben und gut verteilen.

480
Dampfbäder
Dampf löst Muskelverspannungen und lindert Gelenkschmerzen. Zugleich wird das Immunsystem gestärkt, die Haut erfrischt und der Geist entspannt. Gönnen Sie sich einmal wöchentlich einen Besuch in einem türkischen Bad oder Hammam. Dort können Sie bei unterschiedlichen Temperaturen relaxen, Massagen mit Tiefenreinigung genießen, Pfefferminztee trinken und meditieren. (In der Schwangerschaft oder bei Bluthochdruck nicht zu empfehlen.)

481
Gesichtsdampf
Lindern Sie Hautirritationen mit diesem Dampfbad, das zugleich die Atemwege befreit. (Nicht in der

Öffnen und reinigen Sie verstopfte Poren mit einem Gesichtsdampfbad.

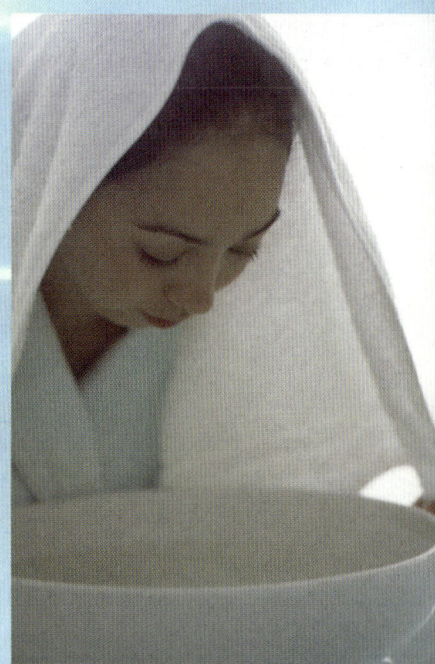

Schwangerschaft oder bei Asthma anwenden.)

2 Tropfen ätherisches Lavendelöl
1 Tropfen ätherisches Neroliöl
1 großes Handtuch

Eine große Schüssel mit kochendem Wasser füllen und die Öle hineintropfen. Kopf und Schüssel mit dem Handtuch bedecken. Etwa 10 Minuten lang durch die Nase ein- und durch dem Mund ausatmen. Spüren Sie, wie sich Ihr Atem beruhigt und vertieft.

482
Floating

Dank der Schwerelosigkeit wirkt eine Stunde in einem Floatation-Tank so wohltuend wie acht Stunden Schlaf. Während dieser Zeit ist unser Gehirn nämlich von der Aufgabe befreit, unsere Bewegungen so zu berechnen, dass wir nicht fallen. Beim Floaten befindet sich das Hirn im Zustand der Tiefenentspannung zwischen Wachen und Schlafen und ist dabei sehr aufnahmefähig. Deshalb ist es sinnvoll, sich währenddessen eine CD mit therapeutischer Anleitung zur Stressbewältigung, zur Rauchentwöhnung oder zur Umstellung des Essverhaltens anzuhören.

483
Schwimmen

Schwimmen beruhigt einen unsteten Geist und ist ein effektives und entspannendes Fitnesstraining, bei dem die Gelenke optimal geschont werden. Wenn Sie unsicher sind oder Ihre Technik verbessern möchten, melden Sie sich zu Einzelstunden für erwachsene Nichtschwimmer an.

484
Wasser trinken

Wassermangel im Körper führt zu Stress, insbesondere wenn man in beheizten Räumen arbeitet, Fertignahrung oder salzige Snacks isst und dazu koffeinhaltige Getränke oder Alkohol konsumiert. Die Folge sind Spannungskopfschmerz, Lethargie und depressive Verstimmung. Trinken Sie deshalb täglich acht Gläser Wasser oder mehr, wenn Sie Sport treiben oder sich bei heißem Wetter im Freien aufhalten.

485
Erfrischendes Winterbad

Wissenschaftliche Studien haben gezeigt, dass ein Bad in kaltem Wasser äußerst entspannend wirkt. Bereits ein kurzes Eintauchen in kaltem Wasser hat die sofortige Ausschüttung stimmungsaufhellender Endorphine zur Folge. Außerdem wird die Produktion der Krankheiten abwehrenden weißen Blutkörperchen angeregt. Probieren Sie doch ein traditionelles Weihnachts- oder Neujahrsschwimmen aus.

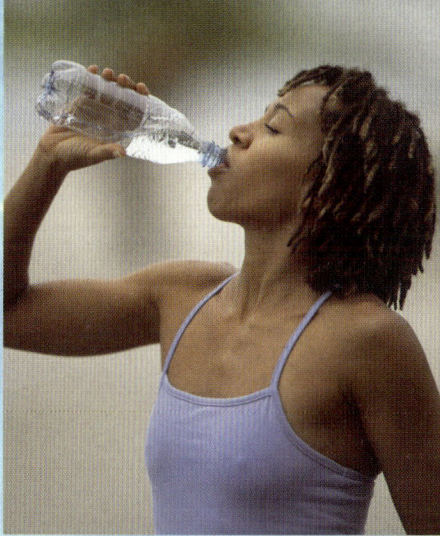

Wasser erfrischt und macht den Kopf wieder klar.

486
Thalassotherapie

Französische Ärzte empfehlen sechs Spa-Tage zur Regeneration zweimal im Jahr. In Kurhäusern oder Wellness-Oasen, die Thalasso- oder Meerwassertherapie anbieten, badet man in beheizten Meerwasserpools, wird in Seetang gewickelt und mit warmem Salzwasser aus Massagedüsen behandelt. Produkte zur Thalassotherapie finden Sie auch in Beauty-Abteilungen.

487
Urlaub in einem Badeort

Die folgenden Badeorte mit von Natur aus heißen Quellen werden schon seit der Römerzeit bei diversen seelischen und körperlichen Leiden genutzt: Bath (England), Marienbad (Tschechien), Baden-Baden (Deutschland), Vals (Schweiz) oder die geothermische Blaue Lagune in Island.

488
Nacktbaden
Kühles, klares Wasser auf nackter Haut ist ein sinnliches Vergnügen. Die Entspannung wird zusätzlich gesteigert, weil Sie sich überwinden müssen. Suchen Sie einen versteckten See oder einen FKK-Strand auf. Auch Thermalbäder bieten zu bestimmten Zeiten die Möglichkeit, textilfrei zu baden.

489
Betäubendes Wasser
In Japan nennt man einen Aufenthalt unter den mit ohrenbetäubendem Lärm niederstürzenden Fluten eines Wasserfalls *utesayo*, »Lass-es-schlagen-Wasser«. Dieser meditativen Erfahrung unterziehen sich Pilger an spirituellen Orten im Gebirge. Wenn Sie so einen Wasserfall kennen, umso besser. Wenn nicht, tun es auch 2–3 Minuten unter der voll aufgedrehten kalten Dusche. Lassen Sie durch das niederprasselnde Wasser Ihren Geist von Gedanken und Empfindungen reinigen.

490
Schützen Sie Ihre Füße
Beim Baden in natürlichen Gewässern machen gut sitzende Badeschuhe den Weg ins Wasser und wieder hinaus angenehmer.

491
Fördermitglied werden
Treten Sie einer Organisation bei, die sich dem Schutz der Meere verschrieben hat. Vergleichen Sie die verschiedenen Organisationen und entschließen Sie sich zu einer monatlichen Spende. Mehr Informationen unter www.greenpeace.de,

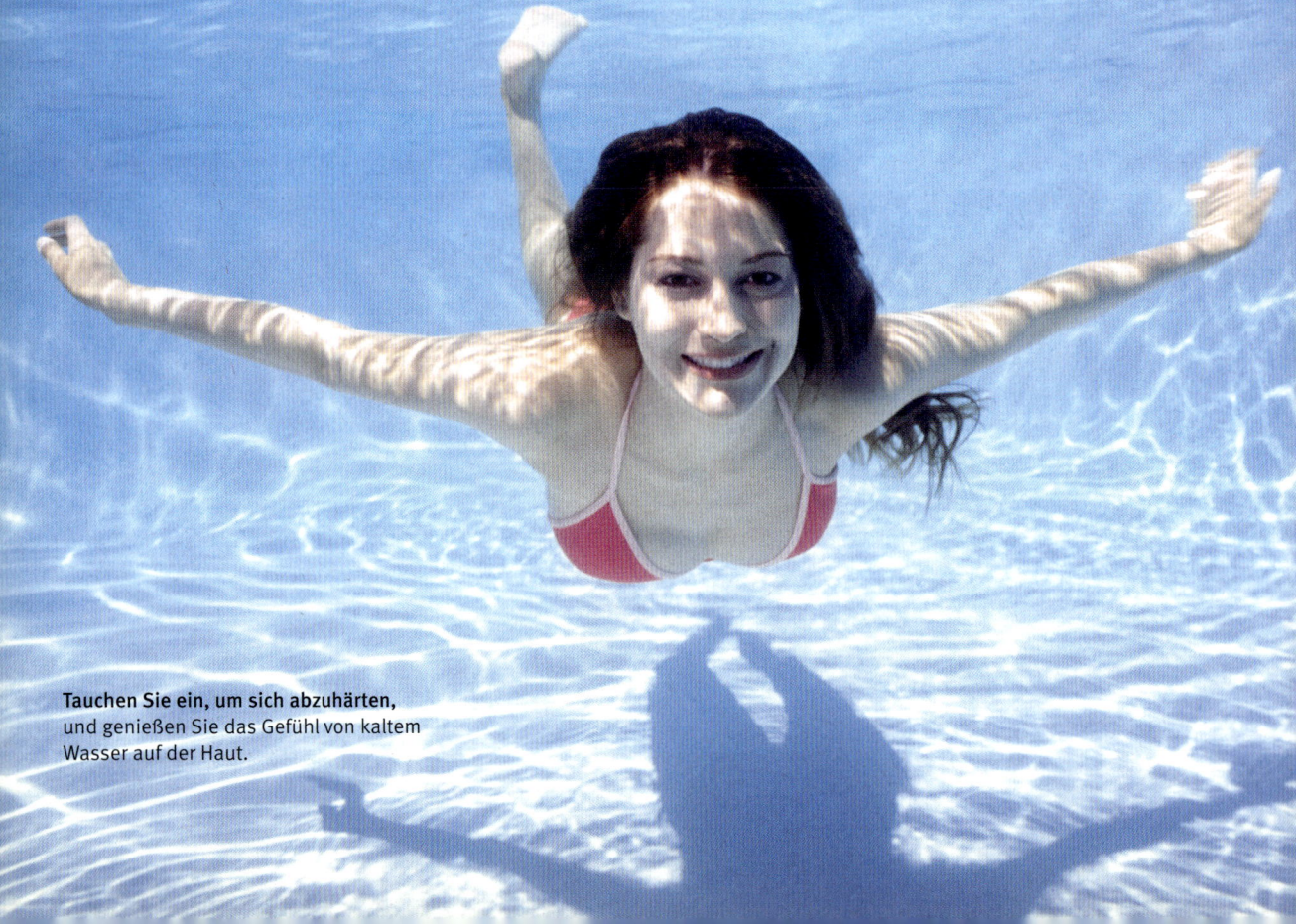

Tauchen Sie ein, um sich abzuhärten, und genießen Sie das Gefühl von kaltem Wasser auf der Haut.

www.meeresschutz.de und www.nabu.de.

492
Zauber des Surfens
Genießen Sie die ungeheure Entspannung, die es bedeutet, eins mit dem Wasser zu sein. Legen Sie sich auf ein Surfbrett und lassen Sie sich von den Wellen treiben. Ambitionierte buchen eine Stunde Surfunterricht und üben bei höherem Wellengang. Beim Surfen gehen Sie eine enge, respektvolle Verbindung mit den Kräften der Natur ein. Alltagssorgen verlieren so ein wenig an Wichtigkeit.

493
Sicher am Strand
Respektieren Sie die Baderegeln am Strand: Lernen Sie, was die Fahnen der Wasserwacht bedeuten. Schwimmen Sie nicht zu weit hinaus und stets parallel zum Strand. Rufen Sie sofort um Hilfe, wenn Sie von einer Strömung erfasst werden. Geben Sie Ihr Board oder Dinghie nicht auf. Wenn Sie Wassersport treiben wollen, sollten Sie fit, ausgeruht und nicht ausgehungert sein.

494
Dank an heiliger Quelle
Den guten Ruf der Regenerationskraft des Wassers belegen zahlreiche Quellen, die man seit uralten

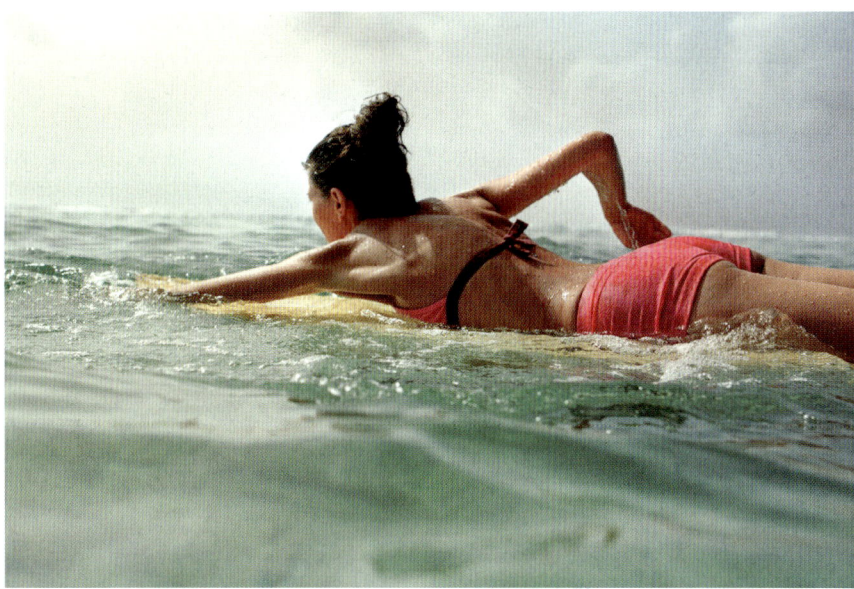

Surfenlernen ist eine Erfahrung mit viel Wasserkontakt.

Zeiten als heilig verehrt. Besuchen Sie eine solche mit Bändern oder Stoffstreifen, die jenen Körperteil umgeben haben, der Heilung benötigt. Binden Sie diese an einen Baum nahe der Quelle, während Sie Ihre Bitte formulieren, und werfen Sie dann eine silberne Münze oder eine Gedenkmünze ins Wasser.

495
Fischauswahl
Fetter Fisch ist zwar gesund für Herz und Hirn, kann jedoch mit zu viel Quecksilber belastet sein. Informieren Sie sich, welche Arten unbedenklich sind. Generell sind kleinere Fischarten wie Hering, Wild- und Seelachs, Sardinen und Süßwasserforellen meist weniger belastet als größere.

496
Gehen Sie angeln
Angeln ist perfekt, um zur Besinnung zu kommen und Stress zu bewältigen. Lange Phasen der Kontemplation wechseln sich mit kurzen Adrenalin-getriebenen Aktionen ab, auf die wiederum Besinnung folgt.

497
Sonnenwasser trinken
Füllen Sie farbige Glasflaschen (oder farblose, die Sie mit buntem Gel aus dem Künstlerbedarf verzieren) mit frischem Trinkwasser und stellen Sie sie dann in die Sonne. Trinken Sie davon, um sich mit Sonnenenergie aufzufüllen und die Schwingungen der Farben aufzu-

DIE NATUR GENIESSEN

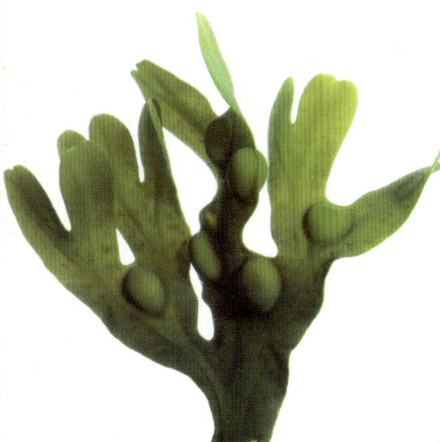

Meeresalgen: Schwelgen Sie in der Schönheit und den Düften der Natur.

nehmen: Grün für Mitgefühl und Harmonie, Blau für Kreativität und Frieden, Violett für Hingabe.

498
Draußen baden
Freiluftbaden in Vollendung stellt das japanische *Rotenburo* dar: »Ein Bad zwischen Tautropfen unter freiem Himmel«. Dabei blickt man auf Berge, atmet Tannenduft und freut sich an blühenden Obstbäumen oder an flammendem Herbstlaub. Stellen Sie sich beim Bad in der eigenen Wanne ein Bild mit Blüten und Berggipfeln vor.

499
Pflege aus dem Meer
Produkte aus Salz vom Toten Meer enthalten überaus wertvolle pflanzliche Verbindungen und Spurenelemente wie Kalium, Brom und Magnesium, die eine beanspruchte Haut besänftigen. Kaufen Sie sich Totes-Meer-Salz und geben Sie es ins Badewasser.

500
An der Küste spazieren
Während einer genussvollen Strandwanderung atmen Sie auch die Meeresluft ein. Diese ist mit wohltuenden Spurenelementen angereichert, die Körper und Geist beleben und zugleich entlasten.

501
Was Wassertypen beruhigt
Wassertypen sind flexibel und fürsorglich. Stress jedoch macht sie unentschlossen und lähmt sie. Hinweise auf ein Ungleichgewicht sind übermäßige Schleimproduktion, Gewichtszunahme, Flüssigkeitsansammlung, Menstruationsbeschwerden und sexuelle Probleme. Hier helfen die Schüßler-Salze Natrium chloratum D6 und Ferrum phosphoricum D6.

502
Hilfe für Wassermenschen
Falls Sie ein Wassertyp sind und sich permanent Sorgen um andere machen, aber kaum Ihre eigenen Bedürfnisse berücksichtigen, dann hilft Ihnen die Australische Buschblüten-Essenz Alpine Mint Bush vielleicht dabei, ein wenig egoistischer zu werden.

503
Mit dem Strom schwimmen
Wasser ist das Element, das mit dem Sakralchakra, dem Energiezentrum in der Nierengegend, in Verbindung steht. Die folgende Meditation hilft, sich an die unerwarteten Gegebenheiten des Lebens anzupassen.
Sitzen Sie mit gekreuzten Beinen und geradem Rücken. Die Handflächen ruhen auf den Beinen. Schließen Sie die Augen und atmen sie ruhig ein und aus.
Richten Sie Ihre Aufmerksamkeit auf Ihre Nieren. Stellen Sie sich einen Strom vor und seine Fähigkeit, sich der Umgebung anzupassen, ohne seine Integrität einzubüßen.
Überlegen Sie sich eine Affirmation, um diese Eigenschaften zu formulieren: »Es steht mir frei, mich zu verändern, um mich neuen Lebensumständen anzupassen«. Wiederholen Sie den Satz stumm, während Sie sich weiter auf Ihre Nierengegend konzentrieren. Üben Sie das maximal 10 Minuten lang.

504
Das Wasser in sich spüren
Legen Sie sich hin und stellen Sie sich Ihren Körper als einen mit klarem Wasser gefüllten Schlauch vor. Rollen Sie langsam hin und her. Koordinieren Sie die Bewegungen mit dem Einatmen (dann beginnen Sie) und mit dem Ausatmen (dann lassen Sie völlig locker).

Befreiendes Feuer

An einem Feuer zu sitzen vermittelt Wärme und ein Gefühl von Geborgenheit. Der Evolutionspsychologe Dr. George Fieldman vermutet, dass wir uns am Feuer deshalb so sicher fühlen, weil es seit Jahrtausenden Raubtiere abschreckte, die Menschen wärmte und ernährte. Ob das Flimmern eines Fernsehbildschirms das gleiche Empfinden vermittelt und wir uns deshalb so gerne davorlümmeln? Machen Sie lieber ein richtiges Feuer.

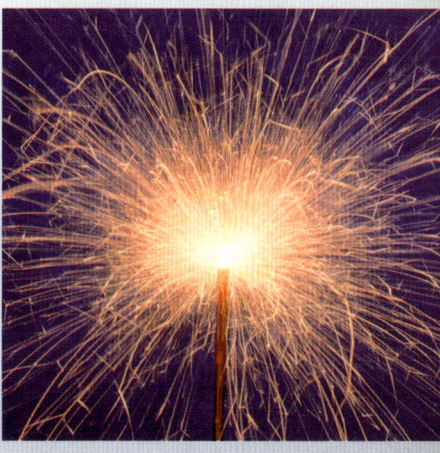

Genießen Sie effektvolle Lichtspiele.

505
Freudenfeuer-Fest

Begehen Sie die Tage des Jahres, an denen sich die Energie verändert, mit einem Freudenfeuer. Im keltischen Kalender markiert das Feuerfest Beltane am 1. Mai das Herannahen des Sommers und neues Leben. Samhain, das Feuerfest am Halloween-Tag, markiert den Beginn der dunklen Jahreshälfte. Feiern Sie die Errungenschaften des vergangenen halben Jahres. Sie können dabei auch Gegenstände verbrennen, die für all das stehen, was Sie am liebsten vergessen möchten. Mit den Jahreszeiten in Einklang zu sein, hilft gegen Winterdepressionen und Melancholie.

506
Spaß an Feuerwerken

Erfreuen Sie sich in der dunklen Jahreszeit an dem Zauber und der explosiven Energie eines Feuerwerks – sei es bei öffentlichen Veranstaltungen, in Form von Wunderkerzen auf einem Kuchen oder mit einem Tischfeuerwerk.

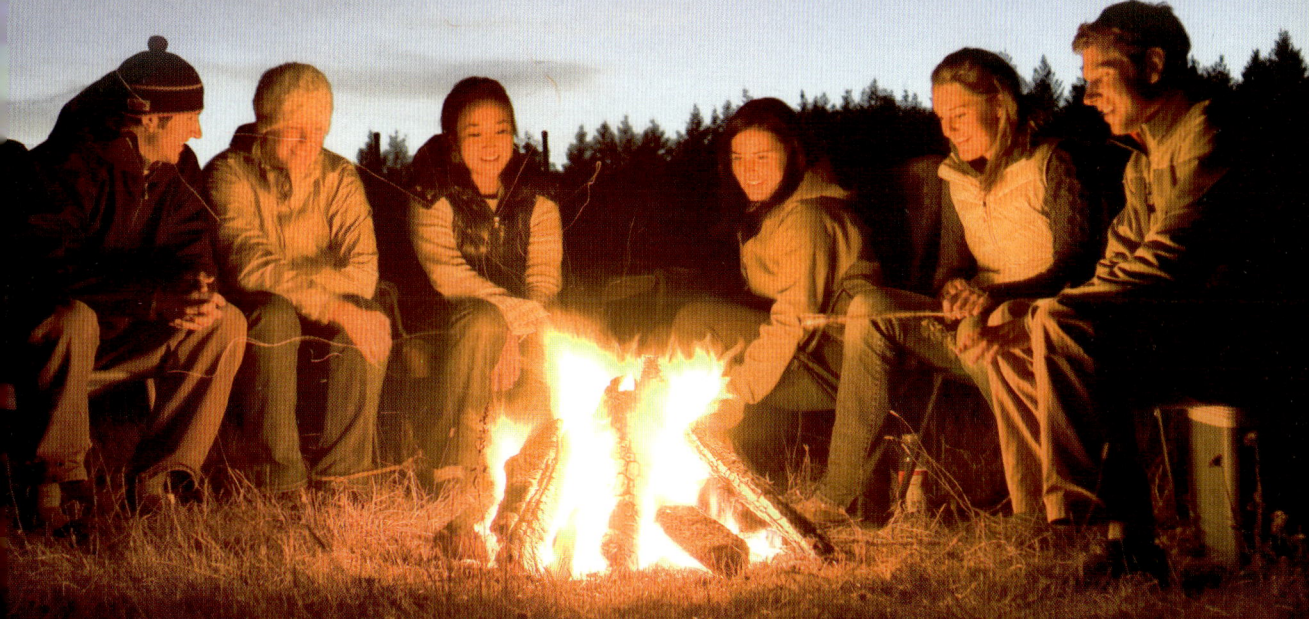

Feiern Sie rund um ein wärmendes Lagerfeuer.

507
Feuer ohne Streichhölzer
Besorgen Sie sich einen Feuerstein und sammeln Sie folgende Zutaten:

Zunder, Birkenrinde, trockenes Gras, Tannenzapfen und -nadeln, Holzspäne, Papier, Wollfusseln, 2–3 Baumwollpads, Kleinholz und Holzscheite in unterschiedlicher Größe

Bauen Sie eine Feuerstelle (siehe Tipp 508) und legen Sie Zweige, Zunder und ein Baumwollpad hinein. Schlagen Sie mit dem Feuerstein Funken auf das Pad. Sanft hineinblasen, bis Flammen auflodern.
Errichten Sie eine Pyramide aus Zweigen; die größeren Stücke kommen nach außen.
Zum Kochen legen Sie Scheite in Form eines Dreiecks aneinander.

508
Sicheres Feuer
Erkundigen Sie sich, ob Sie zum Feuermachen und Holzsammeln eine Genehmigung brauchen. Suchen Sie einen geeigneten Platz, bei dem kein größerer Brand entstehen kann. Für eine Feuerstelle den Untergrund bis zum Erdboden frei machen. Steine rundherum schichten. Halten Sie Sand oder Wasser bereit, falls das Feuer außer Kontrolle gerät. Achten Sie auf die Windrichtung und lassen Sie ein Feuer niemals unbewacht.

509
Kartoffelfeuer
Kartoffeln bürsten und mit einer Gabel rundherum einstechen. In

510
Yoga zur Beflügelung
Virabhadrasana 1 (Heldenhaltung 1) erfüllt Sie mit der ruhigen Zuversicht eines Kriegers.

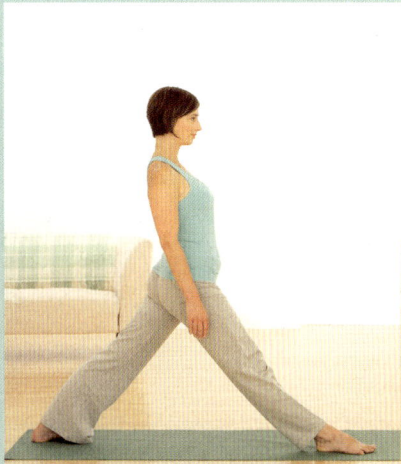

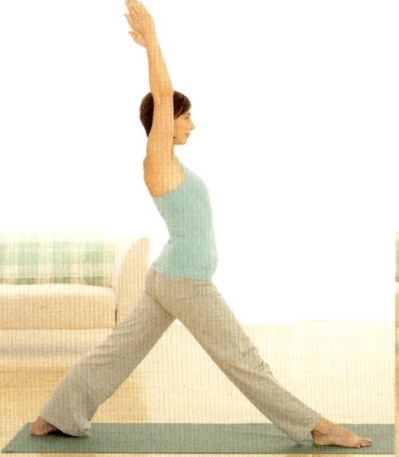

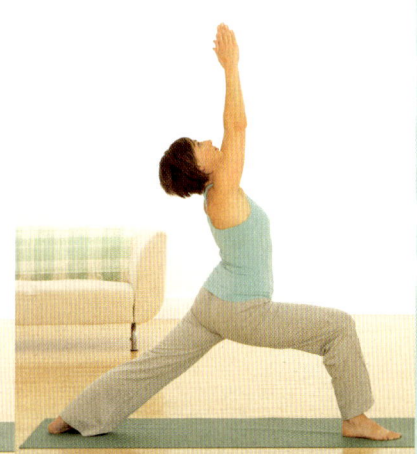

1 Mit geschlossenen Füßen stehen. Mit dem rechten Fuß einen großen Schritt nach vorn machen. Den linken Fuß leicht auswärtsdrehen.

2 Ausatmen, die Arme über den Kopf heben und strecken. Konzentrieren Sie sich darauf, Ihren Rumpf nach vorne auszurichten.

3 Ausatmen und das rechte Knie beugen. Nach oben schauen und diese Position kurz halten. Mit dem anderen Fuß vorne wiederholen.

Alufolie wickeln und ca. 30 Minuten in die Glut legen. Aufschneiden und mit Butter, Salz und Pfeffer genießen.

511
Lagerfeuer-Romantik
Nehmen Sie Musikinstrumente und Liederbücher zu Lagerfeuerausflügen mit.

512
Gegrillte Marshmallows
1 Packung Marshmallows
hölzerne Grillspieße
1 Packung Schokoladenkekse

Ein Marshmallow aufspießen und über der Glut bräunen. Zwischen zwei Schokokekse legen und genießen.

513
Masala-Mix
Masala ist eine Gewürzmischung in der indischen Küche.

3 EL schwarzer Pfeffer
½ EL Gewürznelken
1 Kardamomkapsel
1 TL Kreuzkümmel
2–3 cm Zimtstange

Die Gewürze in einer schweren trockenen Pfanne rösten, bis sie zu duften beginnen. Abkühlen lassen, fein mahlen und in einem verschließbaren Gefäß aufbewahren.

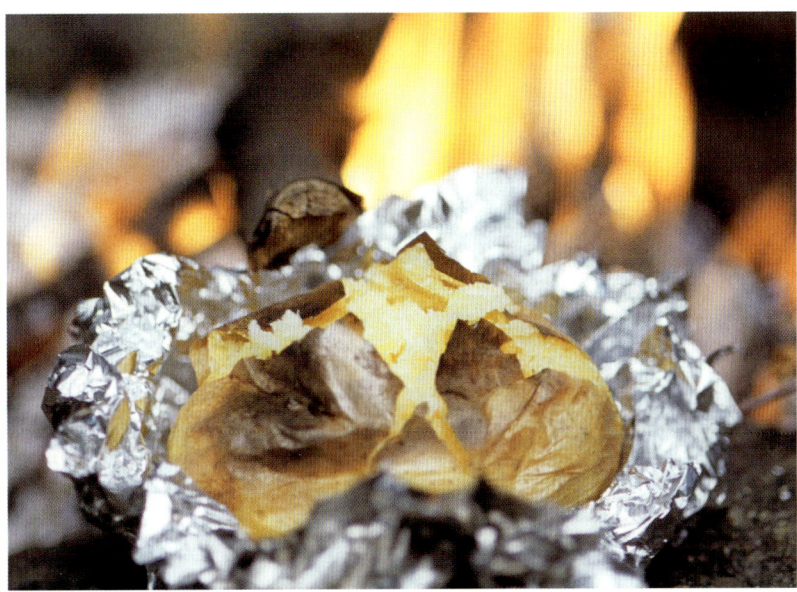

Reiben Sie die Schale der Kartoffeln zuvor mit Olivenöl und grobem Meersalz ein.

514
Was Feuertypen beruhigt
Feuermenschen sind leidenschaftlich und gelegentlich übellaunig. Sie sind prädestiniert für Leber- und Magenprobleme, Migräne, Entzündungen und Hitzewallungen. Die Schüßler-Salze Natrium sulphuricum D6 und Calcium sulphuricum D6 beruhigen und stärken das Immunsystem.

515
Das Feuer kühlende Blüten
Die Australische Buschblüten-Essenz Mountain Devil beruhigt wütende Menschen. Wer dagegen glaubt, sein inneres Feuer sei erloschen, der sollte die Bachblüten Enzian oder Ginster probieren.

516
Solarplexus-Meditation
Diese Übung dient zur Steigerung des Selbstwertgefühls.
Sitzen Sie bequem, mit geradem Rücken und geschlossenen Augen. Konzentrieren Sie sich auf den Bereich zwischen Brust und Nabel.
Visualisieren Sie eine blaue Lotusblüte, deren Mittelpunkt in Flammen steht. Fühlen Sie, wie die Flammen größer werden und Ihr Selbstvertrauen stärken.

517
Feuermantra
Entspannen Sie sich vor einem unangenehmen Ereignis, indem Sie das Feuermantra Ram rezitieren und dabei gleichmäßig weiteratmen.

Labsal Luft

Langsames Ein- und Ausatmen senkt Puls und Blutdruck, löst Verspannungen, versorgt den Körper besser mit Sauerstoff und fördert das innere Gleichgewicht. Atmung ist etwas Gegenwärtiges und lenkt unsere Aufmerksamkeit auf das Hier und Jetzt. Sorgen treten in den Hintergrund. Kräfte der Luft wie Wolken und Wind helfen uns, mit der Lebenskraft *Chi* oder *Prana* in Verbindung zu treten.

518
Giftstoffe ausatmen
Wenn Sie in der freien Natur sind, atmen Sie tief ein und stoßen die abgestandene Luft aus Ihren Lungen aus, indem Sie Ihre Bauchmuskeln kontrahieren. Nehmen Sie dann einen tiefen Zug frischer Luft.

519
Tief Luft holen
Legen Sie sich auf den Rücken und atmen Sie aus. Langsam einatmen, die Lungen etwa zu einem Drittel füllen, dann innehalten. Das nächste Drittel füllen und wieder eine Pause einlegen. Schließlich den Rest der Lunge füllen. Langsam wieder ausatmen.

520
Vogelbeobachtung
Nehmen Sie sich Zeit, um Vögel zu beobachten. Stellen Sie sich vor, zu fliegen: herabschießen, aufsteigen, im Aufwind ausruhen – ein freier Geist sein, aber niemals vom Kurs abkommen. Ernsthaft Vögel zu beobachten entspannt, weil man dabei schweigend und still an wunderschönen Plätzen in der Natur ausharrt und Geduld aufbringen muss.

521
Mit Vogelgezwitscher erwachen
Schlafen Sie im Frühsommer mit offenem Fenster, um sich vom morgendlichen Vogelgezwitscher wecken zu lassen.

522
Dem Gesang der Vögel lauschen
Nutzen Sie Vogelgezwitscher für eine Meditation. Baden Sie in dem Klang, dann suchen Sie sich einen Ruf aus, versuchen seine Melodie aufzuschlüsseln und lauschen auf die Antwort des Partners oder Konkurrenten. Hören Sie einen Ruf in der Ferne, einen ganz nah. Vielleicht möchten Sie den wiederholten Tönen Worte zuordnen, die für Sie als positive Verstärkung wirken – das Gurren der Waldtaube würde sich dafür gut eignen.

523
Meditation über die Weite
Wenn Sorgen Sie bedrücken, blicken Sie auf einen weiten Horizont. Betrachten Sie dann den unendlichen Himmel darüber. Lassen Sie Ihren Geist davon erfüllen, sodass Ihre Sorgen in den Hintergrund treten.

524
Wolken beobachten
Lernen Sie, verschiedene Wolkenformen zu identifizieren. Wolken zu beobachten entführt an einen ewigen, immer anderen und unendlich interpretierbaren Ort.

525
Windglockenspiel
Wenn Sie das Bedürfnis nach einer frischen Brise haben, die Ihre Sorgen fortbläst, hängen Sie ein Windglockenspiel auf. Der Klang soll Sie an den ständig beweglichen und das Leben vorwärtstreibenden Wind erinnern.

526
Lassen Sie Drachen steigen
Drachensteigen ist so, als würden Sie einen Teil Ihres Selbst frei- und in den Himmel entlassen. Besuchen Sie ein Drachen-Festival und erkundigen Sie sich nach der richtigen Anfängerausrüstung.

527
Spirituelles Dampfbad
Das finnische Wort für Dampf – *löyly* – bedeutet »Geist« oder »Lebenskraft«. Wenn der Dampf Sie umhüllt, visualisieren Sie die Lebenskraft *Prana* oder *Chi*, die allen Erscheinungsformen der Natur innewohnt.

528
Prana Mudra
Die Yoga-Haltung Prana mudra hilft bei emotionalen Belastungen: Sitzen Sie mit gekreuzten Beinen, die Hände ruhen auf den Oberschenkeln, die Handflächen zeigen nach oben. Legen Sie die Spitzen von Daumen, Mittelfinger und kleinem Finger aneinander. Augen schließen und fünf Minuten still sitzen.

529
Meditieren mit Baum
Mit den Wurzeln tief in der Erde und den Zweigen, die in den Himmel ragen, ist ein Baum ein ideales Bild für Ganzheit und Harmonie. Setzen Sie sich mit dem Rücken an einen Baum und denken Sie über seine Symbolik nach. Vielleicht als Bild für Solidität, als Spender lebenswichtigen Sauerstoffs oder als Sinnbild für Regeneration, wenn nach dem Winter Neues erblüht.

530
Baumhaltung (Vrksasana)
Stellen Sie sich neben eine Wand und stehen Sie stabil. Stützen Sie die Sohle des rechten Fußes möglichst nah an der linken Leiste. Heben Sie die Arme hoch über den Kopf wie die Zweige eines Baumes. Falls nötig stützen Sie sich mit einer Hand an der Wand ab.

531
Herbstlaub-Meditation
Stellen Sie sich im Herbst die Blätter eines Baumes als Ihre Sorgen vor. Benennen Sie sie und sehen Sie Ihre Sorgen fallen. Bereits im Winter können Sie beobachten, wie sich neue Knospen der Hoffnung bilden.

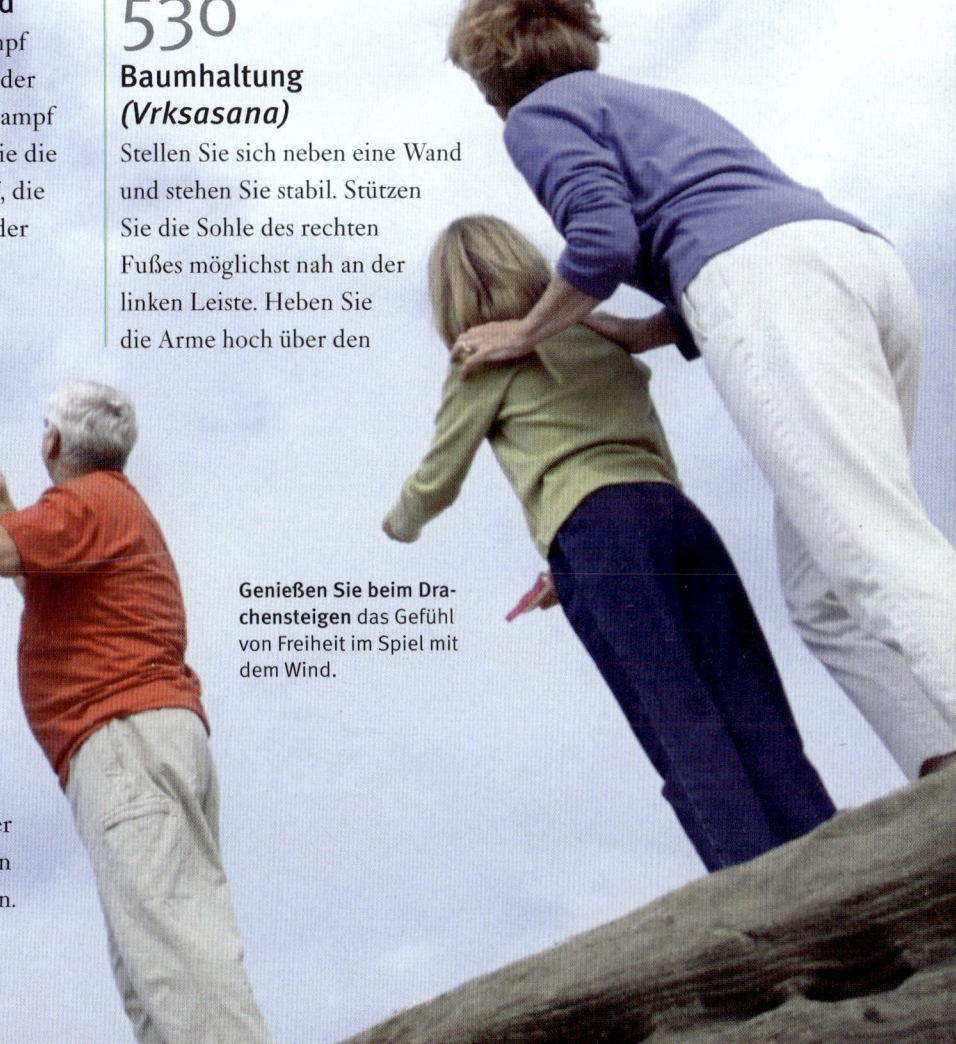

Genießen Sie beim Drachensteigen das Gefühl von Freiheit im Spiel mit dem Wind.

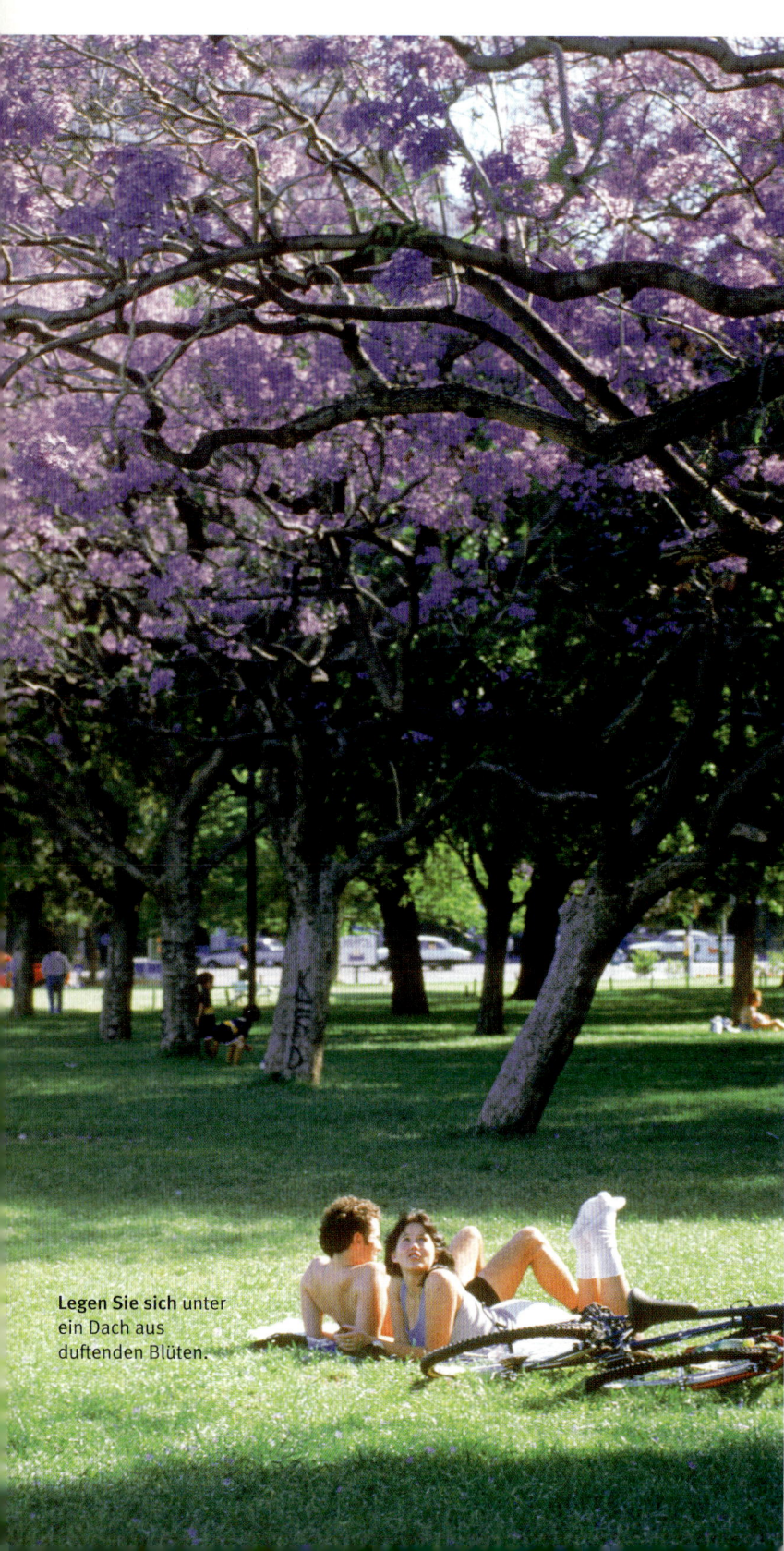

Legen Sie sich unter ein Dach aus duftenden Blüten.

532

Blüten betrachten

Legen Sie sich im Frühling unter blühende Bäume oder picknicken Sie dort. Schauen Sie hinauf in das Blütenmeer und denken Sie an die Früchte, die dieses verheißt. Sinnieren Sie über Ihre Pläne – im Beruf, in der Partnerschaft – und darüber, wie sie reifen könnten.

533

Turner-Motive aufhängen

Holen Sie sich die Eigenschaften der Luft ins Zimmer, indem Sie Drucke der Werke von William Turner (1775–1851) aufhängen. Seine nebelverschleierten Himmels- und Wasserdarstellungen in der Dämmerung besitzen eine visionäre Qualität, die die Bewegungen der Luft fast fühlbar machen.

534

Was Luftmenschen beruhigt

Luftmenschen sind kreativ und fantasievoll, gelegentlich aber auch unkonzentriert und verträumt, eben mit dem Kopf in den Wolken. Wenn Sie gezwungen sind, sich praktischen Herausforderungen zu stellen, reagieren sie oft mit Ängsten. Sie sind prädestiniert für Haut- und Lungenleiden und das psychosomatisch bedingte Reizdarmsyndrom. Das Schüßler-Salz

Sonne tanken

Versuchen Sie zumindest an den Wochenenden täglich 10–15 Minuten in der Sonne zu verbringen. Das stärkt das Immunsystem, beugt Depressionen sowie stressbedingten Hautproblemen vor, senkt das Risiko für Herz-Kreislauf-Erkrankungen und macht gute Laune.

Kalium phoshoricum D6 kann hier hilfreich wirken.

535
Heilmittel für Luftmenschen

Wenn Sie ein Lufttyp sind und es Ihnen an Konzentration mangelt oder Sie zu viel auf einmal erledigen wollen, versuchen Sie es mit folgenden Australischen Buschblüten-Essenzen:
- Sundew fördert Konzentration.
- Jacaranda für Unentschlossene.
- Red Lily für Tagträumer.

536
Chakra-Meditation

Im indischen Chakra-System gehört die Luft zum Herz-Chakra. Verknüpfen Sie dieses Bild mit der Meditation »Liebevolle Fürsorge« auf S. 169 oder seien Sie einfach offen für spirituelle Hingabe. Beides kann stressbedingte Beschwerden lindern und Sie optimistischer stimmen.

537
Stern-Meditation

Das nach oben zeigende Dreieck eines Sterns steht für die männliche, rationale, expressive Kraft. Das nach unten gerichtete Dreieck steht für die weibliche, fließende, intuitive Kraft. Die Symmetrie zwischen den beiden Energien ist die Basis für Wohlbefinden.

538
Sonnenaufgangsmeditation

Stellen Sie sich ein nach unten gerichtetes Energiedreieck rund um Ihren Nabel vor. Die Sonne geht am untersten Punkt auf und Sie folgen ihr auf ihrem Weg nach oben.

539
Kerne knabbern

Sonnenblumensamen wirken nicht nur antioxidativ und herzstärkend, sie besitzen auch symbolische Bedeutung. Amerikanische Indianer verwendeten sie bei rituellen Tänzen, um den Jahreszyklus darzustellen: als Symbol für Licht, Hoffnung, Stärke und Ausdauer.

540
Sonnenblumen-Meditation

Benutzen Sie die Blüte als Mandala: Richten Sie den Blick auf ihr Zentrum, dann lassen Sie die Augen über Samen und Blütenblätter kreisen. Dabei nehmen Sie Verbindung zu Ihrem Energiezentrum im Solarplexus auf.

541
Sonnengruß

Führen Sie die Bewegungen offen und freudig aus und koordinieren Sie sie mit Ihrer Atmung. Üben Sie jedes Mal die ganze Bewegungsfolge.

Stehen Sie mit geschlossenen Füßen, die Arme hängen an den Seiten herab. Einatmen und die

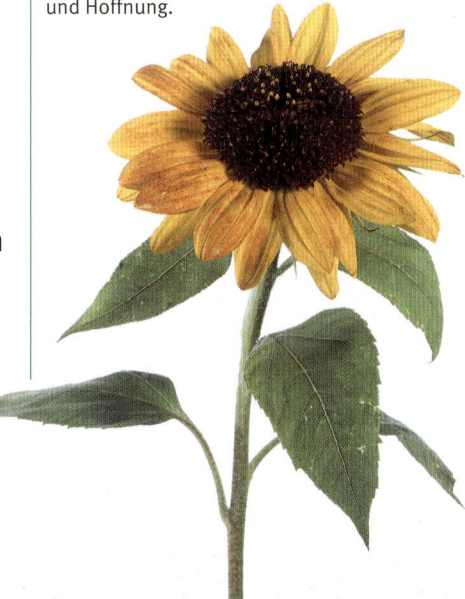

Pflanzen Sie eine Sonnenblume als Symbol von Licht und Hoffnung.

Arme in weitem Bogen über den Kopf heben.
Ausatmen, nach vorne beugen und mit den Händen den Boden berühren; dabei die Beine möglichst gestreckt lassen.
Einatmen, nach vorne schauen, Handflächen flach auf den Boden legen und mit dem rechten Fuß einen großen Schritt nach hinten machen. Das vordere Bein bildet einen rechten Winkel, das hintere Bein ist ausgestreckt.
Ausatmen und den linken Fuß nach hinten neben den rechten stellen (hüftbreit auseinander). Den Po hochheben (Hundhaltung). Einatmen und den Körper nah zum Boden bringen. Dann den Kopf heben und den Oberkörper nach hinten wölben (Kobrahaltung) – es darf nicht im Rücken schmerzen.
Nun den Bewegungsablauf umkehren: Ausatmen und in die Hundhaltung zurückkommen. Einatmen und den rechten Fuß nach vorne schwingen.
Ausatmen, beide Füße nebeneinanderstellen und mit durchgestreckten Beinen den Kopf zu den Knien bringen, während die Finger den Boden berühren.
Einatmen, aufrichten und die Arme über dem Kopf ausstrecken.
Ausatmen, die Hände in Gebetshaltung vor der Brust zusammenführen. Nun haben Sie die erste Hälfte eines Zyklus ausgeführt. Um ihn zu vollenden, wiederholen Sie den gesamten Bewegungsablauf, diesmal machen Sie mit dem linken Fuß erst einen Schritt nach hinten und dann nach vorn.

542
Keine Angst vor der Sonne
Sonnenlicht stärkt das Immunsystem und die Produktion von Vitamin D, hebt die Stimmung, erhält die Knochendichte und schützt möglicherweise sogar vor Brust- und Prostatakrebs. Täglich zehn Minuten genügen.

543
Sonne gegen den Blues
Ein Sonnenbad tut insbesondere den Menschen gut, die unter einer Winterdepression leiden, denen also die immer kürzer werdenden Tageslichtstunden zu schaffen machen. Aufgrund der geringeren Lichteinstrahlung kommt es zu einem Mangel an dem Hormon Melatonin, was Antriebslosigkeit, Schlafstörungen und ein größeres Schlafbedürfnis zur Folge hat. Versuchen Sie täglich 20–30 Minuten im Sonnenlicht zu verbringen, sorgen Sie für regelmäßige Schlafenszeiten und investieren Sie in eine Lichtbox, die Tageslicht simuliert.

544
Homöopathische Erste Hilfe
Falls Sie zu viel Sonne abbekommen haben, hilft Belladonna C30 gegen pochende Kopfschmerzen und bei Sonnenbrand.

Halten Sie inne, um über den Sonnenaufgang zu meditieren.

545
Sonnenschutz
Wenn Sie viel in den Bergen oder auf dem Wasser unterwegs sind, schützen Sie Ihre Haut, indem Sie viel buntes Obst und Gemüse essen. Das enthält reichlich Antioxidanzien, die freie Radikale abfangen. Auch Lycopin, etwa in Tomaten, schützt die Haut. In einer Studie mit blonden Frauen steigerte es den Eigenschutzfaktor der Haut um bis zu 30 Prozent. Tomatenmark hat den höchsten Lycopingehalt.

546
Obst für die Haut
Granatapfelsaft, der viel entzündungshemmende Ellagsäure und Polyphenole enthält, konnte in einer Studie den Sonnenschutzfaktor einer Creme um 20 Prozent steigern. Er milderte auch Entzündungen, die von UV-Licht herrührten. Papayas, Melonen, Nektarinen, Aprikosen, Mangos, blaue Trauben und grüner Tee bieten ebenfalls natürlichen Schutz vor UV-Strahlung.

547
Sonnenstein
Rubin schenkt Vitalität, Optimismus und Selbstvertrauen. Platzieren Sie ihn im Liegen auf Ihrem Herz-Chakra (in der Brustmitte) oder tragen Sie ihn als Anhänger um den Hals.

548
Licht hereinlassen
Viel Tageslicht im Zimmer macht wach und dynamisch, verbessert die Stressabwehr und hilft bei prämenstrueller Niedergeschlagenheit.

549
Ringelblumen-Bad
Ringelblumen gelten als Blumen der Sonne. Sie beruhigen entzündete Haut, lockern eine verkrampfte Muskulatur und beschleunigen die Wundheilung.

7 EL getrocknete oder 8 EL frische Ringelblumenblüten

Legen Sie die frisch gepflückten Blüten für einige Stunden in warmem Wasser in die Sonne. Alternativ überbrühen Sie getrocknete Blüten in einer Teekanne und lassen sie zehn Minuten ziehen. Lassen Sie sich ein Bad ein, gießen Sie den Auszug bis auf einen kleinen Rest samt Blüten hinein. Mit der restlichen Flüssigkeit tränken Sie ein Baumwolltuch und tupfen entzündete Hautstellen damit ab.

550
Dank bei Sonnenuntergang
Sprechen Sie ein Dankgebet, sobald die Sonne untergegangen ist. Dies ist traditionell die Zeit zum Nachdenken über Vergebung und die Bitte um Schutz.

Im Einklang mit dem Mond

Den Mond zu betrachten wirkt ausgleichend. Sein Zyklus beeinflusst die Gezeiten, aber auch unseren Biorhythmus und die Zusammensetzung der Stoffe in unserem Gehirn. Viele Frauen schreiben die Stimmungsschwankungen im Menstruationszyklus den Mondphasen zu.

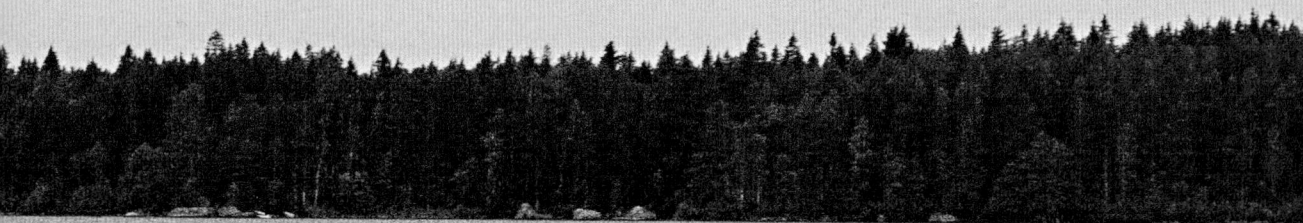

551
Mondbetrachtung
Verfolgen Sie den Mondzyklus mittels Beobachtung oder mithilfe eines Mondkalenders. Beziehen Sie auch Ihre eigenen Stimmungen mit ein. Zunehmender Mond gilt als energiegeladene Zeit, abnehmender eher als Phase des Nachdenkens.

552
Wandern bei Mondschein
Organisieren Sie beim nächsten Vollmond eine Nachtwanderung mit Ihren Freundinnen. Wandern Sie schweigend an einen Ort, von dem aus Sie gut den Mond betrachten können. Wenn möglich zünden Sie ein Feuer an und tauschen Sie Ihre Gedanken aus.

553
Meditation über das 3. Auge
Die Zirbeldrüse im Gehirn ist für die Produktion von Melatonin zuständig. Dieser Stoff steuert den Tag-Nacht-Rhythmus. Die Zirbeldrüse wird mit dem Chakra des 3. Auges assoziiert, dessen Mantra *Om* lautet. Sagen Sie das stumm zu sich selbst, während Sie sich mit geschlossenen Augen auf die Mitte Ihrer Stirn konzentrieren.

554
Tragen Sie einen Mondstein
In der Kristallheilkunde gilt Mondstein als femininer Stein, der auf die Rhythmen der Natur einstimmt und das emotionale und körperliche Gleichgewicht wiederherstellt.

555
Die Intuition stärken
Mondstein stärkt typisch »weibliche« Eigenschaften wie Intuition und Empfindsamkeit.

556
Schlafen unter Sternen
Schlafen Sie im Freien, um sich ganz in die Endlosigkeit des Himmels zu versenken. Probieren Sie es mit einem Biwaksack oder legen Sie eine Matratze in den Garten.

557
Essen Sie biodynamisch
Biodynamische Landwirtschaft setzt auf Nachhaltigkeit und regional angebaute Produkte.

558
Vom Mond genährt
Hautpflegeprodukte mit Demeter-Zertifikat stammen ebenfalls aus biodynamischer Produktion.

559
Die Region schmecken
Bei biodynamisch angebautem Wein soll man den Charakter von Boden und Klima herausschmecken. Überprüfen Sie das bei einer Weinprobe selbst.

560
Aus eigenem Anbau
Besorgen Sie sich ein Buch über biodynamischen Gartenbau und ziehen Sie Ihr eigenes Obst und Gemüse nach dem Mondkalender.

561
Homöopathie gegen PMS
- Sepia C30 bei Reizbarkeit, Traurigkeit, Verstopfung und Blähungen.
- Cimicifuga C30 bei Depressionen.
- Pulsatilla C30 gegen Traurigkeit.

562
Pflanzliche Linderung
In der zweiten Zyklushälfte täglich 10 Tropfen Agnus castus in Wasser hilft, die Hormone im Gleichgewicht zu halten.

563
Kamillentee
Bei Menstruationskrämpfen hilft Kamillentee: In kleinen Schlucken kurz vor dem Schlafengehen trinken.

564
Yoga gegen PMS
Öffnen Sie auf dem Rücken liegend Ihre Knie, legen Sie die Sohlen aneinander und ziehen Sie Ihre Fersen Richtung Gesäß. Die Arme ausbreiten, die Handflächen zeigen nach oben.

565
Mondgruß
Aufrecht stehen und die Hände über dem Kopf zusammenführen.
Ausatmen, den Oberkörper nach vorne beugen, bis der Kopf die Knie berührt.
Einatmen, mit dem rechten Fuß nach hinten treten. Mit den ausgestreckten Armen und dem Rücken einen Halbmond formen.

Spüren Sie die Verbindung zum Mond in dieser meditativen Yogahaltung.

Auf den Händen abstützen, das zweite Bein nach hinten nehmen und den Po heben (Hundhaltung) und senken. Dann den Oberkörper in die Kobrahaltung hochschieben, danach zurück in die Hundhaltung.
Einatmen, den rechten Fuß nach vorne holen, das hintere Knie senken. Mit Armen und Rücken einen Halbmond bilden.
Ausatmen, den linken Fuß nach vorne holen und in die Vorbeuge gehen.
Einatmen und mit nach oben gestreckten Armen aufrichten. Ausatmen, die Handflächen vor der Brust aufeinanderlegen. Das Ganze mit dem linken Fuß erst hinten, dann vorne wiederholen.

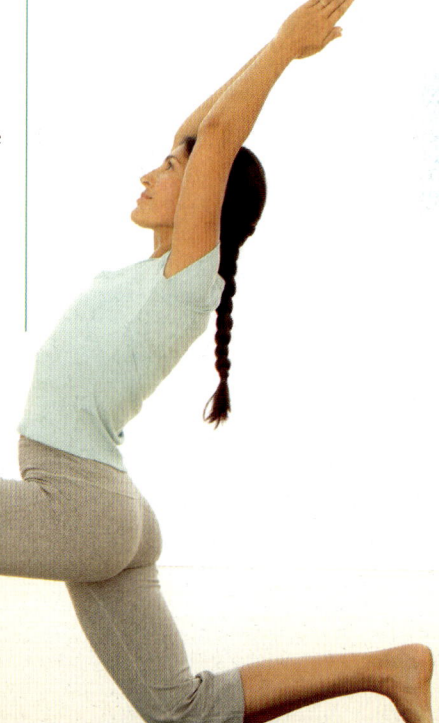

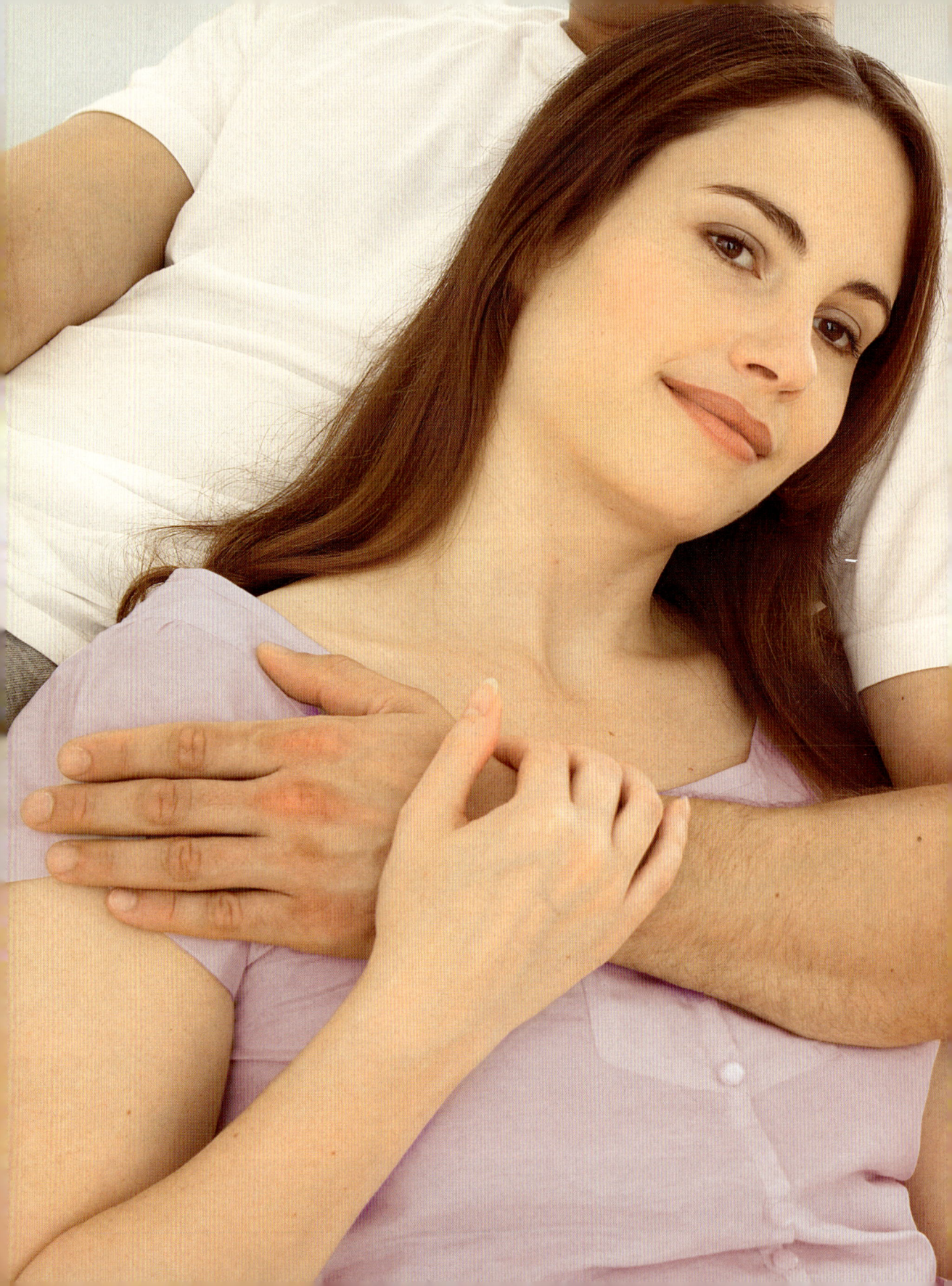

4 Entspannende Beziehungen

Eine Familie, die Unterstützung bietet, stabile Freundschaften und Menschen, die einen grüßen, wenn man am Wohnort oder rund um den Arbeitsplatz unterwegs ist – all das macht einen glücklicheren, gesünderen und entspannteren Menschen aus Ihnen. Laut einer kalifornischen Studie leben Menschen mit einem starken Netzwerk sogar länger. Die vielleicht wichtigste Maßnahme, um sozialer Isolation zu entgehen, ist Achtsamkeit in der Beziehung zu sich selbst. Nur wenn Sie sich selbst lieben und sich Ihre Fehler verzeihen, können Sie Mitgefühl und Fürsorglichkeit ausstrahlen. Dieses Kapitel gibt Tipps, wie man Verbindung zu sich selbst und anderen aufnimmt und diese stärkt. Das reicht von ehrenamtlichem Engagement und spirituellen Erfahrungen über Zeit, die man sich für Partner und Kinder nehmen sollte, bis hin zur Entspannung während der Schwangerschaft.

Gesellschaft genießen

Obwohl Familie auch Stress bedeutet, haben Studien ergeben, dass selbst der Kontakt zu Menschen, die uns stressen, unser Wohlbefinden steigert, unseren Verstand wach hält und uns besser mit schlechten Tagen fertig werden lässt. Versuchen Sie sich diese Erkenntnisse zu vergegenwärtigen, um physisch und psychisch gesund zu bleiben.

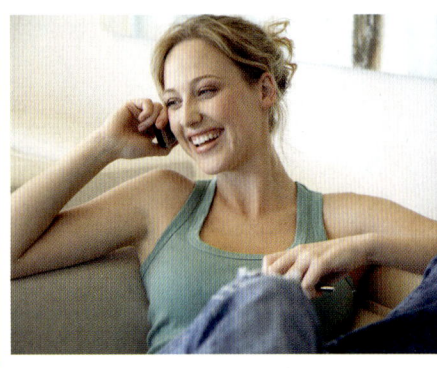

Eine Freundschaft zu pflegen, kann Sie vor Stress-Symptomen schützen.

566
Jemand zu Hause?
Eine britische Studie fand heraus, dass Männer glücklicher sind, wenn ihre Partnerin zu Hause bleibt oder nur in Teilzeit arbeitet. Denn dann ist es wahrscheinlicher, dass die Familie in die Gemeinde integriert und Teil eines Netzwerks ist. Könnte hin und wieder jemand für Sie zu Hause sein, um Ihnen das Leben zu erleichtern?

567
Lassen Sie sich motivieren
Menschen mit häufigen Sozialkontakten haben ein geringeres Risiko, an Bluthochdruck, Depressionen, Fettleibigkeit, Diabetes und Arterienverkalkung zu erkranken.

568
An andere denken
Wenn Sie sich dem Stress am Arbeitsplatz entziehen, nützt das nicht nur Ihnen: Studien haben gezeigt, dass dadurch auch die gesundheitliche Belastung der Menschen geringer wird, die man zu versorgen hat.

569
Innige Freundschaft
Ein bester Freund, eine beste Freundin vermindert jeglichen Stress und senkt laut einer Studie die Sterblichkeitsrate um ein Drittel.

570
Freundschaften schließen
Wenn man in eine neue Stadt zieht, die Ausbildung beendet, den Arbeitsplatz wechselt oder Kinder bekommt, gehen oft auch Freundschaften zu Ende. Schließen Sie neue Freundschaften und setzen Sie dabei die Strategien um, die Frauen geselliger als Männer macht: sie kümmern sich und helfen in stressigen Zeiten, während Männer sich dann oft mürrisch in die bequeme Isolation begeben und eher auf stimmungsaufhellende Hilfsmittel setzen.

571
Neue Orte, neue Menschen
Wenn Sie in eine fremde Stadt ziehen, knüpfen Sie schnell ein soziales Netz. Nutzen Sie alle Kontakte – über die Kinder, bei der Arbeit. Besuchen Sie nicht an jedem Wochenende alte Freunde, denn Sie verzögern dadurch Ihre Integration in die neue Umgebung.

572
Freundschaften bewahren
Pflegen Sie auch weiterhin die Freundschaften zu Menschen, die Ihnen in wichtigen Lebensabschnitten nahe waren.

573
Schalten Sie den iPod aus
Verstecken Sie sich nicht in dieser Isolationsblase, sondern unterhalten Sie sich lieber mit den Menschen in Ihrer Umgebung.

574
Trauen Sie sich!
Suchen Sie Kontakt zu potenziellen neuen Freunden, auch wenn diese Menschen bereits über ein eng geknüpftes soziales Netz verfügen.

575
Mitglied werden
Informieren Sie sich in entsprechenden Broschüren und an schwarzen Brettern nach Kursen für Erwachsene. Wer zwei Stunden pro Woche in Gesellschaft fremder Menschen mit denselben Interessen verbringt, schließt schnell neue Freundschaften.

576
Im Chor singen
Teil einer Gruppe von Gleichgesinnten zu sein, erhöht die ohnehin schon entspannende Wirkung des Singens noch einmal beträchtlich. Beim Chorsingen muss man sich auf die eigene Stimme konzentrieren und dennoch mit den anderen Stimmen ein harmonisches Ganzes bilden. Das gilt für das Singen ebenso wie für den damit verbundenen Kameradschaftsgeist. Im Rahmen einer Studie wurden Chorsänger nach dem Singen befragt: 93 Prozent gaben an, sich positiver gestimmt zu fühlen, 89 Prozent waren glücklicher, und 79 gaben an, ihr Stress habe sich reduziert und sie fühlten sich energiegeladen und wach.

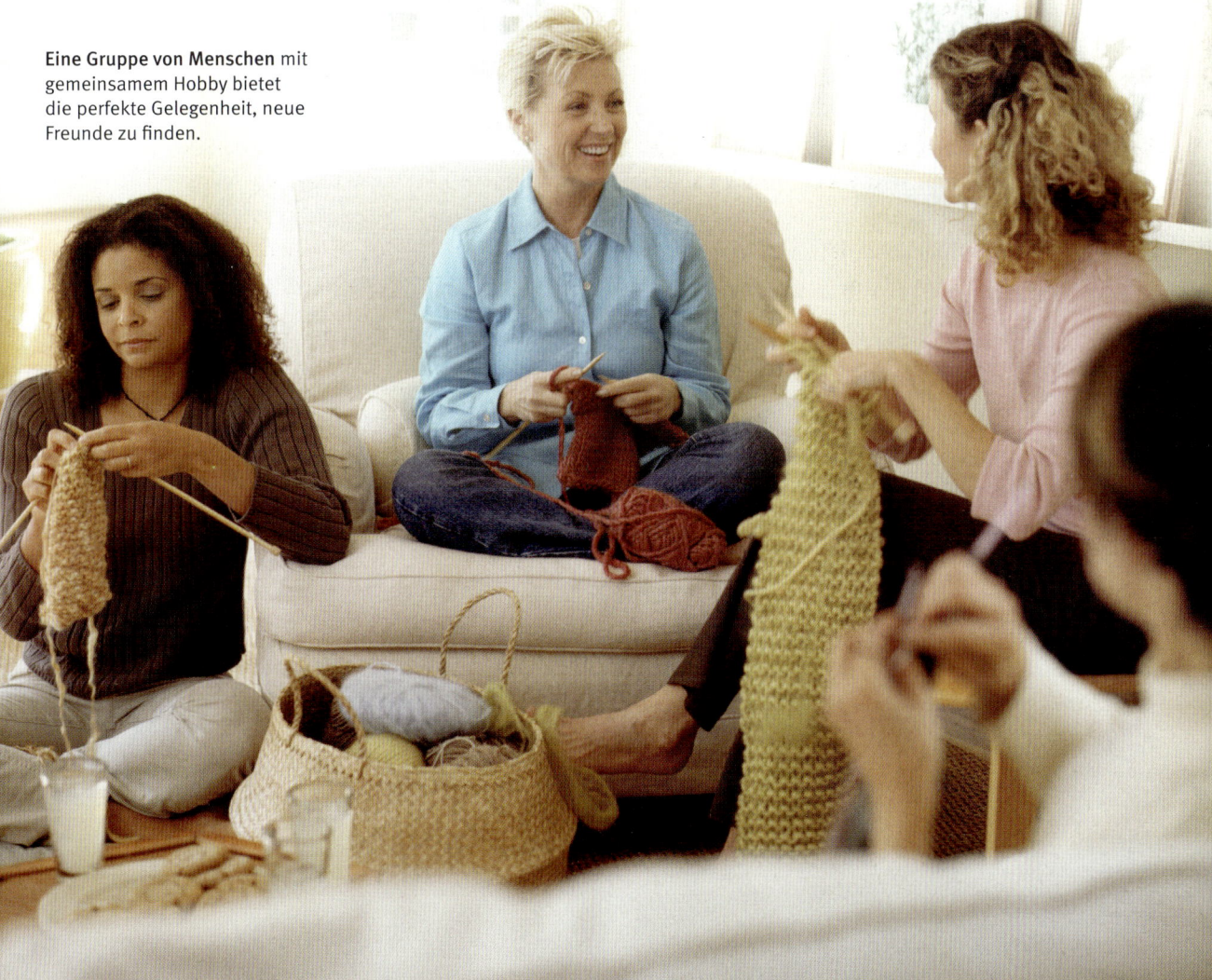

Eine Gruppe von Menschen mit gemeinsamem Hobby bietet die perfekte Gelegenheit, neue Freunde zu finden.

577
Lesestoff
Wenn Sie gerne lesen, treten Sie einem Literaturzirkel bei. So kommen Sie aus dem Haus und können sich mit anderen Leseratten über das Gelesene austauschen.

578
Einen Club gründen
Was begeistert Sie? Drachen, Free Jazz, Geranien? Gründen Sie in Ihrem Heimatort oder im Internet einen Club, um Gleichgesinnte zusammenzubringen.

579
Seien Sie »Freizeitminister«
Bringen Sie Ihre Freunde zusammen. Organisieren Sie einen regelmäßigen Kinoabend, einen Ausgeh-Abend für Mamas oder Cocktailtrinken zu Geburtstagen.

580
Online-Verbindungen
Heutzutage macht das Internet die Pflege von Freundschaften relativ einfach. Starten Sie einen Blog, um andere über Treffen zu informieren, laden Sie ein Video bei You Tube oder geben Sie Ihr Profil auf einer Networking-Seite ein.

581
Schreiben Sie einem Freund
Gerade in Zeiten des Internets ist ein handgeschriebener Brief etwas Besonderes. Außerdem ist Briefeschreiben entspannend: Legen Sie Musik auf, verwenden Sie interessantes Papier und einen Füllhalter, der Ihre Handschrift zur Geltung bringt. Stecken Sie Zeitungsausschnitte, Geschenke und andere Kleinigkeiten mit in den Umschlag. Lauter Dinge eben, die auf elektronischen Kommunikationswegen nicht möglich sind.

582
Nachbarschaftstreffen
Fassen Sie sich ein Herz und stellen Sie sich nach einem Umzug Ihren neuen Nachbarn vor. Das geht auch nebenbei, wenn Sie die Fenster putzen, Ihre Haustür neu anstreichen oder Blumenkästen bepflanzen. Auch Passanten werden stehen bleiben und zu plaudern beginnen.

583
Straßensport
Suchen Sie sich eine Sportart, die Sie vor Ihrer Haustür betreiben können und die die Leute zu einer Unterhaltung anregt. Fußball, Federball, aber auch Einradfahren oder Jonglieren sind denkbar.

584
Was denken Ihre Nachbarn?
Vielleicht haben Ihre Nachbarn ähnliche Sorgen wie Sie. Unternehmen Sie gemeinsam etwas: Organisieren Sie eine Baumpflanz-Aktion, kämpfen Sie für die Entschär-

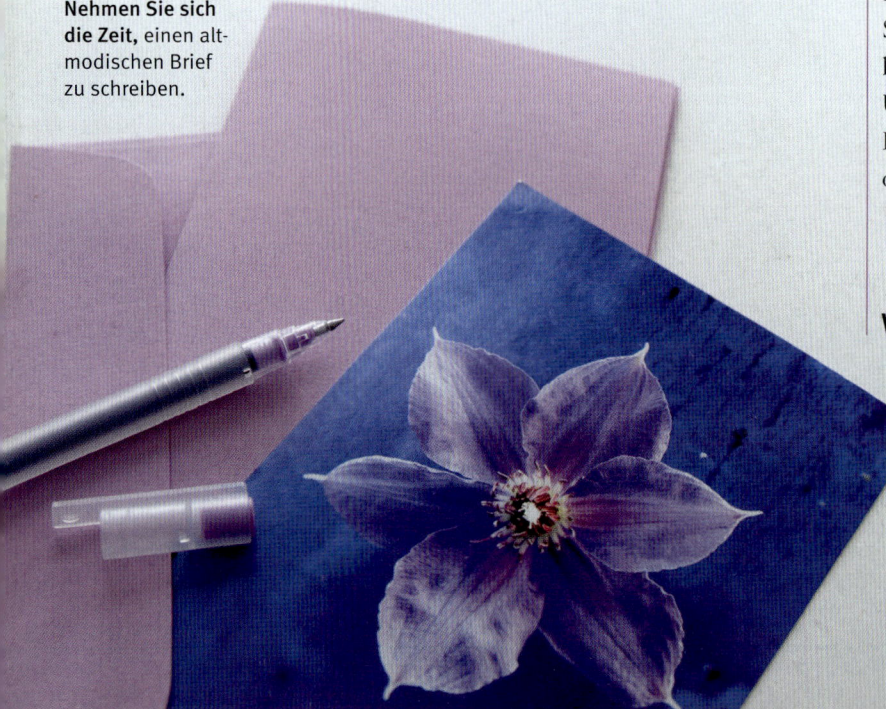

Nehmen Sie sich die Zeit, einen altmodischen Brief zu schreiben.

GESELLSCHAFT GENIESSEN 119

fung einer gefährlichen Straße, setzen Sie sich beim Stadtrat für eine geringere Lärm- oder Lichtbelästigung ein.

585
Protestieren Sie
Wenn Sie sich an Ihrem Wohnort einer Bürgerinitiative angeschlossen haben, um für lokalpolitische Anliegen zu protestieren, ist eine Demonstration besonders effektiv. Sie benötigen Transparente, motivierte Mitstreiter sowie Fahnen und Ballons. Stellen Sie die Transparente auf, benachrichtigen Sie die Lokalpresse und beenden Sie die Aktion nach einer Stunde wieder.

586
Guerilla-Gärtnern
Guerilla-Gärtner begrünen ungenutzte öffentliche Flächen, pflanzen und säen im Geheimen und jäten des Nachts Unkraut. Holen Sie sich Tipps bei www.gruenewelle.org. Vielleicht können Sie ja Menschen in Ihrer Nachbarschaft oder in Ihrem Bekanntenkreis dazu überreden, mitzumachen.

587
Straßenfest organisieren
Wenn Sie an Feiertagen oder bei lokalen Ereignissen keine große Straßenparty aufziehen möchten, versuchen Sie es einmal mit einer improvisierten Party. Bitten Sie Ihre Nachbarn, Sitzgelegenheiten auf den Gehsteig zu stellen, und laden Sie Passanten zu Kaffee und Kuchen ein.

588
Halten Sie den Verkehr auf
Wenn das Verkehrsaufkommen Ihre Kinder am Spielen hindert, organisieren Sie eine Fahrrad-Demo. Holen Sie vorher eine Genehmigung bei den örtlichen Behörden ein. Radeln Sie in möglichst großer Zahl so langsam Sie können und blockieren auf diese Weise Straßen in Ihrer Nachbarschaft.

589
Aufmerksamkeit erregen
Verabreden Sie sich, um zwei Minuten an einer kollektiven Aktivität teilzunehmen und sich dann ebenso rasch wieder zu zerstreuen. Eine Kissenschlacht beispielsweise ist eine gute Aktion.

590
Ein kleines Rädchen
Engagieren Sie sich als kleines Rädchen in einer großen Maschine. Etwa im Elternbeirat einer Schule, als Verteiler von Infomaterial eines gemeinnützigen Vereins oder in einem Ehrenamt.

591
Traditionspflege
Pflegen Sie lokale Bräuche und Festtage. Gehen Sie mit Freunden zum Volkstanz-Kurs, lernen Sie Lieder im einheimischen Dialekt, besuchen Sie Straßenfeste und kaufen Sie kulinarische Spezialitäten. Nietzsche schrieb einmal, dass wir ohne unsere Mythen die gesunde und kreative Naturgewalt verlieren, die uns zusammenhält.

592
Dichter-Nacht
Geben Sie ein Abendessen à la Johann Wolfgang Goethe, Hein-

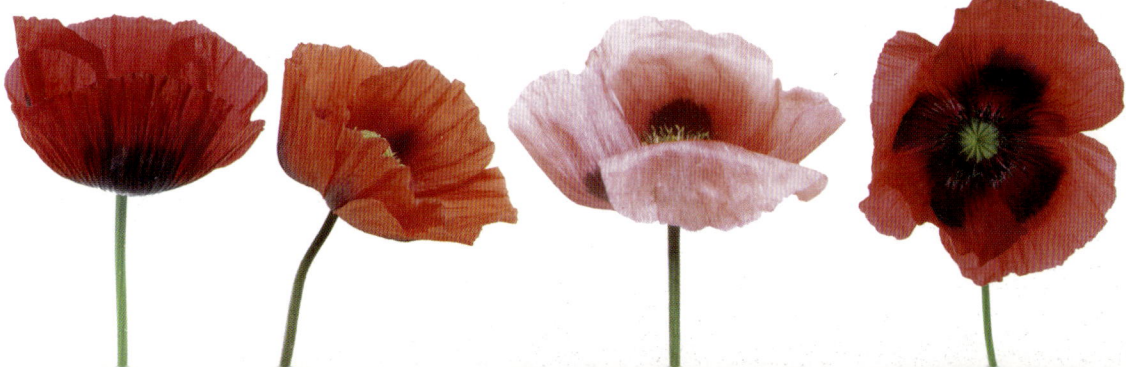

Streuen Sie Mohnsamen aus, um ein brachliegendes Stück Erde mit Farbtupfern zu versehen.

rich Heine oder empfinden Sie die Küche und Esskultur eines anderen berühmten Schriftstellers nach. Stilechte Rezepte finden Sie in entsprechenden Kochbüchern. Lesen Sie aus den Werken des Autors vor, spielen Sie Musik aus der jeweiligen Epoche – wenn möglich selbst, von einer CD oder eigens engagierten Musikern. Wer es noch authentischer möchte, versucht sich an zeitgenössischen Kostümen und entsprechender Festdekoration.

593
Kollektive Freude
Im Freien mit fremden Menschen feiern und gemeinsam einen glückseligen Zustand erreichen – das tun wir Menschen schon seit Tausenden von Jahren. Entspannen Sie sich bei einem Musik-, Yoga- oder Kunstfestival unter freiem Himmel. Psychologen sehen darin großen Nutzen für unser Wohlbefinden und für eine Gemeinschaft (vielleicht weil auf diese Weise so eine kreative individuelle und kollektive Stressbewältigung stattfindet).

594
Zum Nachdenken
Johann Wolfgang von Goethe (1749–1842) beschrieb den Karneval als ein Fest, das weniger dem Volk geschenkt wird, als dass das Volk es sich selbst schenkt. Lassen Sie sich von diesem Gedanken inspirieren.

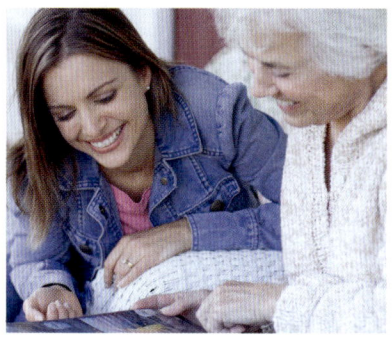

Bieten Sie Ihre Mithilfe an, um der Gemeinschaft etwas zurückzugeben.

595
Bewegung im Gleichklang
Wenn der Austausch mit Worten nicht Ihre Stärke ist, versuchen Sie, mithilfe Ihres Körpers zu kommunizieren. Sich synchron mit anderen Menschen zu bewegen erzeugt gemeinsame Freude. Probieren Sie Line Dance, Step-Fitness-Kurse oder Tai Chi aus.

596
Wange an Wange
Seien Sie mutig und lernen Sie von Angesicht zu Angesicht und an der Hand eines Partners zu tanzen – Standardtänze, Salsa oder Tango.

597
Täglich eine gute Tat
Die Pfadfinder sorgen für sozialen Zusammenhalt, indem sie ihre Mitglieder zu guten Taten auffordern. Eignen Sie sich diese Denkweise an und setzen Sie sie um.

598
Spontane Freundlichkeiten
Verbreiten Sie Wohlwollen, indem Sie nach Lust und Laune Gutes tun: Zahlen Sie den Kaffee für die Person, die hinter Ihnen in der Schlange steht, lassen Sie ein gelesenes Buch liegen, verschenken Sie Lose …

599
Fremde anlächeln
Wenn Sie einem Fremden zulächeln, steigt die Wahrscheinlichkeit, dass auch dieser jemandem zulächelt. Tun Sie es auf dem Weg zur Arbeit und sinnieren Sie über die Folgen im Laufe des Tages.

600
Ehrenamt
Studien belegen, dass Menschen, die ehrenamtlich tätig sind, länger und zufriedener leben. Wenn Sie nicht berufstätig sind, hilft Ihnen ein Ehrenamt, Beziehungen zu pflegen und sich nützlich zu fühlen.

601
Eine Massage schenken
In einer Untersuchung wurde festgestellt, dass sich bei Menschen, die regelmäßig andere Menschen massierten, das Wohlbefinden verbesserte – erstaunlicherweise sogar mehr, als wenn sie selbst massiert wurden.

GESELLSCHAFT GENIESSEN 121

602
Lassen Sie sich helfen
Nehmen Sie Angebote für Mitfahrgelegenheiten, Babysitten, Versorgung Ihrer Katze im Urlaub an und revanchieren Sie sich entsprechend. Solche Verpflichtungen schweißen Menschen zusammen.

603
Haustier als bester Freund
Bei einer Studie fand man heraus, dass Personen in Gesellschaft ihres Haustieres mit einer stressigen Aufgabe besser zurechtkamen als in Gegenwart eines Freundes oder Partners. Offenbar vertrauen wir unseren Haustieren vorbehaltlos und können Ihre Zuneigung genießen – vielleicht weil sie nicht über uns urteilen und uns nicht widersprechen?

604
Liebende Güte
Sitzen Sie aufrecht, die Hände auf den Knien, die Handflächen nach oben, die Augen geschlossen. Beobachten Sie gelassen Ihre Atmung.
Beschwören Sie ein Gefühl der Liebe herauf, denken Sie an einen guten Freund oder ein geliebtes Familienmitglied. Rufen Sie sich das Gefühl noch einmal ins Bewusstsein und schicken Sie es dieser Person. Denken Sie an jemand, mit dem Sie sich weniger verbunden fühlen. Senden Sie ihm oder ihr Mitgefühl. Dann denken Sie an jemand, den Sie nicht mögen. Versuchen Sie, auch ihm dieses Mitgefühl zu schicken. Stellen Sie sich vor, dass Sie diese Empfindung allen fühlenden Wesen schicken, und sagen Sie dazu: »Mögen alle zufrieden sein.«

605
Ungeselligkeit heilen
Manchmal erscheint es einem als Plage, in Gesellschaft anderer Menschen sein zu müssen. Diese Australischen Buschblüten-Essenzen stärken Sie im zwischenmenschlichen Bereich:
• Tall Mulla Mulla für Einzelgänger, die um des lieben Friedens willen Konflikte scheuen.
• Tall Yellow Top für Menschen, die sich als etwas Besseres fühlen und sich isoliert vorkommen.

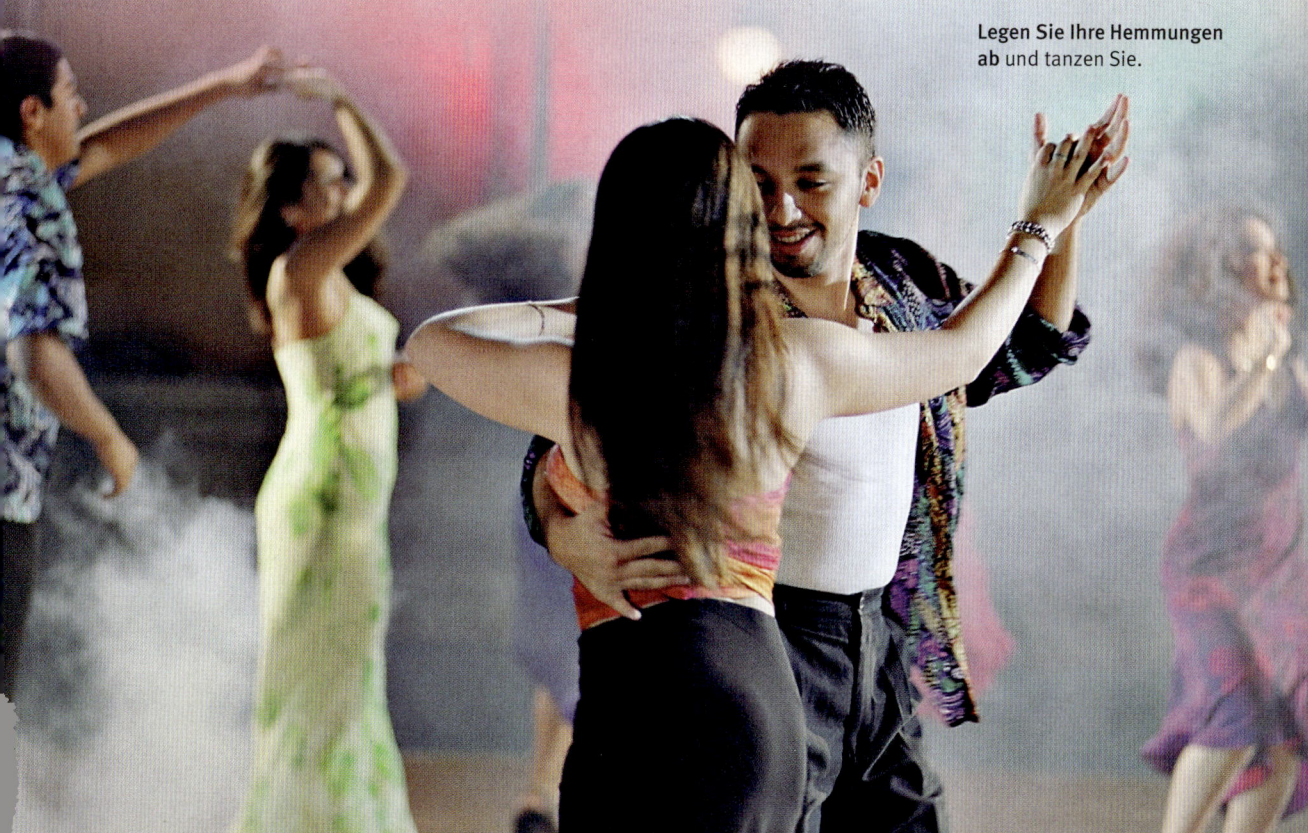

Legen Sie Ihre Hemmungen ab und tanzen Sie.

Einen Partner finden

Wer verheiratet ist, hat bessere Chancen auf ein langes und glückliches Leben, sagt die Forschung. Gemäß einer Studie ist die Sterblichkeitsrate sogar um ein Drittel niedriger. In einer anderen Studie fand man heraus, dass glücklich Verheiratete weniger anfällig für Infekte sind. In diesem Kapitel geht es darum, den Stress zu vermindern, den die Suche nach diesem so schwer zu findenden Lebenspartner mit sich bringt.

606
Tragen Sie einen Kristall
Rosenquarz soll von jeher Liebe und Romantik anziehen. Der Stein reinigt und öffnet das Herzchakra und bringt jenen Heilung, die in Beziehungen verletzt wurden. Tragen Sie einen Rosenquarzanhänger über dem Herzen und nehmen Sie Edelsteinelixier aus Rosenquarz (morgens und abends 6 Tropfen), um Liebe in Ihr Leben zu bringen.

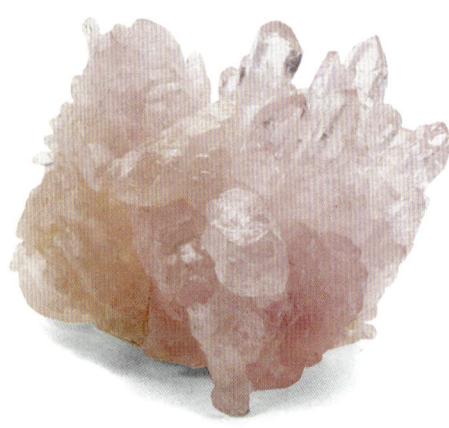

Tragen Sie einen Rosenquarzanhänger, der Ihr Herz für eine neue Liebe öffnet.

607
Neue Wege gehen
Experten in Sachen Partnervermittlung meinen, um neue Leute zu treffen, müsse man zwangsläufig seine üblichen Kreise verlassen. Wenn Ihnen Ihr gemütliches soziales Netz nicht viele Gelegenheiten bietet, einen potenziellen Liebespartner kennenzulernen, ändern Sie Ihr Privatleben, um der Liebe eine Chance zu geben.

608
Wohin ausgehen?
Abgesehen von Bars gibt es nicht so viele Orte, an denen man Leute treffen kann – besonders, wenn man schon etwas älter ist. Kontaktmöglichkeiten bieten Veranstaltungen auf Gemeindeebene im Bereich Kunst oder Festivitäten, Workshops in alternativen Cafés etc. Infos findet man in der Lokalpresse.

609
Online Dating
Nutzen Sie das Internet, weil Sie sich dort etwas entspannter bewegen können als im »richtigen« Leben. Die Möglichkeit, sich ein paar Wochen lang unverbindlich umzusehen, gibt Menschen in dieser extrem heiklen Angelegenheit ein Gefühl von Kontrolle. Es ist auch beruhigend, die Persönlichkeit und Gemeinsamkeiten eines potenziellen Rendezvous-Partners vorher ein wenig erkunden zu können, bevor man sich von Angesicht zu Angesicht gegenübersteht.

610
Wer kann Sie verkuppeln?
Freunde haben oft ein gutes Gespür dafür, wer zu wem passen könnte und wer nicht. Bitten Sie sie doch, mögliche Dates für Sie zu finden und zu prüfen, beispielsweise auf Partnervermittlungsseiten, wo Freunde Ihr Profil eingeben müssen (www.kuppeln.com). Gemäß einer Studie von 2007 bevorzugen Frauen diese Methode, während Männer sich lieber auf zufällige Begegnungen verlassen.

611
Moderne Liebesbriefe
Korrespondieren Sie mit potenziellen Verehrern schriftlich, um die Kunst, Liebesbriefe auszutauschen,

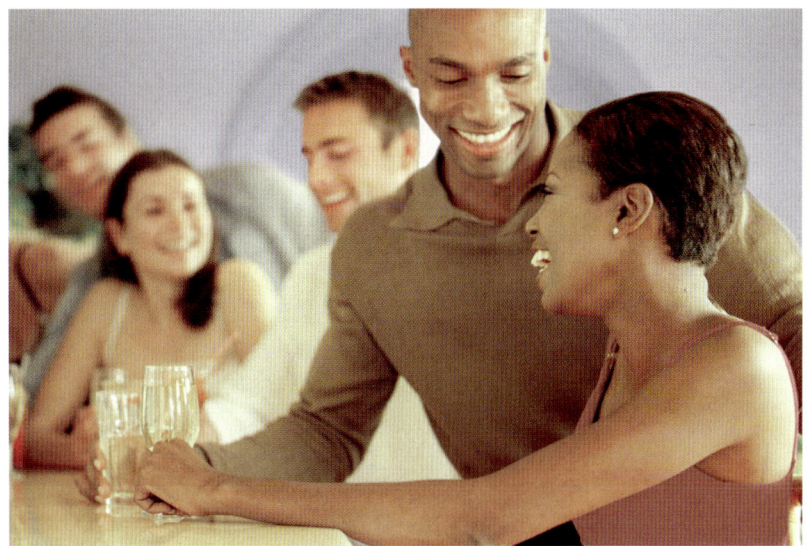

Seien Sie mutig und besuchen Sie Single-Partys, um eine verwandte Seele zu finden.

neu zu beleben. Außerdem sagen Briefe viel über die Persönlichkeit des Schreibers aus.

612
Leidenschaft ist nicht alles
Der Mensch, der am besten zu Ihnen passt, muss niemand sein, der Sie auf Anhieb umgehauen hat. Achten Sie auch auf eher altmodische Tugenden wie Freundschaft, gemeinsame Werte und Interessen sowie Verträglichkeit.

613
Spezielle Veranstaltungen
Besuchen Sie Single-Abende, auf denen Menschen mit bestimmten Interessen zusammenkommen – etwa in einer Kunstgalerie, einem Museum oder einer Weinhandlung.

614
Speed Dating
Das Konzept mag sich extrem unromantisch anhören, doch wenn Sie Ihre Vorurteile über Bord werfen, kann es eine Menge Spaß machen. Seien Sie unbeschwert und lachen Sie mit allen, die sich genauso komisch vorkommen wie Sie.

615
Verabredung per E-Mail
Die Anonymität und Ungezwungenheit dieser Kommunikationsform erleichtert es, jemandem ohne rot zu werden oder zu stottern eine erste Verabredung vorzuschlagen. Wenn Sie hier keinen potenziellen Partner finden, hatten Sie zumindest einen netten Abend.

616
Zu ungewöhnlicher Zeit
Falls Sie nach ein, zwei Glas Wein alles durch eine rosarote Brille sehen und Ihr Urteilsvermögen getrübt ist, schlagen Sie für die nächste Verabredung doch Ihre Mittagspause oder die freie Stunde vor Ihrem abendlichen Yogakurs vor.

617
Schreiben Sie Ihr Profil
Sich selbst in wenigen Worten zu beschreiben ist eine gute Übung, selbst wenn Sie keine Kontaktanzeige aufgeben wollen. Listen Sie die zehn Dinge auf, die Sie ausmachen, und dann die zehn Eigenschaften, die Ihr Partner unbedingt besitzen sollte. Detaillierte Fragebögen auf Partnervermittlungsseiten im Internet helfen dabei.

618
Heilung für gebrochene Herzen
Die folgenden Australischen Buschblüten-Essenzen können in Liebesdingen helfen:
• Bluebell öffnet das Herz, um sich anderen mitzuteilen.
• Boab verhindert die Wiederholung negativer emotionaler Verhaltensmuster aus der Kindheit.
• Flannel Flower nimmt die Angst vor körperlicher und seelischer Intimität mit dem Partner.

Ein glückliches Paar

Menschen, die in Beziehungen leben, sind glücklicher, wie eine Studie der Cornell Universität von 2005 herausfand. Nach der Phase der Verliebtheit beruhigt sich der Hormonhaushalt wieder, und die Beziehung wird tragfähiger. Hier ein paar Tipps, wie Sie daran arbeiten können.

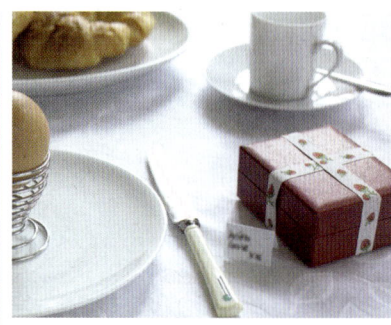

Unerwartete Geschenke sorgen für Romantik in der Beziehung.

619
Erfahrungen von Älteren
Helfen Sie ehrenamtlich in einem Pflegeheim für ältere Menschen. Dort können Sie viel über die Voraussetzungen beider Partner erfahren, die für eine jahrzehntelange Ehe wichtig sind.

620
Einander zum Lachen bringen
Lachen baut Stresshormone ab, steigert das Wohlbefinden und löst Konflikte auf – solange die Scherze niemanden bloßstellen.

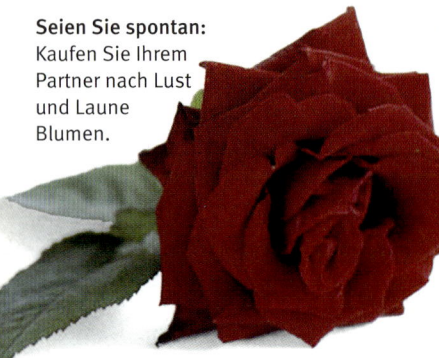

Seien Sie spontan: Kaufen Sie Ihrem Partner nach Lust und Laune Blumen.

621
Den Partner nicht vergessen
Lassen Sie durch ein ausgefülltes Arbeitsleben die Partnerschaft nicht in den Hintergrund treten. Nehmen Sie sich Zeit füreinander – und halten Sie die Zeiten ein. Wenn die Arbeitsbelastung länger als einen Monat andauert, setzen Sie sich mit Ihrem Partner zusammen und überlegen Sie, wie Sie die Situation künftig verbessern könnten.

622
Dem Partner Raum geben
Üben Sie das Zuhören. Fragen Sie Ihren Partner, wie er sich fühlt, formulieren Sie seine Aussagen mit eigenen Worten, um zu sehen, ob Sie ihn verstanden haben. Unterbrechen Sie ihn nicht und beenden Sie seine Sätze nicht für ihn. Wenn Sie es kaum schaffen, dem anderen nicht ins Wort zu fallen, schreiben Sie Ihre Gedanken auf. Legen Sie eine unterbrechungsfreie Redezeit von zwei Minuten pro Person fest.

623
Kompromissbereitschaft
In Beziehungen kann nicht immer einer seinen Kopf durchsetzen. Üben Sie sich in Gelassenheit.

624
Versöhnt Zubettgehen
Versuchen Sie vor dem Schlafengehen jeglichen Streit beizulegen. Eine unruhige Nacht und gekränkte Gesichter am nächsten Morgen beeinträchtigen den Tag.

625
Magie des Augenblicks
Versuchen Sie, sich ein wenig von der Spontaneität und Verrücktheit der ersten Verliebtheit auch in der Partnerschaft zu bewahren. Machen Sie einen Spaziergang im Regen, buchen Sie als Überraschung eine Nacht in einem schicken Hotel oder bringen Sie unerwartet Blumen mit.

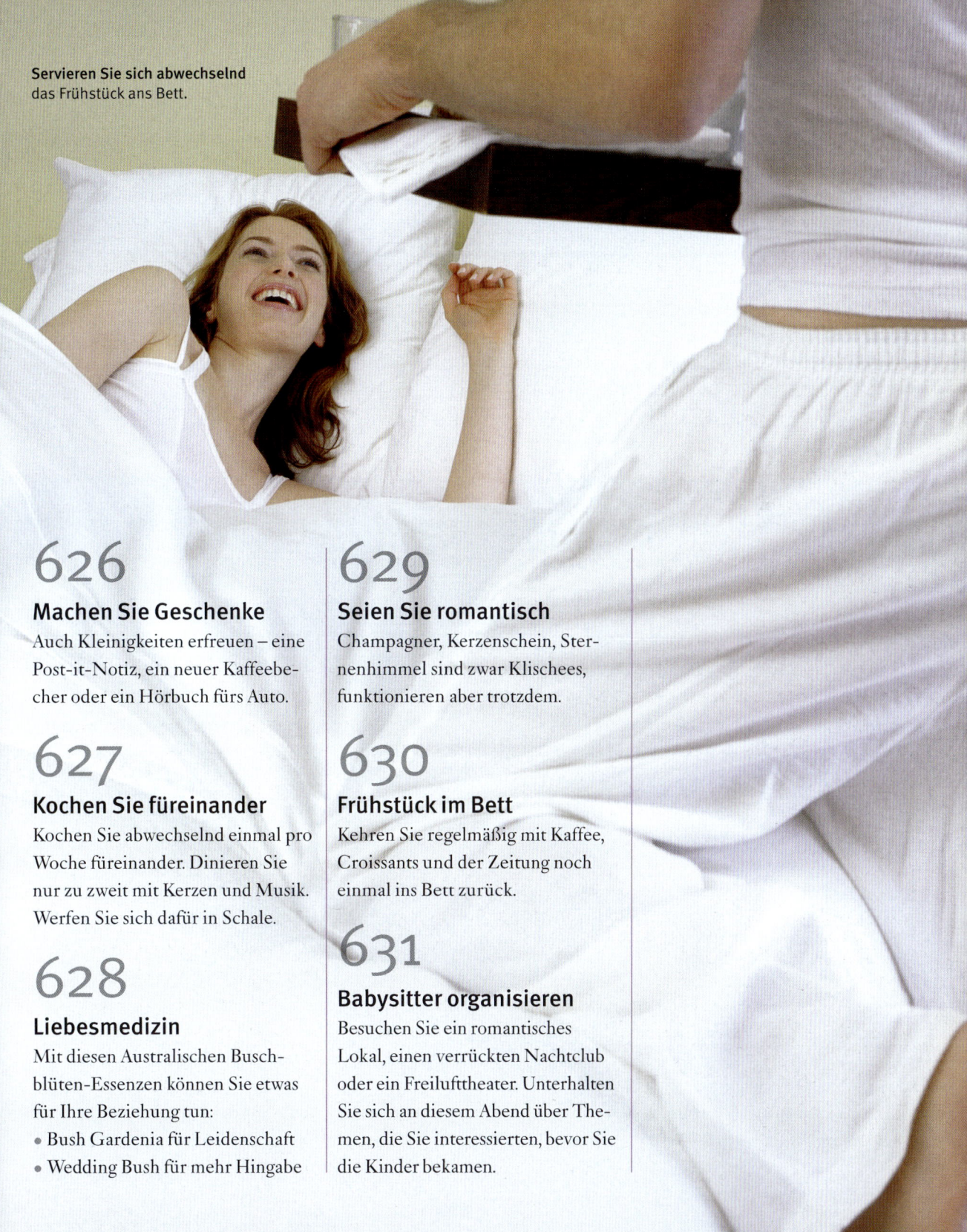

Servieren Sie sich abwechselnd das Frühstück ans Bett.

626
Machen Sie Geschenke
Auch Kleinigkeiten erfreuen – eine Post-it-Notiz, ein neuer Kaffeebecher oder ein Hörbuch fürs Auto.

627
Kochen Sie füreinander
Kochen Sie abwechselnd einmal pro Woche füreinander. Dinieren Sie nur zu zweit mit Kerzen und Musik. Werfen Sie sich dafür in Schale.

628
Liebesmedizin
Mit diesen Australischen Buschblüten-Essenzen können Sie etwas für Ihre Beziehung tun:
- Bush Gardenia für Leidenschaft
- Wedding Bush für mehr Hingabe

629
Seien Sie romantisch
Champagner, Kerzenschein, Sternenhimmel sind zwar Klischees, funktionieren aber trotzdem.

630
Frühstück im Bett
Kehren Sie regelmäßig mit Kaffee, Croissants und der Zeitung noch einmal ins Bett zurück.

631
Babysitter organisieren
Besuchen Sie ein romantisches Lokal, einen verrückten Nachtclub oder ein Freilufttheater. Unterhalten Sie sich an diesem Abend über Themen, die Sie interessierten, bevor Sie die Kinder bekamen.

632
Herzen und Küssen
Knutschen und knuddeln setzt natürliche Opiate frei und wirkt äußerst entspannend. Das Touch Research Institute in Miami fand heraus, dass Menschen, die berührt werden, weniger aggressiv sind, seltener unter Beklemmungen, Depressionen und Schlaflosigkeit leiden, ein stärkeres Immunsystem besitzen und mit Stress besser umgehen können. Streicheln Sie einander vor dem Einschlafen oder massieren Sie sich gegenseitig die Füße.

633
Liebesfilme anschauen
Eine Studie ergab, dass das Ansehen romantischer Filme Bindungen stärkt, weil es die Ausschüttung des entspannenden Progesterons fördert.

634
Geben Sie sich frei
Aktivitäten beizubehalten, die Ihnen Freude machen, verschafft Ihnen Zufriedenheit und kann den Blick für das schärfen, was Sie an Ihrer besseren Hälfte einmal so geliebt haben. Verabreden Sie sich mit Freunden zum Spazierengehen, Wandern oder Fußballschauen, während Ihr Partner seinen Interessen nachgeht.

635
Lassen Sie sich beraten
Wenn Sie immer wieder ein Verhalten an den Tag legen, das Ihre Beziehung ins Wanken bringt, versuchen Sie es mit Partnerseminaren, Eheberatung oder einem Mediator. Gemeinsam können Sie etwas ändern.

636
Partner-Yoga
Eine gute Möglichkeit, gemeinsam Bereiche des Körpers zu lockern, die stressanfällig sind. Außerdem können Sie dabei den Halt und die Wärme des Rückens Ihres Partners genießen. Wenn Sie beide Übungsteile absolviert haben, werden die Rollen getauscht.

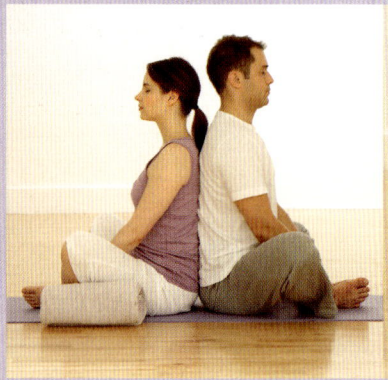
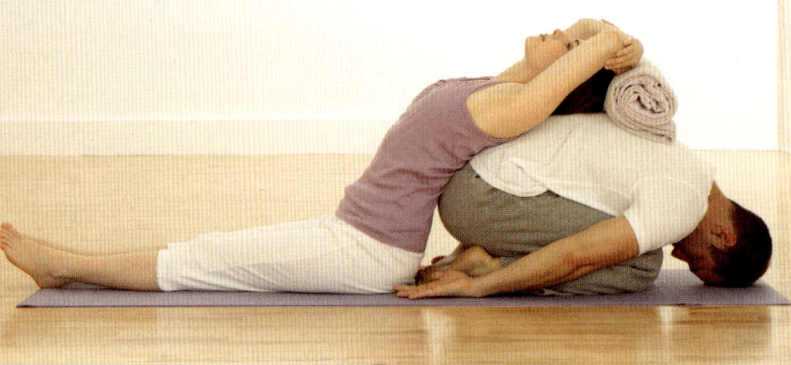

1 Lockert die Hüften: Setzen Sie sich Rücken an Rücken und ziehen Sie die Füße zu sich heran. Schließen Sie die Augen und bringen Sie Ihre Atmung in Einklang.

2 Bei Verspannungen im Oberkörper nehmen Sie die Kindhaltung ein. Dazu mit leicht gespreizten Knien vorbeugen, bis die Stirn den Boden berührt. Arme seitlich ausstrecken. Die Partnerin streckt ihre Beine aus und legt sich mit über dem Kopf verschränkten Armen auf Ihren Rücken.

Relaxter Sex

Liebevoller Sex stärkt die Bindung und ist die Basis einer glücklichen Partnerschaft. Lange Arbeitstage, Sorgen und negative Gedanken dämpfen das Verlangen – wie Studien gezeigt haben, insbesondere bei Frauen. Kein Wunder, dass sexuelle Probleme eine der Hauptsorgen unglücklicher Paare sind. Wenn die Libido abnimmt, schwindet auch die Zuversicht, Lust bereiten und empfangen zu können. Folgende Tipps helfen Ihnen, Nähe wieder zu genießen.

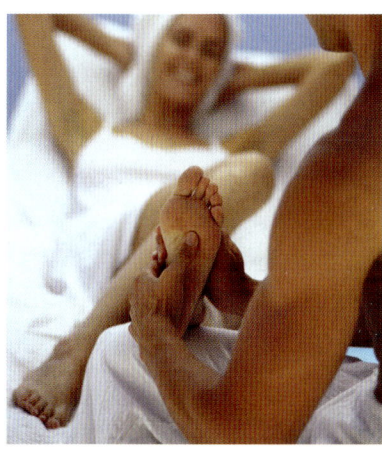

Spaß im Bett sorgt für Entspannung.

637
Finger weg!
Greifen Sie nicht zur Zigarette oder zu alkoholischen Getränken, wenn Sie sich gestresst fühlen. Rauchen und mehr als zwei Maßeinheiten Alkohol beeinträchtigen die Erektionsfähigkeit des Mannes und die sexuelle Erregbarkeit der Frau.

638
Fernseher aus
Italienische Wissenschaftler fanden heraus, dass Paare mit einem Fernseher im Schlafzimmer nur halb so viel Sex hatten wie jene ohne – insbesondere in der Altersgruppe über 50.

639
Liebe am Nachmittag
Wenn Sie am Ende des Tages erschöpft ins Bett fallen, wäre es sinnvoll, sich eine andere Zeit für Liebe und Zärtlichkeit auszusuchen – nach dem Frühstück zum Beispiel oder bei einem Nickerchen am Nachmittag.

640
Weniger Arbeit, mehr Vergnügen
Eine Studie der Universität Göttingen ergab, dass wir uns aus Frust umso mehr Arbeit aufbürden, je weniger Sex wir haben. Laut dieser Untersuchung ist mindestens zweimal pro Woche Sex das beste Mittel für gestresste Workaholics.

641
Nur nicht im Bett
Um eine lange Beziehung neu zu beleben, haben Sie Sex, wo Sie wollen – nur nicht im Bett. Ob im Auto, auf dem Küchentisch oder dem Sideboard, vor dem Kamin oder an der Wand vom Gartenhäuschen …

642
Ab in die Küche
Die Küche ist eine wahre Fundgrube, um Ihrem Liebesleben wieder mehr Pepp zu verleihen. Streichen Sie Ihrem Partner mit einem Backpinsel über die Haut, tragen Sie beim Kochen nur Dessous. Maismehl ist eine sinnliche Alternative zu Massageöl. Falls Sie eine Frühstücksbar oder eine Durchreiche besitzen, erkunden Sie deren Einsatzmöglichkeiten für spontanen Sex.

643
Heiße SMS
Erinnern Sie Ihren Partner an Ihre Leidenschaften, auch wenn Sie gerade nicht zusammen sind. Schreiben Sie ihm detailliert Ihre erotischen Fantasien. Achten Sie aber darauf, die richtige Nummer zu wählen!

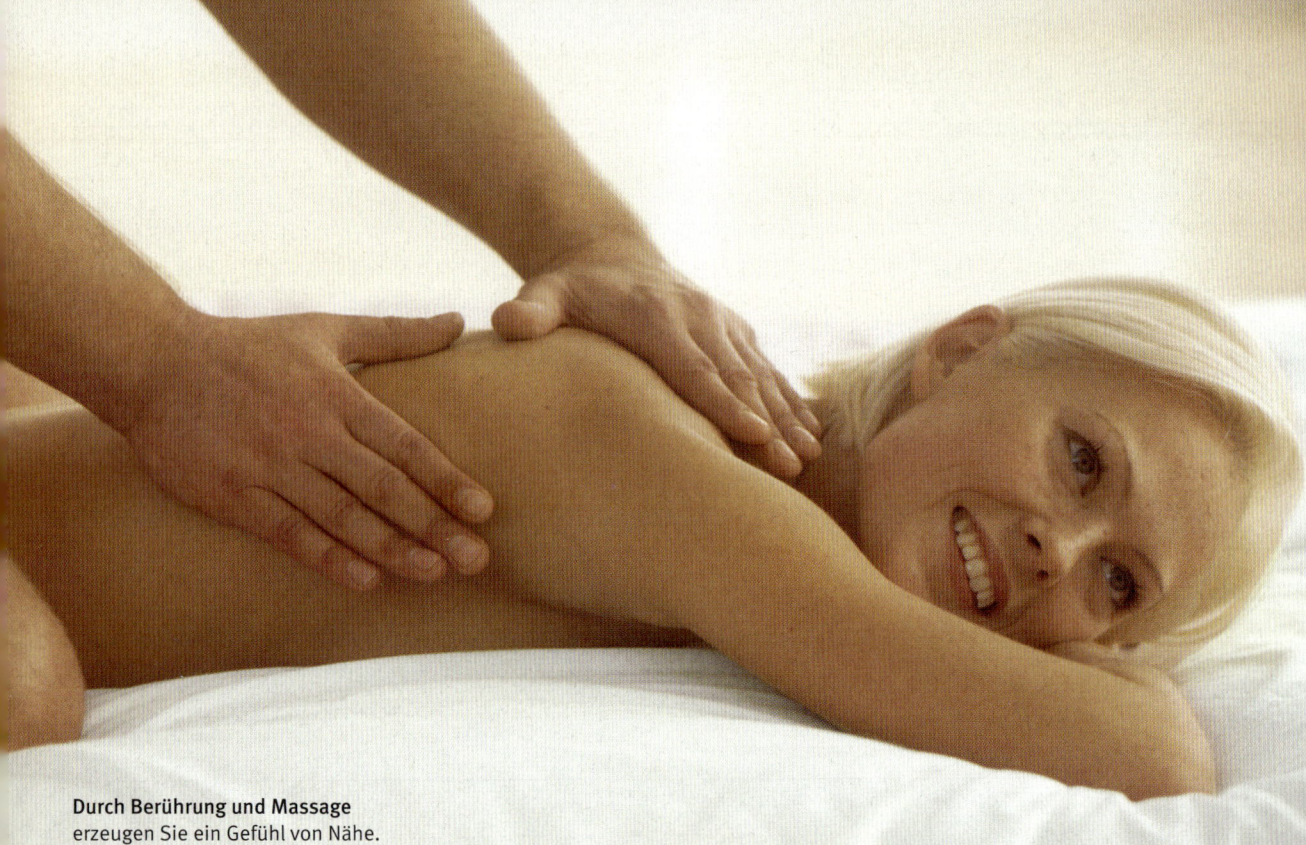

Durch Berührung und Massage
erzeugen Sie ein Gefühl von Nähe.

644
Sex als Meditation
Wenn Sie sich regelmäßig Zeit zum Meditieren nehmen, verwenden Sie diese hin und wieder, um Ihren Partner zu erforschen. Sex kann sehr meditativ sein, denn die Konzentration aller Sinne auf das Hier und Jetzt lenkt Ihre gesamte Aufmerksamkeit auf den Körper.

645
Atemmeditation
Legen Sie sich in Löffelchenposition vor Ihren Partner. Bringen Sie Ihren Atemrhythmus mit dem Ihres Partners in Einklang, atmen Sie gleichzeitig ein und aus. Dabei geben Sie abwechselnd das Tempo vor. Danach wechseln Sie sich so ab, dass einer ausatmet, wenn der andere einatmet, und umgekehrt.

646
Schokolade essen
Schokolade enthält Phenylethylamin – ein Stimmungsaufheller, der auch bei Verliebtheit im Spiel ist. Dazu kommt noch das »Glücks«-Molekül Anandamid, das Abhängigkeit fördert. – Können Sie sich die Aufmerksamkeit Ihrer oder Ihres Liebsten auf bessere Art sichern?

647
Schoko-Vanille-Bad
Dieses Bad enthält Sorgen zerstreuende Vanille und Jasmin, der Optimismus und Selbstvertrauen verbreitet und Mitgefühl und Leidenschaft anfacht.

2 Vanillestangen
12 EL Milchpulver
2 EL Kakaopulver
6 Tropfen ätherisches Jasminöl (in der Schwangerschaft weglassen)

Die Vanillestangen ins einlaufende Badewasser legen, dann Milch und Kakaopulver in einer Schüssel vermischen und unter Rühren mit kaltem Wasser zu einer cremigen Paste verarbeiten. Diese im Badewasser auflösen. Nach dem Bad die Vanilleschoten zur Wiederverwendung trocknen lassen.

648
Sinnliches Massageöl
Nehmen Sie sich Zeit für eine gemächliche Massage mit diesen aphrodisierenden Ölen. Schauen Sie einfach, wohin Sie das führt …

4 EL Traubenkernöl
je 3 Tropfen ätherisches Weihrauch-, Jasmin- (nicht in der Schwangerschaft) und Patchouliöl

Das Traubenkernöl in ein dunkles Glasfläschchen gießen, die ätherischen Öle hineintropfen, zuschrauben und vor dem Verwenden gründlich schütteln.

649
Anregende Gewürze
Den folgenden Gewürzen wird eine aphrodisierende Wirkung zugeschrieben. Vielleicht verwenden Sie das eine oder andere für Ihr nächstes romantisches Abendessen?
- Kardamom, ein bekanntes Tonikum für Liebe und Romantik.
- Nelken stimulieren und lindern nervliche Anspannung.
- Schwarzer Pfeffer stärkt die Manneskraft, da er den Blutfluss anregt.
- Zimt gilt als gleichzeitig beruhigend und stimulierend.
- Koriander dämpft Nervosität und steigert das Verlangen.
- Muskat fördert das Lustempfinden.

650
Neue Dessous
Sexy Wäsche wirkt bei Männern wie Frauen anregend. Wenn Sie tagsüber reine Seide auf der Haut tragen, kommen Sie in Stimmung für sinnliche Begegnungen am Abend.

651
Verführerisches Ausziehen
Sehen Sie sich eine Striptease-Show an, wo Sie interessante Anregungen für Ihr eigenes Liebesleben bekommen. Versuchen Sie es doch mal mit einem Bauchtanz oder einer Brustwarzen-Quasten-Nummer.

652
Sexy Düfte
Je 5 Tropfen ätherisches Öl auf 10 ml frisches Wasser in eine Sprayflasche geben und bei Bedarf im Schlafzimmer versprühen.
- Zum Aufmuntern: Orange, Bergamotte
- Zum Entspannen: Zitronengras, Lavendel, Vanille
- Als Aphrodisiakum: Jasmin, Patchouli

653
Singen Sie gemeinsam
Gemeinsames Singen steigert den Gehalt des »Liebeshormons« Oxytocin im Blut. Singen Sie mit Ihrem Partner, um sich in Stimmung zu bringen. Alternativ können Sie auch gemeinsam Liebesduetten aus Opern lauschen.

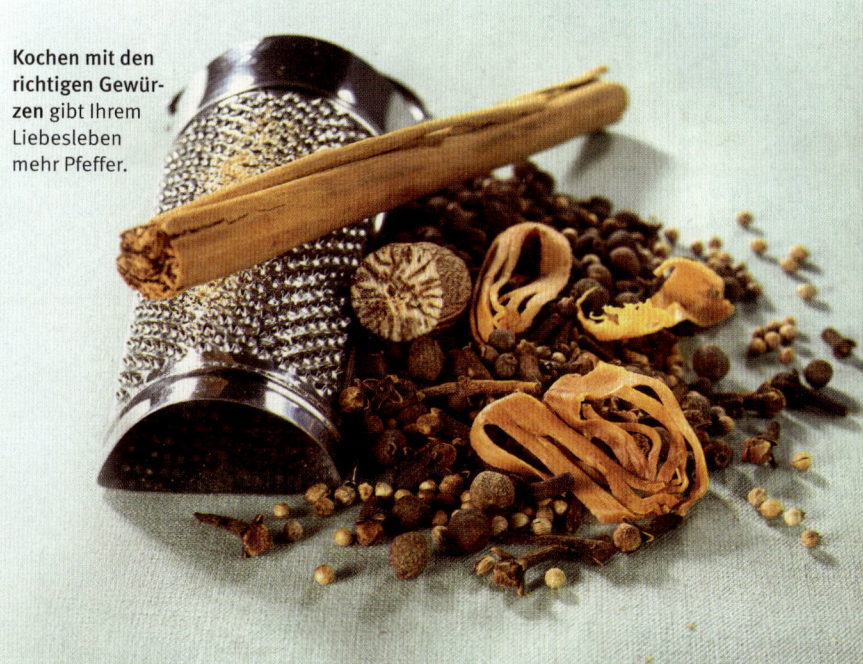

Kochen mit den richtigen Gewürzen gibt Ihrem Liebesleben mehr Pfeffer.

654
Aphrodisierendes Badeöl
Ein erotischer Schimmer auf der Haut plus die Kraft ätherischer Öle: Jasmin (nicht in der Schwangerschaft), um Männer anzuturnen, und Sandelholz, um weibliche Zurückhaltung abzulegen.

1 TL süßes Mandelöl
je 3 Tropfen ätherisches Jasmin-, Sandelholz- und Patchouliöl
getrocknete oder frische Rosenblütenblätter

Öle mit warmem Wasser vermischen und zum Badewasser geben.

655
Nimmt Versagensängste
Das Homöopathikum Lycopodium C30 kann Männern helfen, sich keine Sorgen um ihre Libido zu machen und Spaß zu haben.

656
Bringt Frauen in Stimmung
Bei Angst vor emotionalen Verletzungen kann Natrium muriaticum C30 helfen, die Dinge etwas lockerer zu sehen. Wenn Sie aus Überforderung auf Annäherungsversuche gereizt reagieren, hilft Sepia C30.

657
Nach unangenehmen Erlebnissen
Wenn Frauen wegen unangenehmer Erlebnisse in der Vergangenheit Sex nicht mehr genießen können, könnten diese Australischen Buschblüten-Essenzen hilfreich sein:
• Fringed Violet hilft die Nachwirkungen eines unangenehmen Erlebnisses zu verarbeiten.
• Wisteria, um ein Gefühl von gesunder Weiblichkeit zu erlangen.
• Flannel Flower, um die Lust an Berührung und Intimität zurückzubringen.

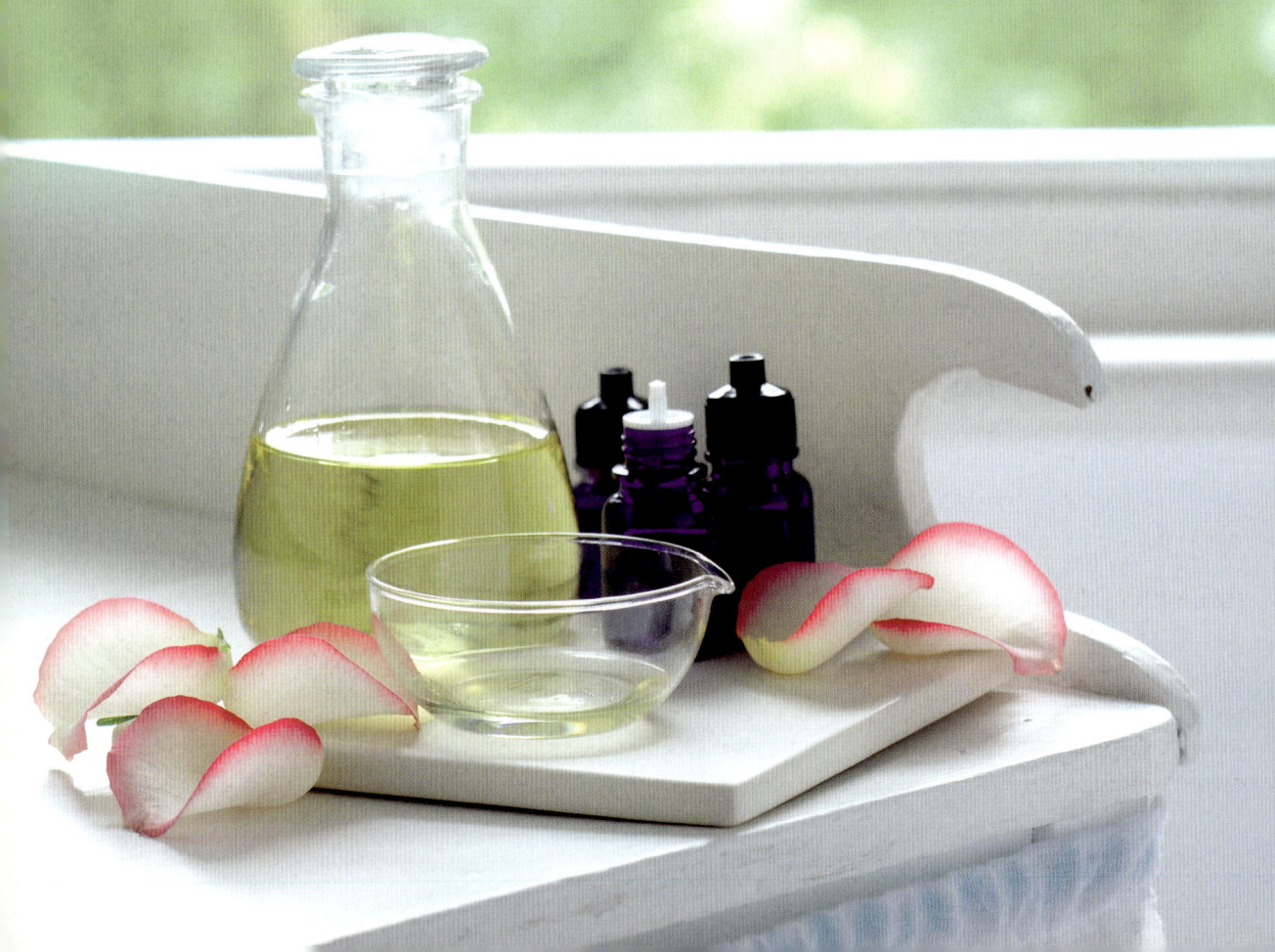

Schwanger ohne Stress

Ebenso wie für das eigene körperliche und seelische Wohlbefinden ist es auch für das Gedeihen des Ungeborenen wichtig, in der Schwangerschaft entspannt zu bleiben. Gelassen bleiben ist jedoch leichter gesagt als getan, wenn jedes Thunfischsteak und jede Tasse Kaffee Gewissensbisse oder die Missbilligung anderer hervorrufen.

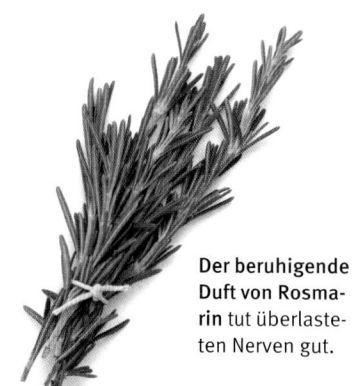

Der beruhigende Duft von Rosmarin tut überlasteten Nerven gut.

658
Gönnen Sie sich eine Pause
Sobald Sie müde oder niedergeschlagen sind, Ihnen übel wird oder Sie Heißhunger verspüren, ist das ein Stresssignal. Machen Sie ein Nickerchen, essen Sie einen Snack oder gehen Sie spazieren.

659
Informieren Sie sich
Belegen Sie einen Geburtsvorbereitungskurs, sprechen Sie mit Ihrem Frauenarzt oder Ihrer Hebamme. Vielleicht gibt es eine Info-Hotline oder eine Ambulanz in der Geburtsabteilung Ihres Krankenhauses. Besichtigen Sie Geburtskliniken.

660
Halten Sie Mittagsschlaf
Im ersten und dritten Trimester brauchen viele Frauen eine Pause nach dem Mittagessen und nach der Arbeit. Gönnen Sie sich das – Sie tun damit Ihrem Baby etwas Gutes.

661
Aufhören zu arbeiten
Wenn Sie zu viel arbeiten, erhöht sich die Gefahr vorzeitiger Wehen. Ab der 32. Woche sollten Sie nicht mehr arbeiten, Ihr Körper ist dann ohnehin genug belastet. Verbringen Sie mehr Zeit mit dem Partner und Ihren Kindern und kümmern Sie sich um ein stabiles Netzwerk.

662
Lassen Sie sich umsorgen
In manchen Ländern wird eine Schwangere von Familie und Freunden verwöhnt und entlastet, weil man davon überzeugt ist, so auch das Baby zu beruhigen. Lassen Sie andere teilhaben, gerade wenn Sie bislang sehr unabhängig und auf Ihre Individualität bedacht waren.

663
Stärkender Rosmarin
Geben Sie zwei Tropfen ätherisches Rosmarinöl auf ein Taschentuch. Wann immer Sie das Gefühl haben, Ihnen würde alles zu viel, riechen Sie daran.

664
Hilfe aus Blütenkraft
Blütenessenzen sind in der Schwangerschaft ideal, weil sie die Mutter stärken und für Ausgeglichenheit sorgen, ohne das Baby zu belasten.

665
Treiben Sie Sport
Bewegung fördert die Ausschüttung von Endorphinen – Wohlfühlhormone, die Optimismus und neue Energie erzeugen. Außerdem wirkt Sport entspannend, er hilft bei Schlafstörungen, hält die Gewichtszunahme in Grenzen und lindert Rückenschmerzen. Sportliche Frauen benötigen bei der Geburt weniger Schmerzmittel und kommen nach der Entbindung rascher wieder in Form. Nach Rücksprache mit Ihrem Arzt sind 30 Minuten Bewegung pro Tag sinnvoll.

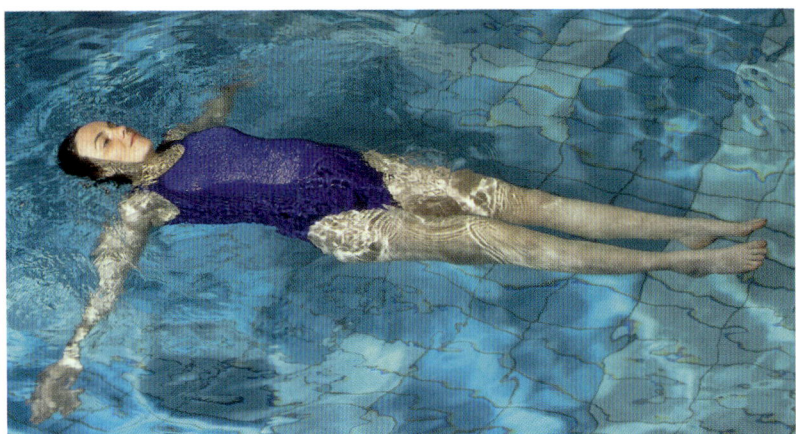

Entlasten Sie Ihren Körper und lassen Sie sich einfach treiben.

666
Gehen Sie schwimmen
Schwimmen ist die perfekte Sportart für Schwangere: Das Wasser bietet ausreichend Halt, die Bewegung ist trotzdem im richtigen Maße anstrengend. Nehmen Sie sich 20 Minuten Schwimmen dreimal pro Woche vor. Falls Sie nicht schwimmen wollen, probieren Sie Wassergymnastik speziell für Schwangere aus.

667
Angepasster Schwimmstil
Brustschwimmen schont Rücken und Nacken, wenn Sie längere Züge machen, bei denen Sie das Gesicht ins Wasser tauchen (Schwimmbrille tragen!) und die Wirbelsäule gestreckt ist. Die Knie beugen und die Beine nicht ganz zusammenführen. Alle zwei Züge Luft holen. Beim Rückenschwimmen bewegen Sie die Beine wie beim Brustschwimmen oder machen mit den Armen simultane Kreise.

668
Floating
Der Körper einer Schwangeren ist besonders schwimmfähig: Legen Sie sich auf dem Rücken ins Wasser und lassen Sie sich treiben. Legen Sie die Fußsohlen aneinander oder strecken Sie die Beine und Arme aus; legen Sie über dem Kopf die Handflächen aneinander. Langsam atmen hilft beim Entspannen. Vertrauen Sie sich dem Wasser und Ihrer Atmung an – das hilft Ihnen auch in den Wehen.

669
Yoga
Für Schwangere gibt es kein besseres Körpertraining, allein schon wegen der körperlichen Vorteile: Yoga öffnet das Becken, verbessert Haltung und Gleichgewicht, vertieft die Atmung und stärkt die Rumpfmuskulatur, was für die Wehen wichtig ist. Abgesehen davon hilft Yoga Ihnen, Ihre Aufmerksamkeit nach innen zu richten und Verbindung zu Ihrem Kind aufzunehmen. Fragen Sie Ihre Hebamme nach speziellen Yogakursen zur Geburtsvorbereitung.

670
Baddha Konasana
Lehnen Sie auf einem Kissen sitzend Schultern und Kopf an eine Wand. Die Fußsohlen aneinanderlegen und die Knie entspannen. Stützen Sie eventuell die Knie mit weiteren Kissen ab. Augen schließen und ruhig atmen.

671
Surfen Sie im Internet
Suchen Sie auf Schwangerschaftsseiten im Internet nach Unterstützung und Austausch mit anderen Schwangeren.

672
Neue Freundschaften schließen
Spezielle Sportangebote für Schwangere und Geburtsvorbereitungskurse sind ideal, um neue Freundinnen zu finden. So kann man sich gegenseitig in den turbulenten ersten Monaten mit dem Baby unterstützen.

SCHWANGER OHNE STRESS 133

673
Über die Stränge schlagen
Man kann nicht immer alles richtig machen. Viele Hebammen empfehlen, sich hin und wieder ein Glas Wein oder ein Stück Torte zu genehmigen – und ohne schlechtes Gewissen zu genießen.

674
Frei vom Modediktat
Zum ersten Mal seit Ihrer Pubertät sind Sie der Tyrannei von Waage, Maßband und Modetrends enthoben. Präsentieren Sie Ihr üppiges Dekolleté, genießen Sie Ihr weiblich rundes Hinterteil und kaufen Sie sich schicke Umstandsmode.

675
Besserwisser ignorieren
Wenn Ihnen Leute Vorträge halten, Ihren Bauch begrapschen oder Horrorstories erzählen, lächeln Sie einfach und wechseln Sie das Thema oder gehen Sie weiter, als hätten Sie nichts gehört. Begeben Sie sich unter Leute, denen Sie vertrauen und die Sie respektieren.

676
Affirmation
Das folgende Zitat der Mystikerin Teresa von Avila (1515–82) hilft bei Stress. Wiederholen Sie es als Mantra im Rhythmus Ihres Atems: »Nichts soll dich ängstigen, nichts dich schrecken. Alles geht vorüber.«

677
Die Füße entlasten
Legen Sie die Füße hoch, wann immer Sie sitzen. Dabei den unteren Rücken mit einem Kissen stützen.

678
Stretching im Sitzen
Diese Dehnübungen kräftigen und entspannen den Rücken. Setzen Sie sich mit möglichst geradem Rücken auf einen festen Untergrund. Vor allem der untere Rücken sollte nicht gestaucht sein, die Wirbelsäule auf ganzer Länge gestreckt.

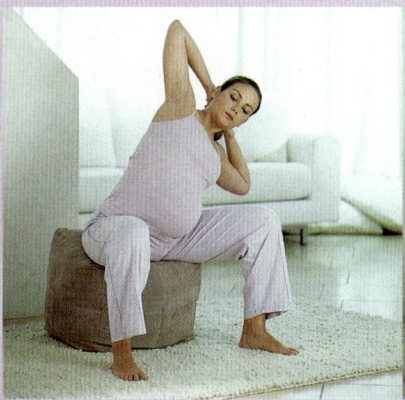
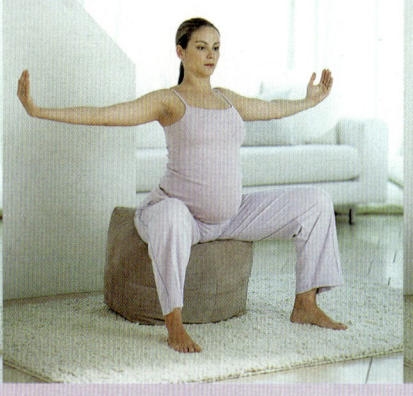
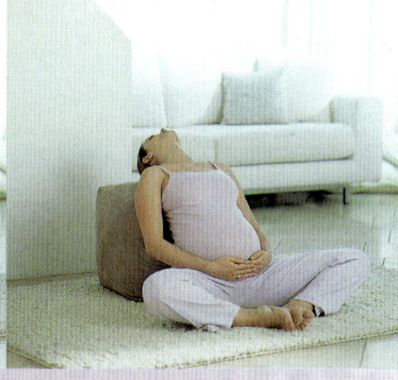

1 Die Hände hinter dem Kopf verschränken. Einatmen und nach links dehnen. Dabei die Ellbogen hinten halten. Nach rechts wiederholen.

2 Einatmen, aufrecht sitzen und die Arme seitlich ausstrecken. Ausatmen und die Hände nach oben drehen. Einige Augenblicke lang halten.

3 Setzen Sie sich vor die Sitzgelegenheit und legen Sie die Fußsohlen aneinander. Nach hinten lehnen und den Kopf ablegen.

679
Schutz-Meditation
Visualisieren Sie das Fruchtwasser, das Ihr Baby schützend umgibt, und fühlen auch Sie sich von einer Schutzhülle umfangen. Denken Sie an die kraftvoll pulsierende Nabelschnur und an die Menschen, die Sie mit Energie versorgen – Partner, Freunde, Hebamme.

680
Ein Refugium visualisieren
Stellen Sie sich Ihren persönlichen Schutzort vor, vielleicht einen geheimen Garten: Malen Sie sich aus, was Sie dort hören, riechen und auf der Haut spüren.

681
Nehmen Sie Kontakt auf
Wenn Ihr Baby aktiv ist, legen Sie mit geschlossenen Augen Ihre Hände auf den Bauch und genießen Sie seine Bewegungen. Singen Sie ihm ein Schlaflied vor. Sicher beruhigt es sich auch, wenn es dieses Lied nach der Geburt hört.

682
Pflanzliche Helfer
Folgende Bachblüten sind hilfreich:
- Star of Bethlehem, um die Aufregung, schwanger zu sein, zu verarbeiten.
- Pine gegen Schuldgefühle, ob ein Baby wirklich gewollt ist.
- Elm für Männer und Frauen, die die Vorstellung, Eltern zu werden, schreckt.
- Cerato, um dem eigenen Instinkt zu vertrauen.

683
Nestbautrieb
Auch wenn Sie alles perfekt vorbereiten möchten: Kaufen Sie nicht zu viel im Vorhinein ein. Alles, was ein Baby braucht, ist ein Stubenwagen bzw. eine Wiege, kuschelige Kleidung und Bettwäsche sowie eine entspannte Mama. Verwenden Sie Ökomaterialien und überlassen Sie Renovierungsarbeiten, bei denen Giftstoffe frei werden könnten, anderen.

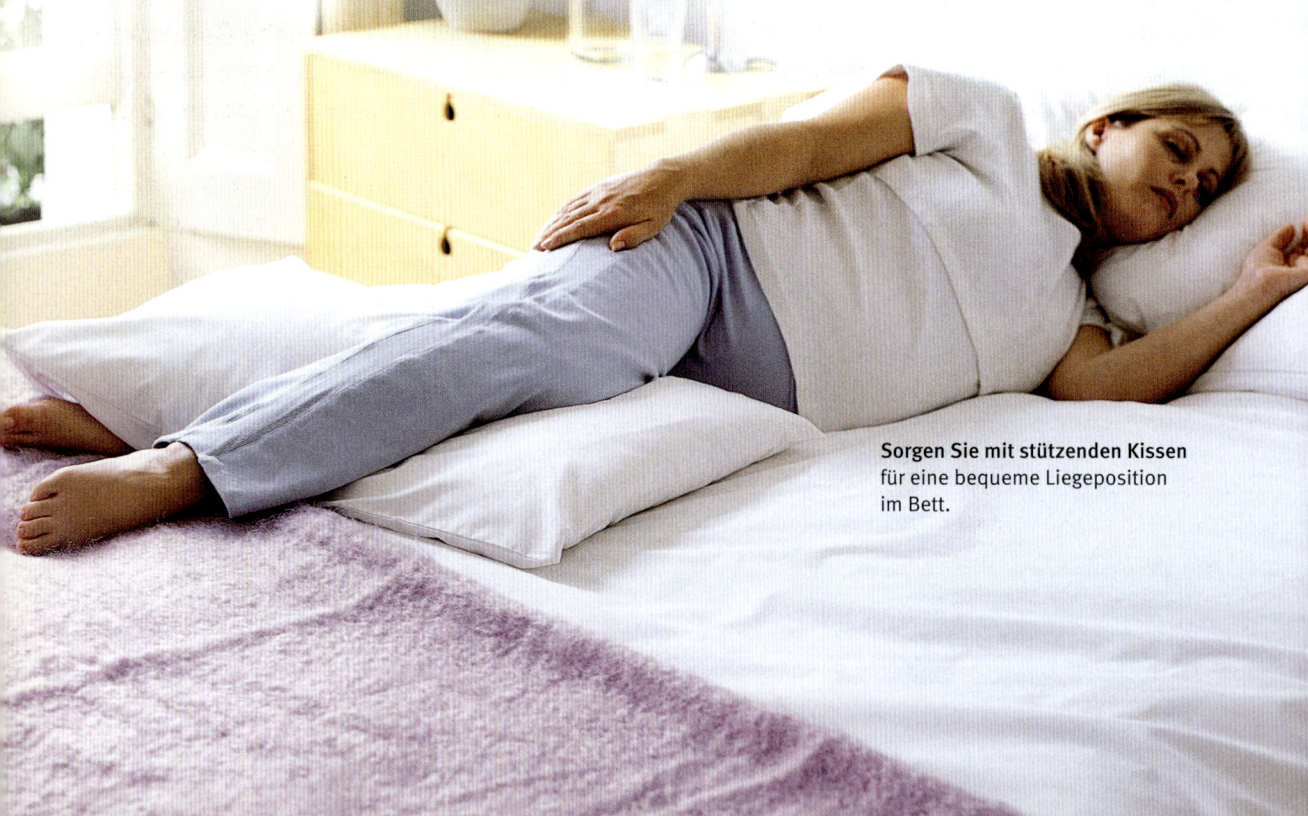

Sorgen Sie mit stützenden Kissen für eine bequeme Liegeposition im Bett.

684
Schwangerschaftskissen
Ein paar Extra-Kissen helfen gegen unbequemes Liegen. Legen Sie sich auf die linke Seite, um Ihr Baby optimal mit Blut und Nährstoffen zu versorgen. Winkeln Sie das obere Knie an und legen Sie ein Kissen unter Knie und Oberschenkel, um Knie- und Hüftgelenke zu entlasten. Diese Position unterstützt auch die Nierentätigkeit. Spezielle Schlafkissen für Schwangere stützen den Bauch ab.

685
Für einen tiefen Schlaf
In der Schwangerschaft ist die Körpertemperatur erhöht, was den Schlaf oft stört. Benutzen Sie Kissen mit Wollfüllung, weil diese die Feuchtigkeit vom Kopf wegleitet (dort schwitzen wir beim Schlafen am meisten). Eine Matratzenauflage aus reiner Wolle hilft ebenfalls, die Körpertemperatur zu regulieren, da die von Natur aus eingerollten Fasern Wärme gleichmäßig ableiten und Feuchtigkeit gut aufnehmen.

686
Endlose Warterei
Wenn die Kliniktasche gepackt, das Kinderzimmer hergerichtet ist, Sie sich von den Kollegen verabschiedet und das Haus geputzt haben, können Ihnen die Tage lang werden. Nutzen Sie die Zeit, um Bücher zu lesen, am Telefon zu plaudern, ins Kino zu gehen, für romantische Essen zu zweit sowie zum Backen und Gärtnern. Wenn das Baby da ist, werden Sie hierzu weniger Gelegenheit finden.

687
Himbeerblättertee
In den letzten acht Wochen (auf keinen Fall früher) können Sie beginnen, Himbeerblättertee zu trinken, um Ihre Gebärmutter auf die Wehen vorzubereiten und die Geburt zu erleichtern. Beginnen Sie mit einer Tasse täglich und steigern Sie sich schrittweise auf maximal vier Tassen.

688
Massieren Sie Ihren Damm
In den letzten sechs Wochen der Schwangerschaft sollten Sie die Haut zwischen Vagina und Anus täglich fünf Minuten lang mit Olivenöl massieren. Das verringert die Gefahr eines Dammrisses. Führen Sie Daumen und Zeigefinger 5 cm tief in die Vagina ein und dehnen die Haut Richtung Rektum und seitlich, bis Sie ein Prickeln spüren. 1–2 Minuten halten, bis das Gefühl nachlässt.

689
Verwöhntage
Verbringen Sie einen Tag in einem Spa, das ein spezielles Schwangeren-Programm anbietet. Gönnen Sie sich eine Gesichtsbehandlung, eine Rückenmassage, eine Pediküre (vor allem wenn Sie Ihre Füße nicht mehr sehen oder erreichen können) und ein leckeres Mittagessen.

690
Kuschelfrische Babysachen
Die Haut eines Neugeborenen ist noch sehr empfindlich. Waschen Sie deshalb alle Babysachen noch vor der Entbindung mit einem Öko-waschmittel und lassen Sie sie in der Sonne trocknen.

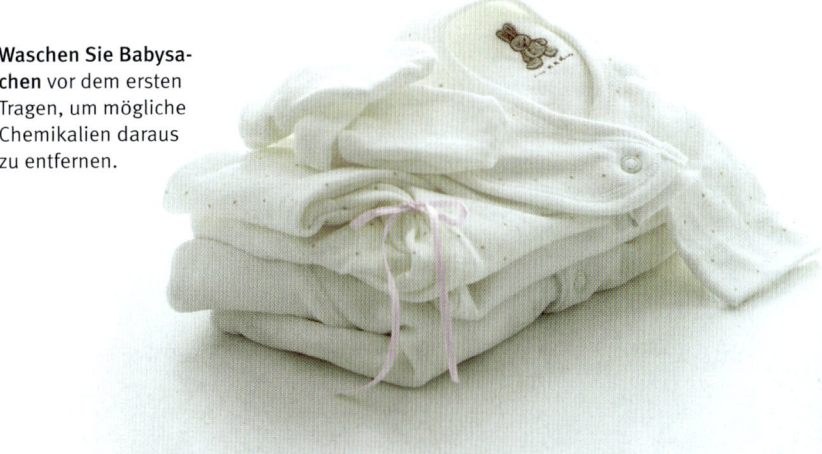

Waschen Sie Babysachen vor dem ersten Tragen, um mögliche Chemikalien daraus zu entfernen.

Leichtere Geburt

Bleibt die Mutter entspannt, können die Wehen kürzer und weniger schmerzhaft sein, außerdem ist der Stress für das Baby dann geringer. Viele Frauen berichten, dass ihre Wehen schwächer wurden oder ganz aufhörten, sobald sie ins Krankenhaus kamen. Dies ist der Stressreaktion auf grelle Beleuchtung, fremde Leute, das Gefühl von Kontrollverlust und bürokratische Formalitäten zuzuschreiben.

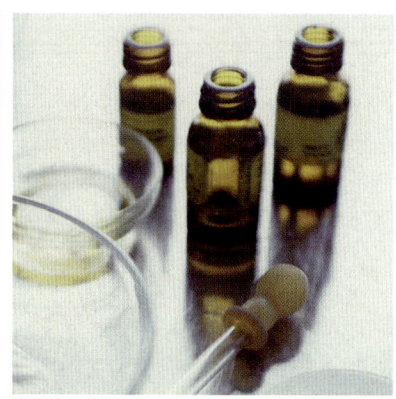

Homöopathika helfen bei der Entbindung.

691
Spürbare Unterstützung
Wenn Sie das Gefühl haben, in guten Händen zu sein, werden Sie die Geburt positiver erleben und Ihr Baby wird seltener an Komplikationen leiden, wie Studien belegen. Versuchen Sie, die Hebamme schon vorab kennenzulernen (vielen Frauen scheint das die Wehen zu erleichtern). Lassen Sie auch Ihren Partner vorab wissen, welche Form von Unterstützung Sie sich erwarten.

692
Ein entspannter Partner
Ein panischer Vater wirkt sich nicht gerade entspannend auf die Geburt aus. Dagegen hilft es, eine gelassene Freundin bei sich zu haben, die bereits selbst entbunden hat. Vielleicht suchen Sie sich auch eine Doula, eine professionelle Helferin für Gebärende. Doulas in Ihrer Nähe finden Sie unter www.doula-info.de.

693
Einen Geburtsplan schreiben
Schreiben Sie einen Geburtsplan, bevor die Wehen einsetzen, und sprechen Sie ihn vorab mit Ihrer Hebamme durch. Folgende Infos sollten darin stehen: Wo wollen Sie entbinden? Wer soll dabei sein? Welche Positionen wollen Sie einnehmen? Wie stehen Sie zu Schmerzmitteln, Überwachung der kindlichen Herztöne, Füttern des Neugeborenen? Was möchten Sie möglichst vermeiden? Ein Geburtsplan gibt Ihnen ein Gefühl von Kontrolle in den Momenten, wenn Sie nicht reden können oder wollen.

694
Homöopathische Hilfe
Es gibt spezielle Homöopathie-Sets für die Geburt. Es empfiehlt sich, einen klassischen Homöopathen aufzusuchen, der ein individuelles Set für Sie zusammenstellt und dessen Anwendung mit Ihnen und Ihrem Partner durchspricht.

695
Planen Sie eine Hausgeburt
Hausgeburten verlaufen oft weniger stressig, weil Sie z. B. essen, trinken und zur Toilette gehen können, wann Sie möchten. Suchen Sie sich ein beliebiges Zimmer Ihrer Wohnung aus und stimmen Sie Beleuchtung, Raumtemperatur und Hintergrundmusik ganz auf Ihre Bedürfnisse ab. Das vielleicht Entspannendste sind die zwei Hebammen, die Sie und das Kind versorgen (im Krankenhaus müssen sich meist mehrere Frauen eine Hebamme teilen und sich den Schichtwechseln anpassen). Studien lassen vermuten, dass eine Hausgeburt mindestens ebenso sicher ist wie eine Entbindung im Krankenhaus, die Wahrscheinlichkeit eines Notfalls senkt und eine schnellere körperliche und mentale Erholung zur Folge hat.

696
Ihre Umgebung gestalten
Umgeben Sie sich mit allem, was Sie entspannt: Kerzen, einer weichen Decke, Ihren Lieblingskissen, einem Sitzball, Fotos Ihrer anderen Kinder, dem ersten Spielzeug für das Neugeborene. Bitten Sie um gedämpftes Licht und Musik, die Sie ablenkt.

697
Auf dem Laufenden sein
Schreiben Sie in Ihren Geburtsplan, dass Sie durchgehend informiert sein wollen. Wenn Sie sich ängstigen, verspannt sich Ihr Körper und stoppt die Hormone, die die Wehen vorantreiben.

698
Nicht hinlegen
Bleiben Sie in aufrechter Haltung, denn die Schwerkraft verstärkt die Kontraktionen und beschleunigt den Weg des Babys durch den Geburtskanal. In der Hocke vergrößert sich die Öffnung des Beckens automatisch, was die Austreibungsphase erleichtert.

699
In Bewegung bleiben
Frauen, die im Kreißsaal mobil bleiben, haben tendenziell eine kürzere Geburt mit weniger Medikamenten als jene, die sich hinlegen. Gehen Sie umher, kreisen Sie mit den Hüften nach Art eine Bauchtänzerin. Stützen Sie Ihre Hände gegen eine Wand und trippeln Sie mit den Füßen auf und ab. Die Positionen, die Ihr Körper Ihnen vorgibt, dürften die Geburt am besten voranbringen.

700
Ab in die Wanne
Zu Beginn der Wehen lindert warmes Wasser den Schmerz. Ein Geburtsbecken bietet genug Bewegungsfreiheit und zugleich stabile Wände, um sich anzulehnen und auszuruhen. Studien lassen vermuten, dass bei Wassergeburten die Schmerzen besser bewältigt werden und sich die Wahrscheinlichkeit von Dammriss oder -schnitt reduziert. Falls Sie eine Wassergeburt in einer Klinik planen, erkundigen Sie sich vorab über die Verfügbarkeit und auch danach, wie viele Wassergeburten es in den letzten Monaten gegeben hat. Für eine Hausgeburt kann man ein Wasserbecken mieten.

701
Visualisieren Sie
Stellen Sie sich vor, Sie seien eine Surferin, die auf einer Wehe reitet und danach ans Ufer kommt. Oder stellen Sie sich eine Rosenknospe vor. Mit jeder Kontraktion öffnen sich die Blütenblätter ein Stückchen weiter und werden immer schöner.

702
Die Pausen genießen
Zwischen den Wehen haben Sie keine Schmerzen. Sagen Sie sich das als Mantra vor. Nehmen Sie einen Schluck Wasser und ruhen Sie sich

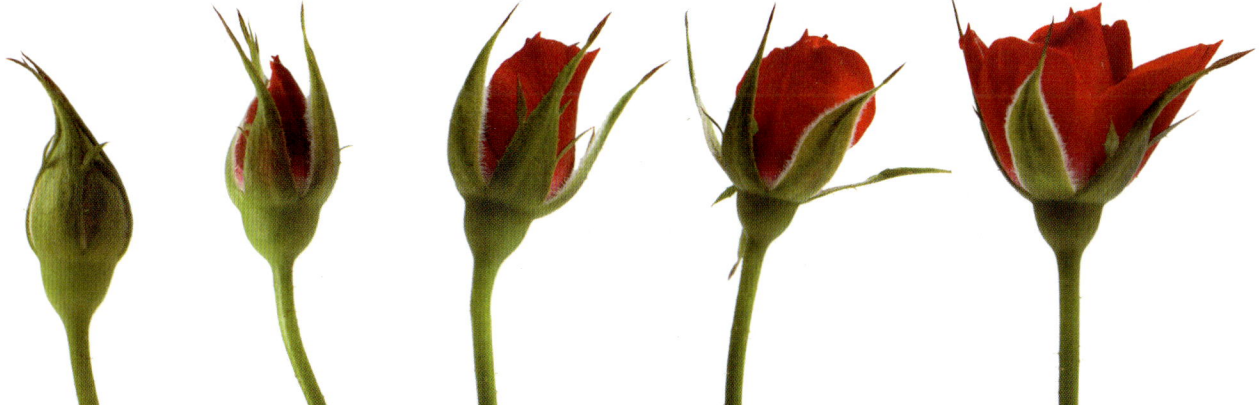

Stellen Sie sich eine Rosenknospe vor: die sich öffnenden Blütenblätter als Metapher Ihrer fortschreitenden Wehen.

138 ENTSPANNENDE BEZIEHUNGEN

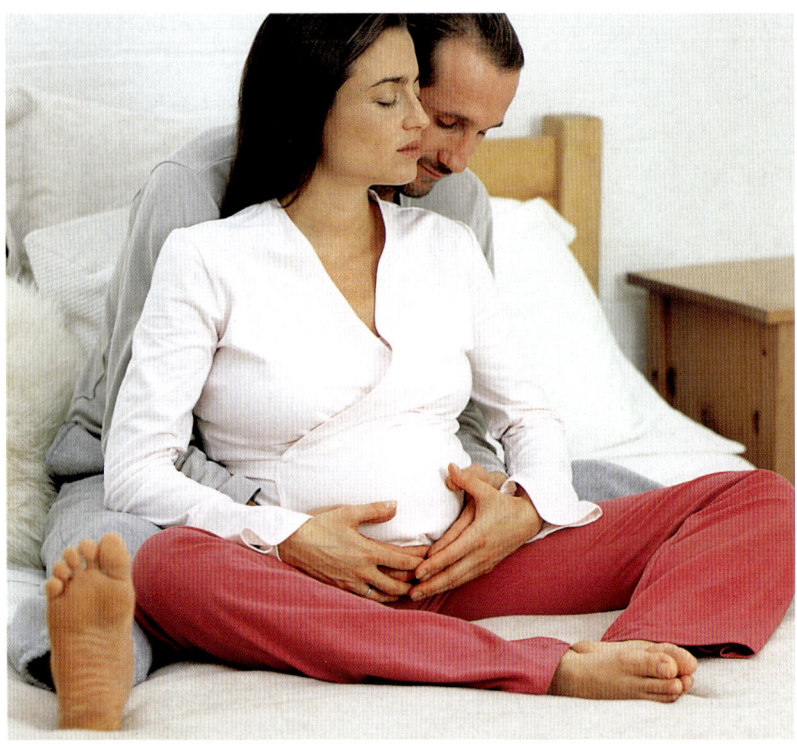

Eine entspannte Atmung hilft Ihnen und Ihrem Baby, sich nicht zu verkrampfen.

aus, um für die nächste Kontraktion Kraft zu sammeln.

703
Keine Uhren
Verbannen Sie Uhren und Wecker aus dem Zimmer. Das Gefühl, Ihre Wehen dauerten ewig, ist nicht gerade entspannend.

704
Hypnogeburt
In speziellen Hypnogeburt-Kursen kann man lernen, durch Selbsthypnose, Atemtechniken und Willkommenheißen der »Welle« (Kontraktion) in einen Zustand tiefer Entspannung einzutreten. Viele Studien belegen den Zusammenhang einer ruhigen Mutter mit einer leichteren Geburt. Das Verfahren soll einer natürlichen Epiduralanästhesie gleichkommen.

705
Die Macht des Atems
Tiefes Atmen vergrößert beim Einatmen die Sauerstoffmenge, die Ihnen und Ihrem Baby zur Verfügung steht, und löst beim Ausatmen die Spannung. Versuchen Sie es mit der *So-ham*-Atmung: Sagen Sie beim Einatmen leise »So« und seufzen Sie beim Ausatmen durch weiche, offene Lippen »ham«. Das »So« bezieht sich auf Sie, das »ham« auf alles Existierende, also auch auf die Menschen, die Ihnen und Ihrem Kind helfen.

706
Unterstützte Atmung
Bringen Sie Ihrem Partner die *So-ham*-Atmung bei, damit er Sie an das schmerzlindernde Ausatmen erinnert. Falls Sie nicht ansprechbar sein sollten, kann Ihr Partner Ihnen auch ins Gesicht pusten, um Ihnen das beruhigende Ausatmen ins Gedächtnis zu rufen.

707
Die Kehle entspannen
Seufzen entspannt die Kehle und macht so den Beckenboden weicher. Versuchen Sie mit Tönen auszuatmen. Das verlängert den Atemzug, beruhigt den Körper und macht den Schmerz erträglicher. Jedes Einatmen sollte dagegen still und natürlich vor sich gehen.

708
Kleine Stärkung
Essen Sie zwischendurch etwas, um eine lange Geburt besser durchzustehen. Eine kanadische Studie ergab, dass Frauen, die nach Belieben essen durften, keinerlei Komplikationen erlebten. Kohlenhydrathaltige Snacks bevorzugen!

709
Unterstützende Massage
Eine Massage wirkt als nonverbale Unterstützung, die noch dazu die Ausschüttung von Endorphinen stimuliert. Die richtige Technik lernt man in Geburtsvorbereitungskursen.

710
Hände weg!
Wenn Ihnen Berührungen während der Wehen eher unangenehm sind, bitten Sie Ihren Partner, damit aufzuhören.

711
Schultermassage
Bitten Sie Ihren Partner, mit seinen Daumen Ihren Schultergürtel und den Bereich um die Schulterblätter zu bearbeiten. Danach mit den Handflächen zu beiden Seiten der Wirbelsäule entlangstreichen. Dabei sollte immer eine Hand auf Ihrem Körper verbleiben.

712
Unterer Rücken
Im Kreuzbeinbereich kann Druck mit dem Handballen oder den Daumen Schmerzen lindern. In der Mitte der Sitzbeinhöcker beginnen und nach außen bewegen.

Eine rasche gesunde Stärkung verleiht Energie – auch für eine lange Geburt.

713
Bein-Massage
Lehnen Sie sich im Stehen mit den Unterarmen an eine Wand. Bitten Sie Ihren Partner, Ihre Waden zu massieren.

714
Wärmende Wollsocken
Tragen Sie Socken aus Schurwolle oder Filzpantoffeln, um nicht durch kalte Füße Verspannungen an anderen Körperteilen zu bekommen.

715
Rette mich!
Geben Sie ein paar Bachblüten-Rescue-Tropfen in ein Glas Wasser mit biegsamem Strohhalm, sodass Sie aus jeder Position davon trinken können. Nippen Sie immer wieder daran. Das gibt Ihnen die nötige Ruhe und Zuversicht zurück.

716
Erfrischung fürs Gesicht
Lassen Sie sich das Gesicht kühlen – z. B. mit einer Sprühflasche mit kaltem Wasser oder einem Coldpack – wenn Ihnen zu heiß ist oder Sie sich erschöpft fühlen.

717
Lippenpflege
Stundenlang durch den Mund zu atmen kann die Lippen aufspringen lassen. Benutzen Sie einen Lippenbalsam aus natürlichen Zutaten (Sheabutter, Jojoba, Bienenwachs).

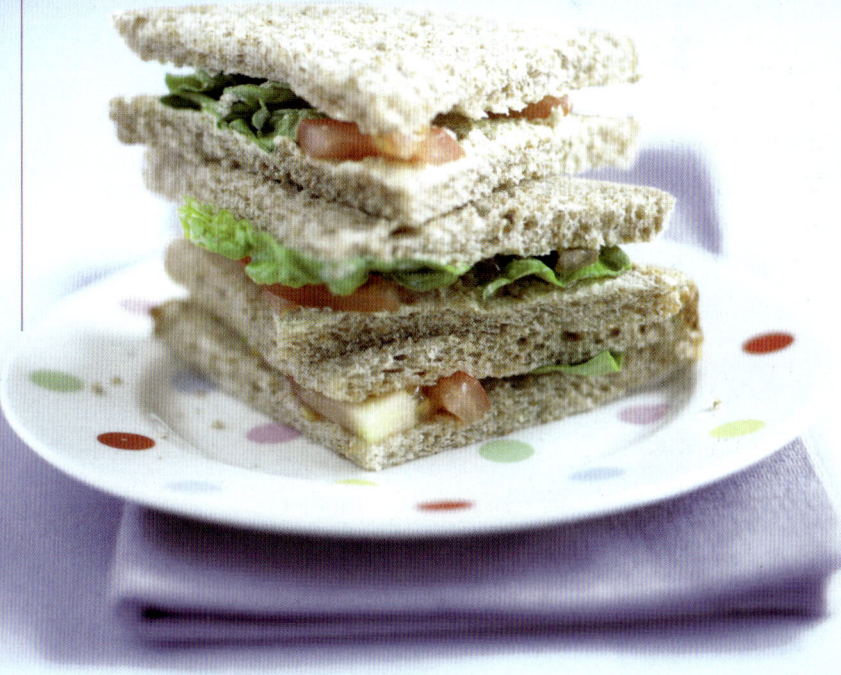

Für Mutter und Kind

Mit einem neugeborenen Baby zu Hause zu sein kann eine ebenso freudige wie beängstigende Erfahrung sein. Ein wegen Bauchschmerzen weinendes Baby, schlaflose Nächte, wunde Brustwarzen und schmerzende Nähte sind der Entspannung nicht gerade förderlich, aber es gibt jede Menge Möglichkeiten, hier Abhilfe zu schaffen.

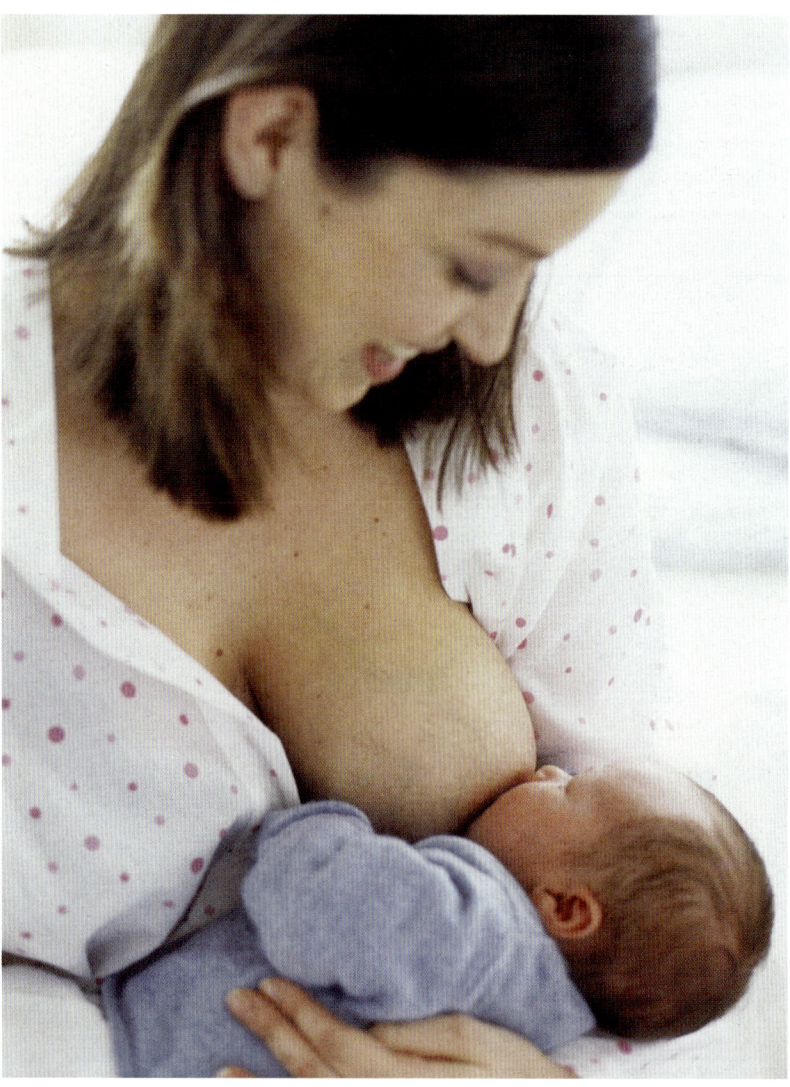

Machen Sie es sich beiden bequem, bevor Sie mit dem Stillen beginnen.

718
Bleiben Sie im Bett
Wenn Sie mit dem Baby nach Hause kommen, nehmen Sie gemeinsam Ihr Bett in Besitz. Bleiben Sie dort, denn wenn Sie aufstehen, werden Sie vermutlich Besucher versorgen. Wenn Sie nicht genau mitbekommen, was vor sich geht, können Sie das Chaos leichter ignorieren.

719
Nehmen Sie sich Zeit
An erster Stelle brauchen Sie einen Ort, um sich bequem hinzulegen und Ihr Baby zu betrachten. Auf diese Weise können Sie sich aufeinander einstimmen und den intensiven Blickkontakt, den jedes Neugeborene sucht, nutzen. Verdrängen Sie allen Stress und gönnen Sie sich »Baby-Flitterwochen«.

720
40 Tage Schonung
In vielen Kulturen gibt es das Wochenbett. Das sind 40 Tage, in denen die Frau von Familie und Freunden umsorgt wird. Außerdem nimmt man ihr das Baby viel ab, damit sie sich ausruhen kann. Lassen auch Sie sich zumindest in der ersten Woche von jemand bekochen und versorgen.

FÜR MUTTER UND KIND

721
Kein Besuch!
Viele Besucher kommen ausgerechnet am dritten Tag. Doch dann schießt meist die Milch ein, und Erschöpfung macht sich breit. Sorgen Sie dafür, dass Besucher an diesem Tag abgewimmelt werden.

722
Geschenke für Sie
Jeder bringt Geschenke fürs Baby. Lassen Sie an Besucher den Tipp geben, auch Ihnen etwas zu schenken – eine besondere Augencreme, Ihre Lieblings-Bodylotion, etwas Neues zum Anziehen, ein Schmuckstück oder eine Massage.

723
Damm-Pflege
Zaubernuss oder Arnika beruhigen einen geschwollenen oder wunden Damm. Ringelblumentinktur im Badewasser oder auf der Vorlage beschleunigt die Heilung und wirkt antiseptisch.

724
Postnatale Homöopathie
- Arnica C30 und Hypericum C30: nach einem Kaiserschnitt abwechselnd stündlich zur schnelleren Heilung und Schmerzlinderung.
- Aconitum C30 gegen den Schock einer schweren Geburt.

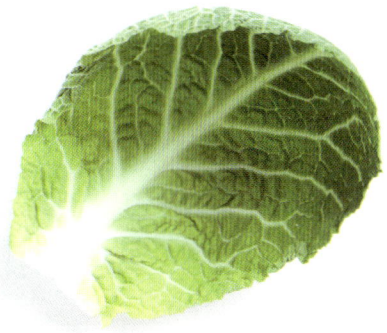

Natürliches Heilmittel: Ein kühles Wirsingblatt lindert Brustentzündung.

- Chamomilla C30 lindert Schmerzen nach der Geburt.
- Phytolacca C30 bei schmerzenden, geschwollenen Brüsten, wenn das Baby noch zu wenig trinkt.

725
Bequemes Stillen
Machen Sie es sich bequem. Sitzen Sie, während beide Füße stabil auf dem Boden stehen, wobei die Beine abgestützt sein sollen. Legen Sie Kissen oder eine Decke in Ihren Rücken und Kissen unter die Arme. Für Sie selbst sollten eine wärmende Decke und ein Getränk erreichbar sein, eventuell auch etwas zur Unterhaltung, falls das Füttern lange dauert.

726
Entspannt füttern
Diese Meditation hilft gestressten Babys und Müttern:
Stellen Sie sich vor, wie Sie über Ihr Rückgrat Atem holen. Beim Ausatmen visualisieren Sie ein weißes Licht, dass Sie und Ihr Baby schützend umgibt.
Nach ein paar Atemzügen gehen Sie zur Hummel-Atmung (Tipp 26) über. So wird Ihr Kind Ihren ruhigen Atem bald mit entspannten Fütterungen assoziieren.

727
Linderndes Gemüse
Legen Sie ein frisches Wirsingblatt rund um Ihre Brust in den BH, um heiße, entzündete Brüste zu kühlen. Klopfen Sie die Blätter vorher weich.

728
Wache Brustkinder
Stillkinder schlafen meist weniger lang als Flaschenkinder.

729
Brennnesseltee
Brennnesseltee fördert die Milchbildung. Die gleiche Wirkung hat Urtica urens C30, eine Woche lang zweimal täglich eingenommen.

730
Milch-Bad
Um den Milchfluss anzuregen, geben Sie 10 Tropfen ätherisches Geraniumöl oder 6 Tropfen ätherisches Fenchelöl (nicht bei Allergien) in Ihr Badewasser. Baden Sie ohne Ihr Baby.

731
Sanfte Stilleinlagen
Benutzen Sie Einlagen aus Hanf, naturbelassener Merinowolle (Lanolin wirkt antibakteriell) oder einem Mix aus Rohseide und Wolle.

732
Rat & Hilfe
Falls das Stillen nicht klappt, finden Sie unter www.lalecheliga.de oder www.afs-stillen.de Telefonnummern und Adressen von Stillberaterinnen in Ihrer Nähe. Eventuell bietet auch Ihre Entbindungsklinik den Service einer Telefonhotline.

733
Nachts zurechtkommen
Wenn Ihr Baby die ganze Nacht wach ist, nehmen Sie es in Ihr Bett. Benutzen Sie ein Nachtlicht, damit Sie es leichter anlegen können. Wickeln Sie nur, wenn es nötig ist.

734
Fest einhüllen
Manche Säuglinge empfinden es als angenehm, wenn sie komplett eingehüllt sind. Wickeln Sie Ihr Kind in ein Baumwolltuch. Erst eine Seite einschlagen, dann die andere darüberwickeln und feststecken.

Manche Babys empfinden es als extrem beruhigend, behutsam, aber fest eingehüllt zu werden.

735
Das Bett warm halten
Wenn Sie Ihr Baby zum Füttern aufnehmen, legen Sie eine mit warmem (nicht heißem) Wasser gefüllte Wärmflasche an seinen Platz, um ihn warm zu halten. (Vor dem Zurücklegen entfernen.)

736
Im Liegen stillen
Mit dieser Technik können Sie während der nächtlichen Fütterungen vor sich hin dösen. Legen Sie sich auf die Seite und legen Sie Ihr Baby an die untere Brust an. Achten Sie darauf, dass sein Gesicht nicht unter der Decke liegt (ein Schal wärmt Ihre Schultern). Aus Sicherheitsgründen sollten Sie das Baby nach dem Stillen in sein Bett zurücklegen.

737
Im Bad stillen
Stillen in warmem Wasser beruhigt Mutter und Kind. Achten Sie darauf, dass der Kopf gut abgestützt und nicht unter Wasser ist. Schlafen Sie selbst nicht ein!

738
Lammfell
Eine Studie der Universität Cambridge ergab, dass Babys, die auf einem natürlich gewachsenen Lammfell liegen, weniger weinen,

nach dem Füttern schneller zur Ruhe kommen und länger friedlich liegen bleiben. Entscheiden Sie sich für spezielle Babyfelle. Verwenden Sie das Lammfell aber wegen der Gefahr des Plötzlichen Kindstods nicht im Kinderbett.

739
Ein neues Outfit
Können Sie die Umstandssachen nicht mehr sehen, passen aber auch noch nicht in Ihre Lieblingsjeans? Dann gönnen Sie sich ein neues Outfit, das genau passt.

740
Veränderung akzeptieren
Die Australische Buschblüten-Essenz Bottlebrush hilft, sich an die neue Mutterrolle zu gewöhnen.

741
Weise Worte
»Klammer dich nicht an Veränderliches«, rät Buddha. Beziehen Sie diese Aussage auf Ihr neues Leben und auf das, was Sie unvermeidlich aufgeben müssen – Ihre Zweisamkeit als Paar, Freundschaften mit Kinderlosen, eine gewisse Verantwortungslosigkeit, Einsamkeit. Verzeihen Sie sich selbst, wenn Sie einiges davon gern zurückhaben würden.

742
Perfektion ist unmöglich
Mutterschaft ist ein Vollzeitjob. Und keine Mutter hat je das Gefühl, ihm absolut gerecht zu werden. Um entspannt durch den Tag zu kommen, erlauben Sie sich Fehler und bitten Sie bei Bedarf andere um Hilfe.

743
Beruhigende Streicheleinheiten
Streicheln und berühren sind perfekt, um Ihr Neugeborenes besser kennenzulernen. Es gibt Ihnen Selbstvertrauen bei der Versorgung dieses zerbrechlich wirkenden Wesens und ist ein guter Weg, ihm Ihre Liebe zu zeigen, gerade wenn Sie von der Geburt noch etwas erschöpft sind.

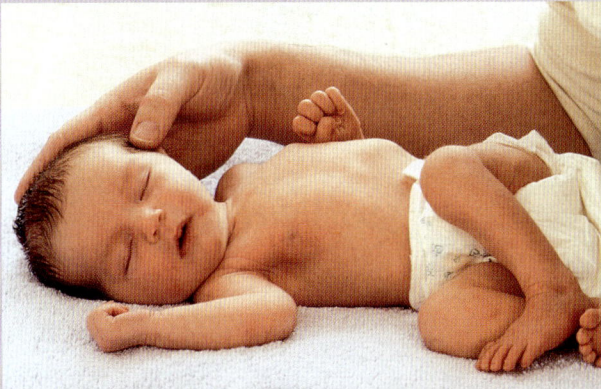
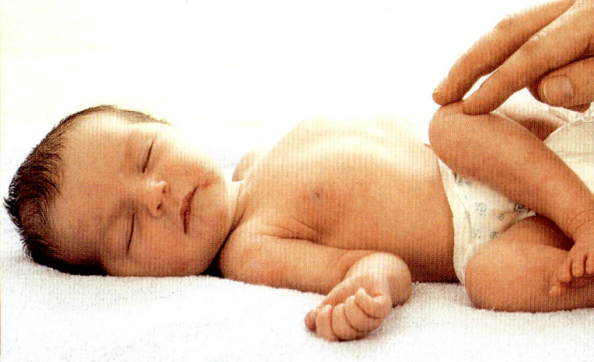

1 Lassen Sie eine Hand auf dem Kopf des Babys ruhen und streichen Sie mit dem Daumenballen ganz sanft von der Stirn zu den Schläfen. Sprechen Sie dabei mit dem Kind oder suchen Sie Blickkontakt, sofern es wach ist.

2 Benutzen Sie Ihre Fingerspitzen, um in kleinen Kreisen zart von den Oberschenkeln zu den Knien und von dort zu den Knöcheln hinunterzumassieren. Wiederholen Sie die Streichelmassage am anderen Bein.

Das erste Jahr genießen

Skandinavische Studien haben gezeigt, dass sich mütterlicher Stress in den Schlafgewohnheiten des Kindes spiegelt und mit zunehmendem Alter zu einem Aufmerksamkeitsdefizit-/Hyperaktivitäts-Syndrom führen kann. Wir haben die Möglichkeit, unseren Kindern beizubringen, wie man sich entspannt und besser schläft.

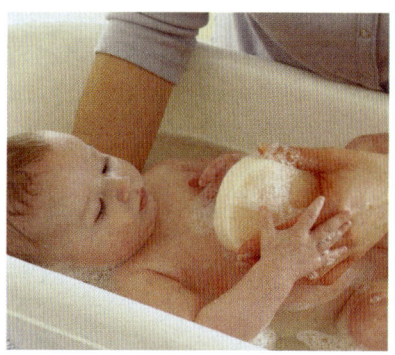

Ein abendliches Bad kann Ritual für Ihr Baby werden.

744
Entspannte Schlafenszeit
Einem Kind das Einschlafen beizubringen ist eine der hilfreichsten und entspannendsten Fähigkeiten, die Sie ihm als Eltern mitgeben können. Ein festes Abendritual ist dafür unabdingbar.

745
Eine Zeit festlegen
Warten Sie nicht, bis Ihr Baby von selbst schläfrig wird, denn manche Babys scheinen immer wach und munter. Überdrehte Aktivität kann jedoch auch ein Zeichen von Müdigkeit sein. In diesem Zustand kommt ein Kind schwerer zur Ruhe und ist nachts noch öfter wach. Führen Sie eine feste Schlafenszeit ein. Setzen Sie diese früh genug an, damit Ihr Kind ausreichend Schlaf bekommt und Ihnen ebenfalls Zeit zum Entspannen bleibt. Auch wenn es anfangs schwer ist – halten Sie an dieser Zeit fest. Bald wird Ihr Kind wie auf Kommando müde werden.

746
Abendroutine
Babys entspannen sich, wenn sie wissen, was sie als Nächstes erwartet: ein festes Programm, das sich jeden Abend wiederholt, mit Essen, Spielen, Waschen, Pyjama anziehen, Zähneputzen, Geschichte, kuscheln und Schlaflied. Decken Sie Ihr Kind zu, geben Sie ihm einen Gute-Nacht-Kuss und verlassen Sie das Zimmer. Wenn es unruhig wird, kommen Sie zurück, trösten es und gehen wieder aus dem Zimmer. Das wiederholen Sie sooft wie nötig, wobei Sie immer etwas länger warten, bis Sie zurückgehen (so hat es die Chance, sich selbst zu beruhigen).

747
Sanfte Klänge
Untersuchungen mit Frühgeborenen ergaben, dass Einschlafmusik ein Baby nicht nur beruhigt und Schmerzen lindert. Auch ein Zusammenhang mit dem Sauerstoffgehalt im Körper, der Gewichtszunahme, dem Trinkverhalten und der Zunahme des Kopfumfangs ließ sich nachweisen.

748
Erprobte Babymusik
Wenn Sie Ihr Baby in sein Bett legen, legen Sie eine CD mit beruhigender klassischer Musik auf. Es gibt spezielle Zusammenstellungen für Babys, probieren Sie aber auch Aufnahmen von Klängen aus dem Mutterleib und Geräuschen aus der Natur aus. Die Laufzeit sollte mindestens 15 Minuten betragen. Besonders empfehlenswert:
- *Sextett Six Marimbas,* Steve Reich: 16 Minuten eines sich langsam entfaltenden Klangteppichs
- *Descending Moonshine Dervishes,* Terry Riley: dahinplätschernde Klangwellen
- *Soothing Sounds for Baby,* Raymond Scott: akustische Experimente, die Babys lieben

749
Beruhigende Dunkelheit
Dunkeln Sie die Fenster des Kinderzimmers ab, sodass kein Lichtstrahl hereinkommt, der Ihr Baby frühmorgens wecken könnte. Versuchen Sie auch, es nicht an ein Nachtlicht zu gewöhnen. Völlige Dunkelheit scheint Kindern zu helfen, einen regelmäßigen Schlafrhythmus zu entwickeln.

750
Zeit für ein Nickerchen
Mehrere Schläfchen im Laufe des Tages verhelfen einem Kind ebenfalls zu besserem Nachtschlaf. Außerdem sorgen sie dafür, dass Sie leichter durch den Tag kommen. Wenn möglich hängen Sie eine Hängematte auf, in der Sie mit dem Baby schaukelnd dösen können.

751
Koliken lindern
Wenn Bauchkrämpfe Ihr Kind abends am Entspannen hindern, kann die folgende Yogahaltung hilfreich sein. Legen Sie Ihr Baby auf den Rücken und umfassen Sie sanft seine Fußknöchel. Nun drücken Sie ein paar Sekunden lang seine Knie an seine Brust, danach die Beine langsam strecken. Die Übung einige Male wiederholen.

752
Sicherer Halt
Um ein unruhiges oder kolikgeplagtes Kind am Abend zur Ruhe zu bringen, hilft der »Fliegergriff«. **Legen Sie Ihr Baby** in Bauchlage auf einen Ihrer Unterarme. Seinen Kopf stützen Sie mit Ihrer Hand. Möglich ist auch die umgekehrte Variante, bei der der Kopf Ihres Kleinen in Ihrer Ellbogenbeuge ruht. So können Sie Ihr Kind gut tragen oder an sich schmiegen. Alternative: Sie legen Ihr Kleines bäuchlings auf Ihre Knie.

753
Kamille für gereizte Kinder
Homöopathische Kamillekügelchen helfen bei Koliken, Zahnen, Verdauungsproblemen und untröstlichem Weinen.

754
Heilsame Wärme
Eine Wärmflasche zur Hälfte mit handwarmem Wasser füllen, in ein weiches Tuch einschlagen und sanft gegen den Bauch Ihres Babys halten, um Bauchkrämpfe zu lindern.

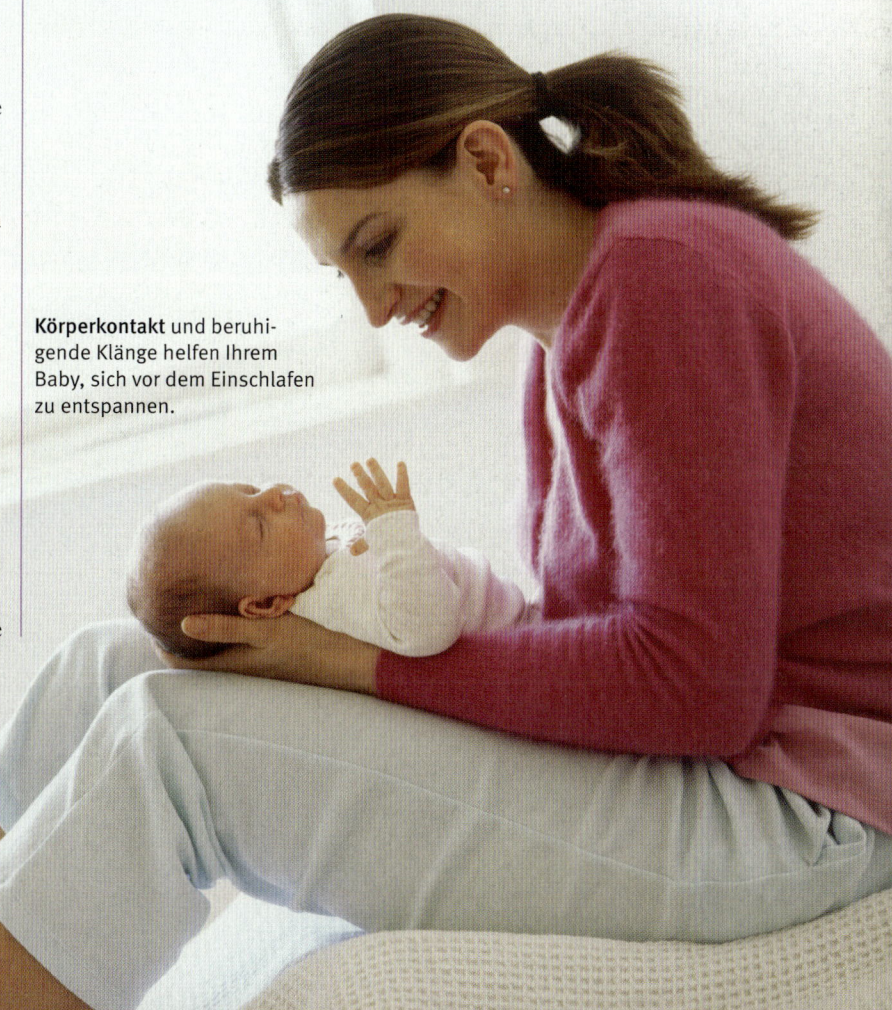

Körperkontakt und beruhigende Klänge helfen Ihrem Baby, sich vor dem Einschlafen zu entspannen.

755
Gemeinsam baden
Eine Babybadewanne bietet einem Neugeborenen zwar Sicherheit, aber möglicherweise fühlt es sich auch beengt. Trauen Sie sich ruhig, auszuprobieren, ob Ihr Kind nicht lieber mit Ihnen zusammen badet. Sie dürfen zwar kein heißes Wasser genießen, sich aber daran erfreuen, wie sich das Kleine entspannt und zappelt. Achten Sie darauf, dass sein Kopf immer gut abgestützt ist, und beenden Sie das Bad, bevor Ihr Baby allzu müde wirkt.

756
Sprach-Bad
Es ist gar nicht so einfach, für einen längeren Zeitraum auf Augenhöhe mit einem älteren Baby zu sein und dabei körperlich entspannt zu bleiben – außer Sie nehmen gemeinsam ein Bad! Setzen Sie Ihr Kleinkind ans eine Ende der Wanne und legen Sie sich so tief ins Wasser, dass Ihre Köpfe auf einer Höhe sind. Dann machen Sie Geräuschspiele und singen, lassen Enten schwimmen, machen Seifenblasen und stellen sich abwechselnd Fragen, die sich mit einem Blubbern von Silben oder einer patschenden Hand beantworten lassen. All diese Spiele tragen zur Sprachentwicklung Ihres Babys bei.

757
Imitationsspiel
Setzen Sie Ihr Baby auf den Boden und warten Sie ab. Imitieren Sie seine Bewegungen und Geräusche und greifen Sie seine Körpersprache auf. Für Ihr Baby ist es befreiend, mal bestimmen zu dürfen – für Sie ist es entspannend.

758
Beruhigende Fußmassage
Babys lieben es, wenn ihre Beine und Füße gestreichelt werden. Zum einen ist es beruhigend, zum anderen scheinen sie die Kommunikation zu genießen. Nehmen Sie sich die paar Minuten, nach dem Wickeln oder vor dem Schlafengehen, und benutzen Sie dazu ein paar Tropfen Traubenkernöl.

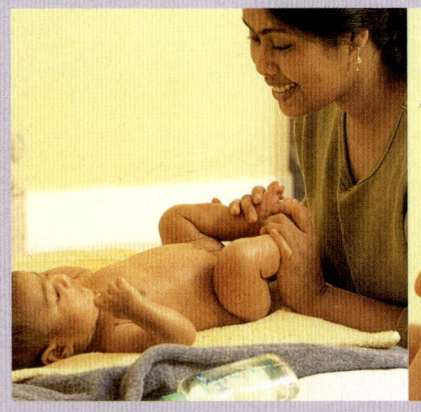
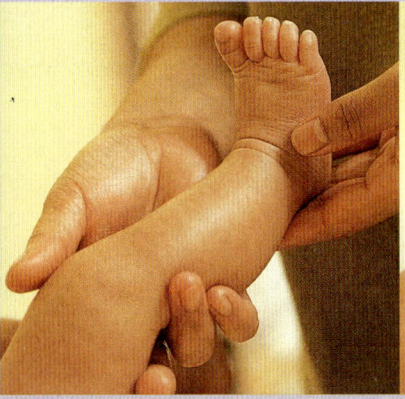
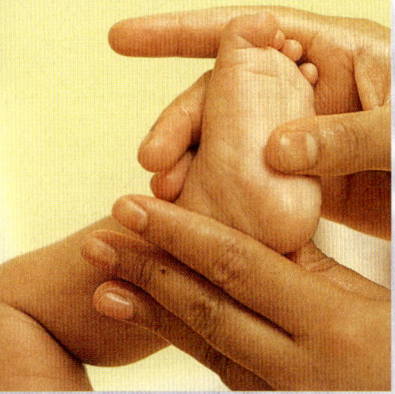

1 Legen Sie Ihr Baby auf den Rücken. Umfassen Sie seine Füße mit Ihren Händen und streicheln Sie sie sanft mit Ihren Fingern.

2 Streichen Sie mit der Hand bis hinunter zum Knöchel. Dann die Hand wechseln. Wiederholen, bis eine fließende Bewegung entsteht.

3 Streichen Sie mit dem Daumen die Sohle hinauf und beschreiben Sie ein T. Alle Streichelbewegungen am anderen Bein und Fuß wiederholen.

759
Freiraum schaffen
Wissenschaftler, die sich mit kindlichem Spielverhalten befassen, haben festgestellt, dass man in einem Raum voller Unordnung zu sehr vom Spielen abgelenkt wird. Wenn Sie das Babyzimmer fast leer räumen, haben Sie Raum, um sich aufeinander einzulassen, was überaus entspannend wirkt.

760
Papa-Zeit
Im Rahmen einer Studie fand man heraus, dass Väter, die ihre Babys einen Monat lang jeden Abend vor dem Schlafengehen 15 Minuten lang massierten, in der Lage waren, sich in Gegenwart ihrer Kinder besser zu entspannen und besser auf diese zu reagieren.

761
Orte zum Relaxen mit Baby
Kinderfreundliche Plätze zum Entspannen erleichtern Ihnen einen stressigen Tag mit einem kleinen Baby. Suchen Sie sich ein kindgerechtes Café mit Spielecke und gemütlichen Sofas. Manche großen Galerien und Museen sind für Krabbelkinder ebenfalls gut geeignet. Kirchen sind übrigens ein wunderbar ruhiger Ort zum Stillen oder Füttern. Genießen Sie die friedliche Atmosphäre.

762
Babymassage lernen
Von einem Babymassage-Kurs profitieren Sie doppelt: Sie lernen einen Weg, Ihr Kind zu beruhigen, und schließen neue Bekanntschaften. Massage verbessert den Umgang zwischen Eltern und Baby und hilft, Einschlafrituale zu etablieren.

763
Massage für Sie
Wenn Sie ständig allein mit dem Baby zu Hause sind, kann Ihnen die Decke auf den Kopf fallen. Organisieren Sie einen Babysitter und gönnen Sie sich eine Massage, begleitet von entspannender Musik. Eine wissenschaftliche Studie erbrachte, dass selbst kurze Massagesitzungen mit Musik die symmetrische Hirnaktivität stimulieren (asymmetrische Aktivität mit größerer Aktivität im rechten vorderen Hirnlappen steht im Zusammenhang mit Depressionen).

764
Baby-Yoga
Untersuchungen haben gezeigt, dass Baby-Yoga die Eltern-Kind-Beziehung fördert, Babys zu besserem Schlaf verhilft und Verdauungsprobleme lindert. Vor allem aber ist es eine Möglichkeit, sich gemeinsam zu entspannen. Man kann die Bewegungen zwar aus einem Buch lernen, aber die Anleitung durch einen qualifizierten Lehrer ist natürlich durch nichts zu ersetzen.

765
Bei Ankunft: Yoga
Wenn der Bewegungsdrang Ihres Babys durch Stunden in Buggies oder Autositzen eingeengt wurde, lockern die folgenden Baby-Yoga-Übungen Verspannungen.

Legen Sie Ihr Baby auf den Rücken und fassen Sie seine Hände. Die Arme langsam auf Schulterhöhe öffnen. Dann die Arme auf der Brust kreuzen und so einen Augenblick lang halten. Wiederholen, dabei ein bisschen weiter dehnen und die Hände abwechselnd überkreuzen.

Legen Sie die Fußsohlen Ihres Babys aneinander und schieben Sie sie sanft in Richtung Leiste,

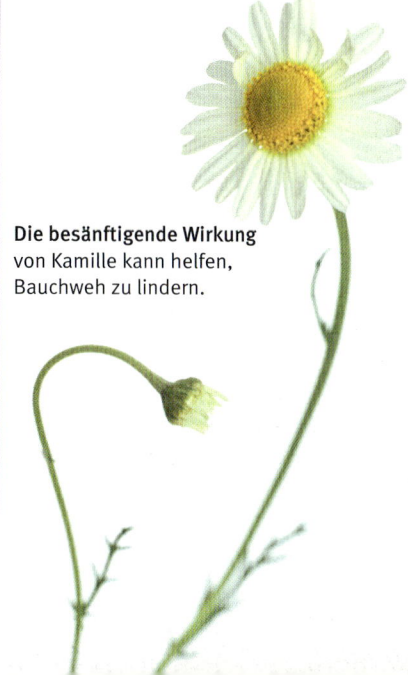

Die besänftigende Wirkung von Kamille kann helfen, Bauchweh zu lindern.

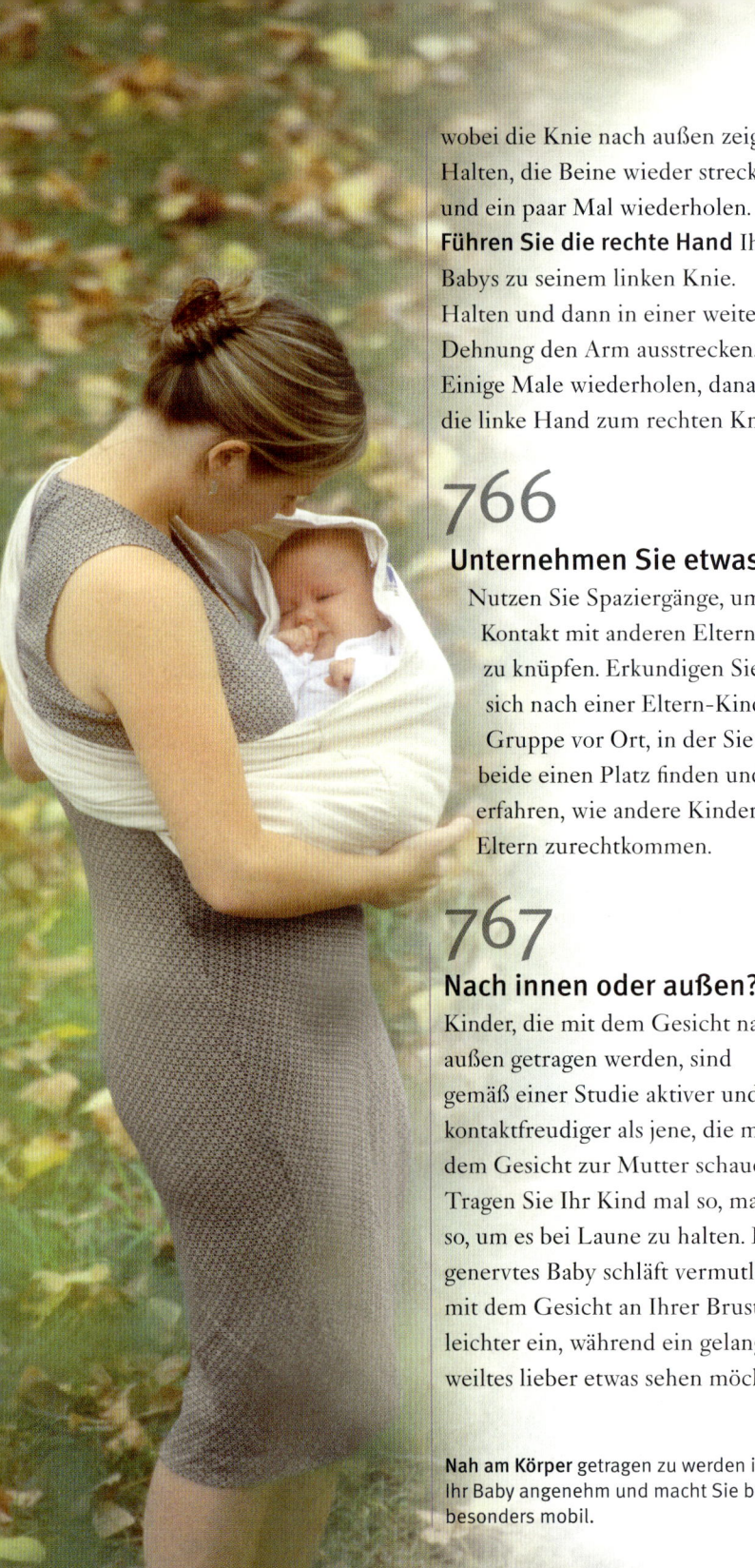

wobei die Knie nach außen zeigen. Halten, die Beine wieder strecken und ein paar Mal wiederholen.
Führen Sie die rechte Hand Ihres Babys zu seinem linken Knie. Halten und dann in einer weiten Dehnung den Arm ausstrecken. Einige Male wiederholen, danach die linke Hand zum rechten Knie.

766
Unternehmen Sie etwas
Nutzen Sie Spaziergänge, um Kontakt mit anderen Eltern zu knüpfen. Erkundigen Sie sich nach einer Eltern-Kind-Gruppe vor Ort, in der Sie beide einen Platz finden und erfahren, wie andere Kinder und Eltern zurechtkommen.

767
Nach innen oder außen?
Kinder, die mit dem Gesicht nach außen getragen werden, sind gemäß einer Studie aktiver und kontaktfreudiger als jene, die mit dem Gesicht zur Mutter schauen. Tragen Sie Ihr Kind mal so, mal so, um es bei Laune zu halten. Ein genervtes Baby schläft vermutlich mit dem Gesicht an Ihrer Brust leichter ein, während ein gelangweiltes lieber etwas sehen möchte.

Nah am Körper getragen zu werden ist für Ihr Baby angenehm und macht Sie beide besonders mobil.

768
Über das Jetzt hinaus
Wenn Ihnen gerade alles zu viel ist, vergegenwärtigen Sie sich, dass die momentane Situation nicht ewig andauern wird.

769
Frühe Babyfotos
Falls die Monotonie des Alltags Sie frustriert, erinnern Sie sich beim Betrachten der Babyfotos daran, was für einen besonderen Menschen Sie da versorgen.

770
Ein Neubeginn
Sich den Bedürfnissen des Babys zu widersetzen bringt Stress – verabschieden Sie sich also von dem Gedanken, alles unter Kontrolle haben zu müssen. Sehen Sie in der momentanen Situation die Chance, Beziehungen, Wohnraum und Arbeitszeiten neu zu verhandeln.

771
Zu viel des Guten
Baby-Ratgeber sind tolle Informationsquellen. Falls Sie jedoch das Gefühl haben, sie würden sich widersprechen oder Druck auf Sie ausüben, Normen zu erfüllen, die Ihnen nicht zusagen, dann legen Sie sie zur Seite und verlassen Sie sich lieber auf Ihren Instinkt.

Zeit für die Kinder

Viele Eltern haben den Eindruck, der eigene Nachwuchs könnte seine Kindheit nicht mehr so unbeschwert genießen, wie es ihnen selbst vergönnt war. Die Freizeit wird oft von Computerspielen oder der Fahrerei von einer Aktivität zur nächsten bestimmt. Die Zeit für gemeinsame entspannende Stunden mit der ganzen Familie ist knapp, weil die meisten Eltern viel arbeiten. Deshalb hier ein paar Vorschläge, wie Sie die gemeinsame Zeit nutzen können.

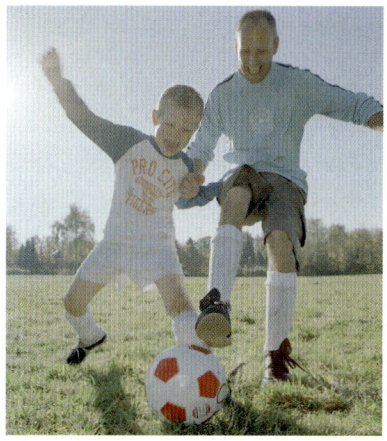

Zeit, die Vater und Sohn zusammen verbringen, ist wichtig für die Entwicklung.

772
Die einfachen Dinge
Laut einer Umfrage von 2007 befürchten viele Eltern, ihren Kindern würden Freizeitaktivitäten entgehen, die sie in ihrer eigenen Kindheit genossen haben. Warum also nicht einige der folgenden Ideen umsetzen?
- Brettspiele mit der ganzen Familie
- Spiele im Freien wie Gummihüpfen, Himmel und Hölle, Fangen, Verstecken …
- Tagesausflüge machen
- Feste und Umzüge besuchen
- Geschichtenerzählen, Vorlesen

773
Papas sind wichtig
Väter sind für die Zufriedenheit der Kinder von großer Bedeutung – vor allem im Verhältnis von Vätern und Söhnen. Männer ermutigen zu wagemutigerem Verhalten, was beim Kind eine entspannte Unabhängigkeit erzeugt, die sich positiv auf das Verhalten und die schulischen Leistungen auswirkt und davor bewahrt, als Jugendliche Risiken einzugehen. Planen Sie Papa-Tage, um bei Unternehmungen wie auf Bäume Klettern, Go-Cart-Fahren oder Segeln zu entspannen.

774
Machen Sie was zusammen
Wann immer möglich, planen Sie gemeinsame Aktivitäten, am besten im Freien. Camping ist eine besonders effektive Sache, weil es die ganze Familie dazu bringt, zusammenzustehen.

775
Familienmahlzeiten
Kinder aus Familien, die täglich gemeinsam am Tisch sitzen, neigen zu besseren schulischen Leistungen. Feste Essenzeiten für die ganze Familie geben ängstlichen Kindern Sicherheit, beugen Essstörungen vor und bieten ein Forum, um Sorgen und Erfolge zu besprechen. Außerdem kann man hier lernen, auf andere zu achten, ihnen zuzuhören und miteinander zu teilen.

776
Das Angebot beschränken
Zu viele Wahlmöglichkeiten, sei es bei den Frühstückszutaten oder beim Programm für den Tag, können Unsicherheit auslösen. Wenn Ihr Kind ein schwieriger Esser ist, probieren Sie aus, was passiert, wenn Sie die Auswahl deutlich reduzieren. (Sie selbst müssen sich natürlich auch daran halten.) Haben Sie die Nerven, das durchzuhalten und so uferloses Anspruchsdenken einzudämmen.

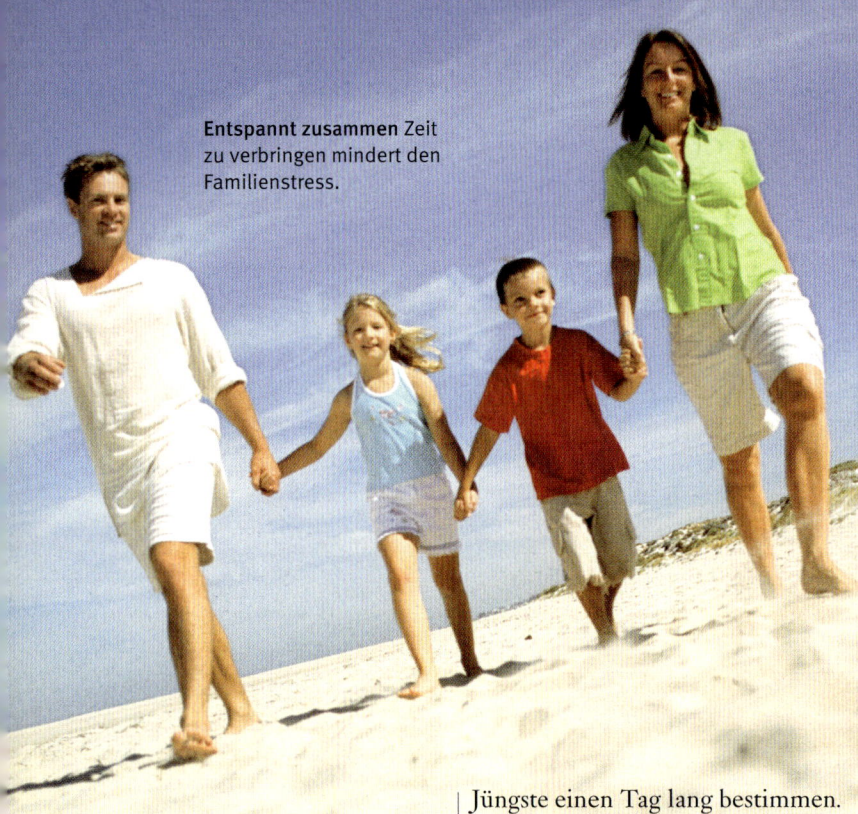

Entspannt zusammen Zeit zu verbringen mindert den Familienstress.

777
Filme gucken
Beispielsweise Zeichentrickfilme aus dem japanischen Studio Ghibli, die Geschichten von Kindern erzählen. *Mein Nachbar Totoro* wäre ein guter Einstieg.

778
Seien Sie albern
Lesen Sie sich Unsinnsgedichte vor, erfinden Sie Reime, hampeln Sie herum und spielen Sie kindische Spiele. Lassen Sie den Jüngsten/die Jüngste einen Tag lang bestimmen. Sich über Normen hinwegzusetzen gibt Ihnen die nötige Gelassenheit, mit den Grenzen konventionellen Verhaltens zu spielen. Den Kindern hilft es auf alle Fälle, Dampf abzulassen.

779
Apfeltauchen
Füllen Sie eine Waschschüssel mit Wasser und lassen Sie Äpfel darin schwimmen. Dann versuchen alle abwechselnd, einen Apfel aus der Schüssel zu fischen – aber nur mit den Zähnen! Spielen Sie im Freien oder legen Sie jede Menge Zeitungspapier aus.

780
Zeit verbringen
Verbringen Sie nicht die knappe gemeinsame Zeit mit schulischen oder pädagogisch wertvollen Aktivitäten wie puzzeln, Klavier üben, Vokabeln abfragen. Vermutlich hat Ihr Kind mehr von Ihnen, wenn Sie miteinander die kleinen alltäglichen Dinge machen. Hier bekommt es auch die Chance, Ihnen etwas zu erzählen. Unterdessen können Sie gemeinsam die Waschmaschine befüllen.

781
Nichtstun
Legen Sie hin und wieder einen Familientag ein, an dem Sie nichts tun außer zusammen zu sein und abzustimmen, wie Sie die Zeit verbringen wollen.

782
Weniger arbeiten?
Eine Studie des britischen National Institute of Child Health and Human Development erbrachte, dass Kinder unter viereinhalb, die mehr als 30 Stunden pro Woche in einer Krippe verbringen, mit größerer Wahrscheinlichkeit zu aggressivem oder ängstlichem Verhalten tendieren. Vielleicht haben Sie die Möglichkeit zur Teilzeitarbeit, bevor Sie Ihr Kind in die Ganztagsbetreuung schicken?

783
Knuddeln und Kuscheln
Liebevolle Berührungen dämpfen Aggressionen. In einer Studie mit Vorschulkindern fand man heraus, dass jene aus einer berührungsfreudigen Kultur (Frankreich) weniger aggressiv waren als Kinder aus den USA, wo man sich gemeinhin weniger berührt. (Bei den Erwachsenen wiederholten sich die Ergebnisse.)

784
Bestimmen dürfen
Einmal pro Woche sollte Ihr Kind entscheiden dürfen, was Sie eine Stunde lang zusammen tun: Kuchen backen, Fußball spielen oder gemeinsam einen Film ansehen.

785
TV-freie Zone
Verbannen Sie TV, PC oder Playstation aus dem Kinderzimmer, da die Geräte erwiesenermaßen Einschlafprobleme verursachen.

786
Bitte weiterstreicheln
Auch wenn Ihr Kind größer wird: Führen Sie weiter die abendliche Massage durch, selbst wenn es nur noch ein Reiben der Schultern ist. Studien belegen: Vorschüler, die massiert werden, schlafen besser und lernen leichter.

787
Yoga für Kids
Kinder mögen Yoga, wenn es mit Rollenspiel oder einer Geschichte verbunden wird.
Katze: Im Vierfüßlerstand einatmen und den Rücken durchbiegen. Ausatmen und einen Buckel machen. Wiederholen und zwischendurch »herumschleichen«.
Schlange: In Bauchlage die Hände unter den Schultern am Boden aufstützen. Ellbogen unten lassen. Dann schlängeln und zischen.
Schmetterling: Aufrecht sitzen, Fußsohlen zusammen, gebeugte Knie zeigen nach außen. Füße mit den Händen umfassen und mit den Knien wie mit Flügeln schlagen.
Still sein: Ganz still hinsetzen oder -legen und in den eigenen Körper hineinhören. Wem es kalt ist, der deckt sich zu. Verstecken Sie unter der Decke Ihres Kindes eine kleine Überraschung.

788
Raum für Kreatives
Legen Sie einen Wohnbereich fest, wo Ihr Nachwuchs mit Farbe, Schere und Papier experimentieren kann, ohne das alles gleich wieder aufgeräumt werden muss.

789
Adieu Perfektion!
Widerstehen Sie der Versuchung, die Malerei eines Kindes zu vollenden. Lassen Sie Ihre Tochter die Augen genau dorthin malen, wo sie sie haben will.

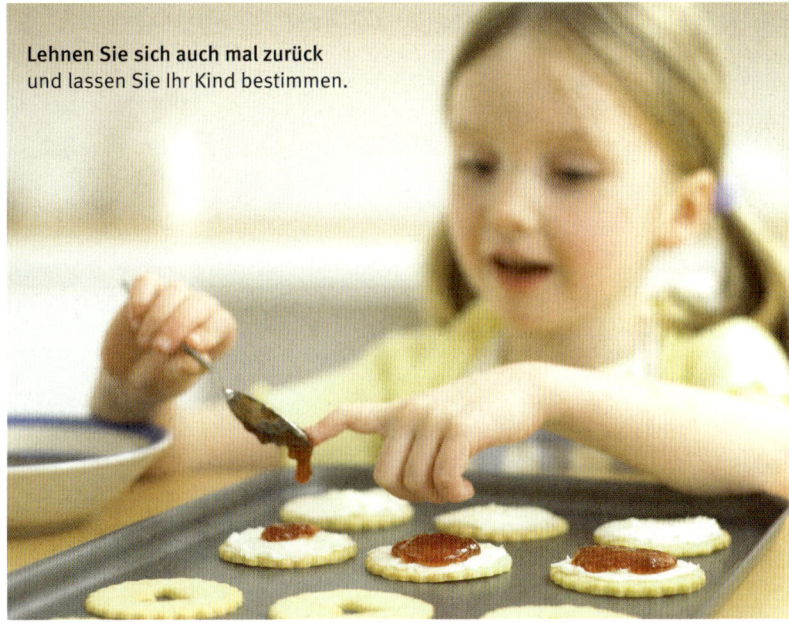
Lehnen Sie sich auch mal zurück und lassen Sie Ihr Kind bestimmen.

790
Stammbaum zeichnen
Fertigen Sie gemeinsam einen Stammbaum an, um die Kinder in die Familie und ihre Traditionen einzubinden. Dies ist auch ein guter Anlass, vernachlässigte Kontakte neu zu beleben.

791
Familiengeschichte(n)
Eine US-Studie von 2006 kam zu dem Schluss, dass Grundschüler, die sich über Ihre Herkunft bewusst waren, größeres Selbstvertrauen aufwiesen und im Erwachsenenalter mit emotionalem Stress besser zurechtkamen. Vielleicht haben Ihre Kinder Lust, ein Buch mit Familiengeschichten und -anekdoten zu erstellen.

792
Apfelbäume pflanzen
Pflanzen Sie die Kerne im Winter ein und beobachten Sie, wessen Pflänzchen am schnellsten wächst.
Legen Sie die Kerne einen Tag lang in Wasser. Füllen Sie kleine Töpfe mit Humus, den Sie ein wenig zusammendrücken. Die Samen hineinlegen und mit einem Zentimeter Erde bedecken. Gießen und acht Wochen ins Freie stellen.
Zu Frühlingsbeginn holen Sie die Töpfe herein. Frischhaltefolie darüberdecken, an einem warmen, hellen Ort platzieren und die Erde feucht halten. Die Keimung dauert je nach Apfelsorte 3–8 Wochen.
Sind die Pflänzchen groß genug, werden sie in einen Topf mit 7 cm Durchmesser umgesetzt. Ausreichend gießen. Umpflanzen, sobald der Topf zu klein wird.

793
Wäscheklammer-Puppe
Eine einfache, lustige Beschäftigung für Kinder ab ca. 3 Jahren. Staunen Sie über Ihre gemeinsame Kreativität.

- Stoffreste (Seide, Tüll, Netztuch)
- 1 Paket runde Wäscheklammern
- verschiedene Bänder
- Stickgarn in verschiedenen Farben
- Ungiftiger Klebstoff
- 2–3 Kunstblumen
- Filzstifte

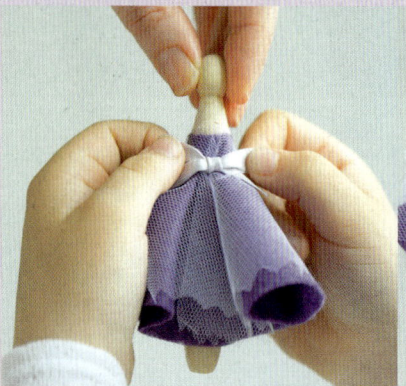
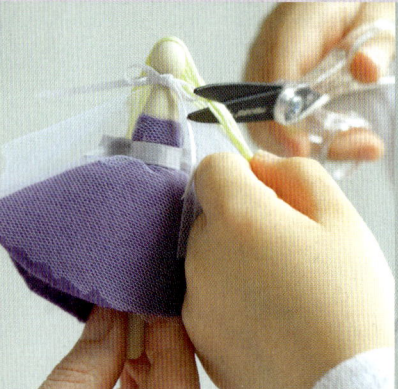
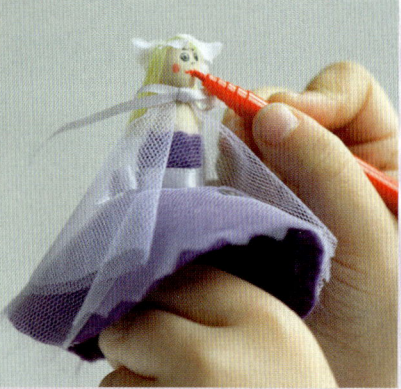

1 Aus den Stoffresten ein Kleid und einen Umhang schneiden. Um den »Körper« der Klammer wickeln und mit einem Band um den »Hals« fixieren.

2 Einzelne Fäden des Stickgarns zurechtschneiden und mit etwas Kleber auf dem Kopf befestigen. Trocknen lassen und dann in Form schneiden.

3 Die Blumen auseinandernehmen, ein Blütenblatt als Hut auswählen und aufkleben. Zum Schluss ein Gesicht aufmalen.

Was Kinder beruhigt

Ängste bei Kindern äußern sich von der Unfähigkeit, allein sein zu können, bis hin zu Wutanfällen. Wie eine Untersuchung der Universität Manchester ergab, ist es hilfreicher, wenn Sie selbst Ihrem Kind helfen, mit seinen Ängsten umzugehen und mehr Selbstvertrauen zu entwickeln, als professionelle Unterstützung in Anspruch zu nehmen.

794
Entspannen lernen
Kinder lernen von Ihnen, wie man mit Stress umgeht. Lassen Sie sich davon motivieren, selbst bessere Wege im Umgang mit Ärger und Stress zu finden.

795
Für zu ernste Kinder
Kinder, die ein wenig zu ernst für ihr Alter erscheinen, könnten von der Australischen Buschblüten-Essenz Little Flannel Flower profitieren.

796
Lavendelsäckchen
Unters Kopfkissen gelegt, hilft Lavendel Kindern beim Einschlafen.

Lavendelbusch
große Schüssel
Stoffreste, Stoffschere
Band

Pflücken Sie Lavendelblütenstiele, sobald die Blüten hart werden und die Farbe verlieren. Die Blüten von den Stielen in die Schüssel streifen.
Aus dem Stoff Kreise ausschneiden (die linke Seite nach oben). Dabei können Sie die Schüssel als Schablone verwenden. Blüten in die Mitte des Kreises legen.
Den Rand vorsichtig zusammenfassen und zubinden.

797
Chill-out-Musik
Wie eine Studie belegt, dämpft klassische Musik Ängste von Kindern, beispielsweise vor Operationen. Diese Klänge dürften auch zu Hause zu stressigen Tageszeiten, z. B. während der Hausaufgaben, beruhigend wirken. Als leise Hintergrundmusik eignen sich z. B. Bachs Brandenburgische Konzerte.

798
Angst im Bauch
Ängste der Eltern übertragen sich häufig auf die Kinder und führen zu Bauchschmerzen, wie eine Studie ergab. Wie steht es mit Ihrer Angstverarbeitung …?

799
Hilfreiche Kräuter
Die in China unter dem Namen *Xia Ku Cao* verwendete Kleine Brunelle soll der chinesischen Medizin zufolge das Leberfeuer besänftigen, das für Hyperaktivität und Wutanfälle verantwortlich ist. Geben Sie 30 Gramm davon in 750 ml Wasser und lassen Sie das Ganze auf 500 ml einkochen. Abkühlen lassen. Geben Sie Ihrem Kind pro Tag eine halbe Tasse davon zu trinken, mit Wasser oder Saft verdünnt.

800
Homöopathie
Ein Homöopath kann dabei helfen, das Naturell Ihres Kindes zu erkennen und die passende homöopathische Unterstützung zu finden. Beispielsweise bringt ein Kind mit Calcium-carbonicum-Konstitution seine Sorgen eher durch Sturheit und Unabhängigkeitsstreben zum Ausdruck. Ein Pulsatilla-Kind gibt sich dagegen bedürftig und hat Angst vor dem Alleinsein.

801
Ruhe durch Bewegung
Eine Studie über Heranwachsende mit Aufmerksamkeitsdefizit-/

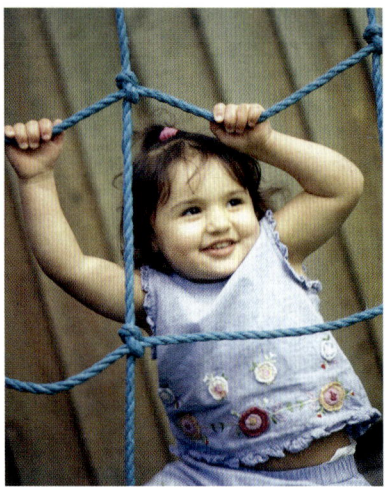

Ein Kind, das sich viel bewegt, ist glücklicher und gesünder.

Hyperaktivitätssyndrom erbrachte, dass sich nach Tai-Chi-Stunden die Symptome verringerten.

802
Die Zahl 8
In der Kinesiologie wird der Zahl 8 zugeschrieben, sie könne die linke und rechte Hirnhälfte gleichermaßen einbeziehen und so helfen, unter Stress im Gleichgewicht zu bleiben. Spielen Sie Elefant und lassen Sie Ihre Arme wie Rüssel Achten schwingen. Wenn Ihr Kind gern malt, lassen Sie es ein Muster aus liegenden Achten zeichnen.

803
Bewegung, bitte
Jede Art von Bewegung erzeugt Botenstoffe im Gehirn, die eine positive Stimmung hervorrufen, z. B. Dopamin, das uns bei der Selbstkontrolle hilft. Probieren Sie es mit Gymnastik, Trampolinspringen, Yoga oder Radfahren.

804
Massieren Sie Ihr Kind
Mehrere Studien belegen: Massage hat auf extrem aktive Kinder eine beruhigende Wirkung und steigert die Konzentrationsfähigkeit.

805
Loben Sie
Wenn Ihr Kind sich positiv verhält, loben Sie es explizit und schenken Sie ihm Aufmerksamkeit. Ignorieren Sie, was nicht so gut läuft. Sorgen Sie für Erfolgserlebnisse: Lassen Sie Ihr Kind zeigen, was es besonders gut kann.

806
Schlaf und Ernährung
Unruhige Kinder brauchen mehr Schlaf: Wenn der Körper ständig unter Strom steht, verbraucht er viel Energie und braucht mehr Erholung. Geben Sie Ihrem Kind kleine vitamin- und mineralstoffreiche Mahlzeiten – Obst, Gemüse, Vollkornprodukte, Nüsse und Samen, Fisch und Fleisch, Wasser, Milch und Joghurt. Meiden Sie Fertigprodukte und koffeinhaltige Getränke. Eine entsprechende Ernährungsberatung kann hilfreich sein.

807
Langsam essen
Lehren Sie Ihre Kinder durch Ihr Vorbild, langsam zu essen. Legen Sie zwischendurch das Besteck aus der Hand und kauen Sie gründlich.

808
Fischöl
Im Verlauf einer Studie in Kinderbetreuungseinrichtungen wurde festgestellt, dass ein Präparat aus Fisch- und Nachtkerzenöl widerspenstiges Verhalten dämpfte.

809
Meditation
Meditation stimuliert die Aktivität im vorderen linken Hirnlappen – dem Teil, der bei optimistischen Menschen, die nur wenig Ängste kennen, aktiv ist. Erkundigen Sie sich in Yoga-Zentren nach Meditationskursen für Kinder.

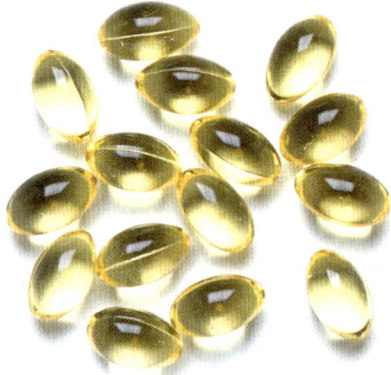

Mit Nachtkerzenöl zur Ruhe kommen.

810
Sorgenbrille
Kaufen Sie im Spielzeugladen zwei verschiedene Spaßbrillen. Eine nennen Sie die Sorgenbrille. Bitten Sie Ihr Kind, sie aufzusetzen und über eine Situation zu sprechen, die es beunruhigt, vielleicht ein Test oder ein neuer Lehrer. Dann bitten Sie es, die andere Brille aufzusetzen und zu sehen, wie die Situation jetzt wirkt. Helfen Sie ihm dabei, die Wahrscheinlichkeiten zu bewerten.

811
Einschlaf-Meditation
Nachdem Sie ihm eine Geschichte erzählt haben, legen Sie sich mit Ihrem Kind hin und schließen beide die Augen. Bitten Sie es, Ihnen zu erzählen, welche Bilder in seinem Kopf auftauchen. Dann soll Ihr Kind sich jedes Bild in einem Ballon vorstellen, dessen Schnur es loslässt, sodass der Ballon davongeblasen wird.

812
Ein sicherer Ort
Bitten Sie Ihr Kind, sich mit geschlossenen Augen vorzustellen, wie es durch eine Tür in einen blühenden Garten tritt. Auf einer Bank sitzt jemand, den das Kind mag und dem es vertraut. Wer ist die Person und was sagt sie, um das Kind glücklich zu machen? Dann bitten Sie es, den Garten zu verlassen, aber den Schlüssel mitzunehmen, sodass es jederzeit dorthin zurückkehren kann. Eine weitere Person, die das Kind liebt, steht draußen vor der Tür und wartet darauf, es in die Arme zu nehmen. Fragen Sie, wer das ist.

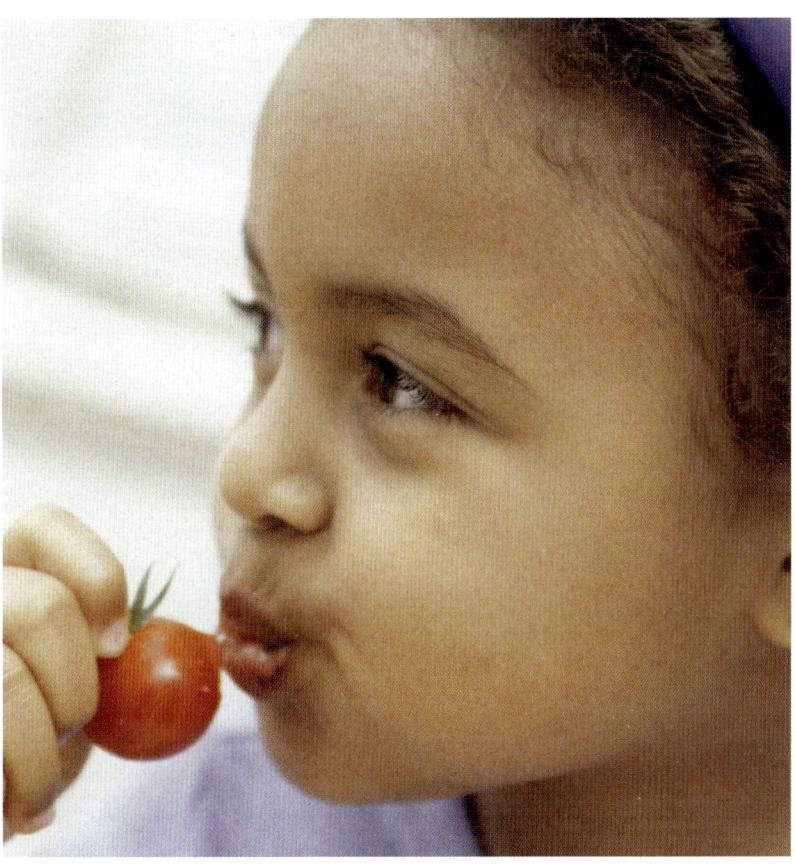

Gesunde Naschereien stabilisieren den Blutzuckerspiegel, was Unruhe mildert.

813
Cranio-Sakral-Therapie
Durch Handauflegen werden Blockaden aufgespürt und sanft gelöst, was unruhige Kinder entspannter und stressresistenter macht.

814
Kognitive Therapie
Eine solche Therapie kann einem Kind helfen, die ängstliche oder unruhige Art und Weise, mit der es an bestimmte Situationen herangeht, zu hinterfragen. Denn meist ist diese Situation wesentlich weniger »gefährlich«, als es scheint. So lernt es, seine Umgebung realistischer einzuschätzen. Durch schrittweise Konfrontation mit Stresssituationen wird ein angemessener Umgang damit eingeübt.

Zu sich selbst finden

Manchmal besteht die beste Entspannungsmethode darin, sich zurückzuziehen und allein zu sein. Wenn wir einen Ort der Ruhe finden, schaffen wir es auch, unsere erschöpften Energievorräte aus eigener Kraft wieder neu aufzufüllen. So ein Rückzug lässt uns mit mehr Mitgefühl und Energie zurückkehren und wir können es wieder mit der Welt aufnehmen.

815
Alljährliche Einkehr

Wenn Sie sich täglich beim Aufwachen fragen, »Soll das alles sein?«, sollten Sie sich etwas Zeit für sich selbst nehmen. Gönnen Sie sich mindestens einen Tag und eine Nacht allein an einem Ort, wo Sie weder höflich plaudern noch irgendetwas für irgendjemand tun müssen. Machen Sie lange Spaziergänge, essen Sie gut und schlafen Sie reichlich. Meiden Sie Dinge, die Sie von sich selbst ablenken – Shopping, Alkohol, Geplauder.

Suchen Sie sich einen Rückzugsort, an dem Sie etwas Neues lernen können.

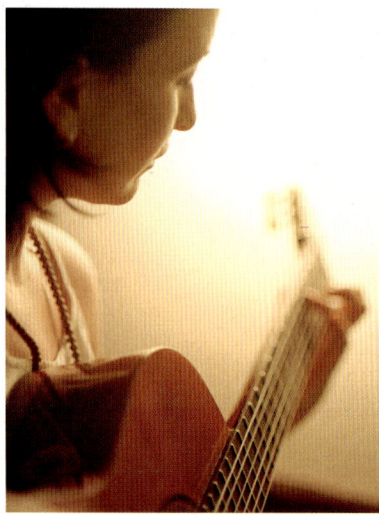

816
Ihr Leben überdenken

Nutzen Sie eine Auszeit, um über das Leben nachzudenken, das Sie gegenwärtig führen. Listen Sie die lohnenswertesten und aufregendsten Ereignisse des Jahres auf. Wer hat Sie dieses Jahr unterstützt? Wie könnten Sie Beziehungen zum Besseren verändern? Überlegen Sie sich nicht, was Sie wollen, sondern was Sie brauchen. Kehren Sie mit Freude über das, womit Sie gesegnet sind, wieder zurück.

817
Still sein

Beobachten Sie, was passiert, wenn Sie schweigen: Ihre Konzentration ist stärker fokussiert und Sie fühlen sich wacher; zugleich wird Ihnen vermutlich das »Geschrei« Ihrer inneren Stimme bewusst. Stellen Sie hin und wieder Telefon, Fernseher und Musik ab und sprechen Sie nicht mehr; beobachten Sie, wie auch der Schreihals in Ihrem Innern verstummt.

818
Gemeinsam schweigen

Mit anderen Menschen zu schweigen ist ungeheuer beruhigend und hilft, die unterschiedlichen Qualitäten von Schweigen wahrzunehmen – im Gebet, bei der Meditation, bei alltäglichen Aufgaben. Belegen Sie einen Meditationskurs oder ziehen Sie sich zeitweise zum Schweigen zurück, z. B. in ein Kloster.

819
Reise ins Innere

Setzen oder legen Sie sich schweigend hin. Entspannen Sie sich und lassen Sie all Ihre Sinne zur Ruhe kommen. Schließen Sie Ihre Augen, die Zunge ruht am Gaumen und Ihre Lippen entspannen sich. Was hören Sie? Lösen Sie es von seiner Bedeutung und richten Sie Ihr Gehör nach innen. Machen Sie sich schließlich die Empfindungen in Ihrem Gesicht und auf Ihrer Haut bewusst. Lösen Sie sich davon und lenken Sie auch dieses Empfinden nach innen, auf Ihr Herz. Tauchen Sie 5–10 Minuten in Ihr Inneres ab.

ZU SICH SELBST FINDEN 157

820
Exerzitien
Ein Kloster ist ein sicherer Ort zum Schweigen, falls dieses Schmerz, Wut oder Schuldgefühle zum Vorschein bringt. Erfahrene Menschen werden Sie dort begleiten.

821
Kreative Auszeit
Es gibt unzählige Möglichkeiten zur Stressverarbeitung. Sie können kreativ werden und schreiben oder malen, ein Instrument lernen, bei Wanderungen eine wunderbare Landschaft genießen, gut essen oder ganzheitliche Therapien, von Massage bis Yoga, in Anspruch nehmen.

822
Auszeit mit Wellness
Schon ein Tag in einem Spa kann genügen, wenn die Therapeuten dort aufmerksam sind und die Umgebung inspirierend ist. Suchen Sie sich eine Einrichtung, wo Sie zwischendurch draußen sein und z. B. auf einen See blicken können. Vielleicht finden Sie auch ein Spa mit Outdoor-Pool oder Behandlungen im Freien, von wo Sie Ihre Blicke schweifen lassen können.

Nehmen Sie sich eine Auszeit in einem Spa inmitten einer inspirierenden Landschaft.

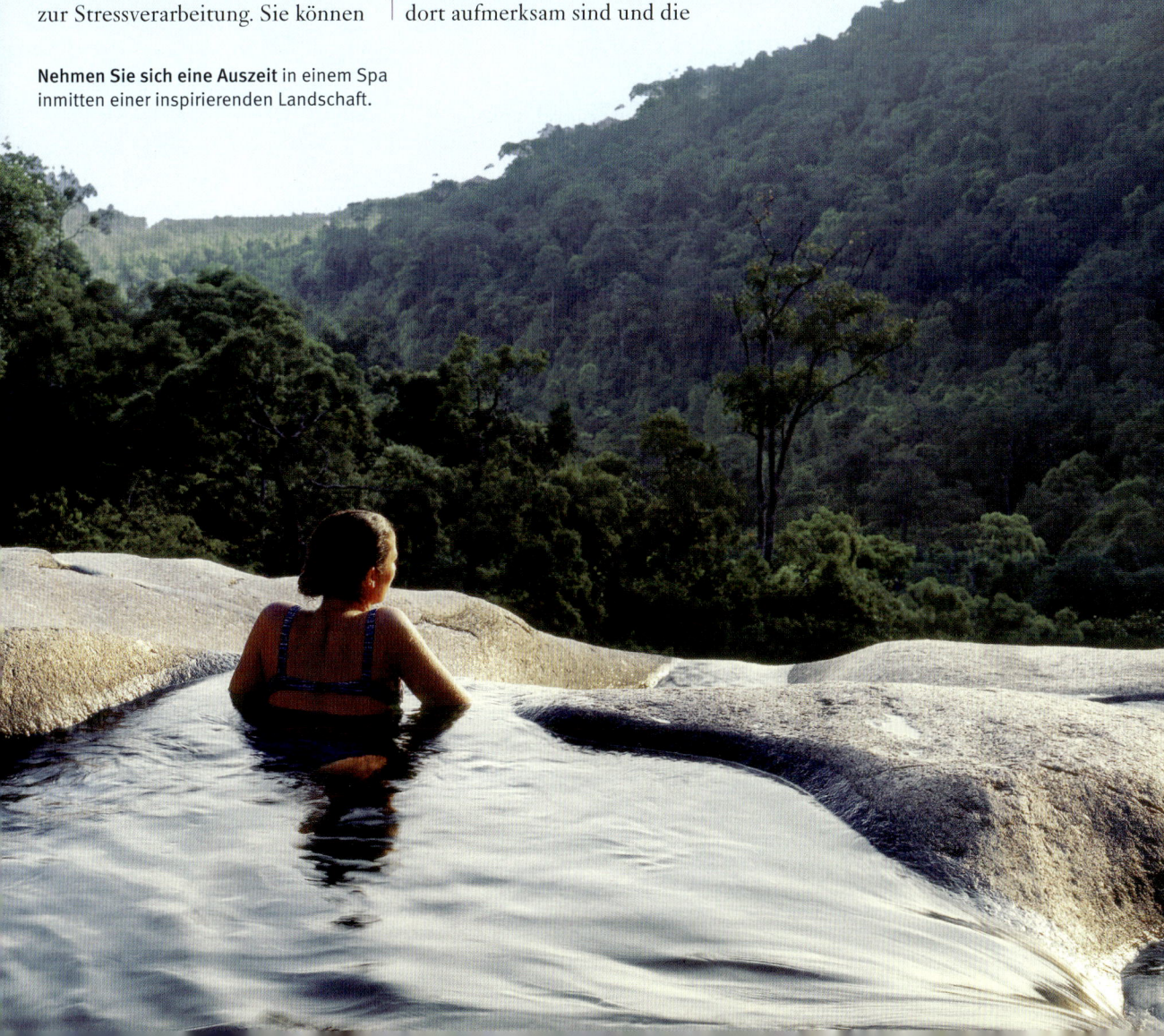

Geistige Nahrung

Die großen Konfessionen sind zwar auf dem Rückzug und nur noch wenige Menschen empfinden sich als Teil einer Glaubensgemeinschaft mit entsprechenden Werten. Dennoch ist bei vielen das Gefühl vorhanden, eine spirituelle Seite zu besitzen, die erforscht sein will, wenn wir ein entspanntes und glückliches Leben führen wollen. Dieses spirituelle Bedürfnis zu befriedigen schenkt inneren Frieden und das erfüllende Gefühl von Verbundenheit.

823
Pilgern
Eine Pilgerreise ist eine Wanderung an einen heiligen Ort, die den Körper durch die immer gleiche Aktivität zur Ruhe bringt und so dem Geist Raum zur Reflexion bietet. Vielleicht kommt die Pilgerroute ins spanische Santiago de Compostela für Sie infrage, die schon vor dem 11. Jahrhundert zur spirituellen Reise genutzt wurde.

824
Für Mütter mit Baby
Manche Frauenorden bieten Klausuren für Mütter mit Babys an. Dabei kümmern sich Nonnen um Ihr Kind, während Sie spazieren gehen, schlafen, lesen oder an Gottesdiensten teilnehmen. Diese Form der Erholung ist etwas ganz Besonderes und überaus wohltuend.

825
Lesen Sie Haikus
Nehmen Sie die Werke des japanischen Dichters Matsuo Basho (1644–94) in Ihren Erholungsurlaub mit. In den 17 Silben seiner Haikus schenkt er uns einen visionären Eindruck von der Allgegenwart der Natur. In ihrer Melancholie schwingt das Bedauern darüber mit, wie uns menschliche Schwächen vom intensiven Kontakt mit dem Jetzt und der Natur abhalten.

826
Loslassen
Glaube heißt, etwas eher mit dem Gefühl als mit dem Verstand zu begreifen. Lassen Sie tief verwurzelte Überzeugungen los und denken Sie über »Unmöglichkeiten« wie eine jungfräuliche Geburt oder eine Realität jenseits von Zeit und Raum nach. Gott ist etwas Unbegreifliches, und unsere Fragen können uns nur helfen, darüber zu reflektieren, wie wir es uns auf der Welt eingerichtet haben.

827
Es geht um Sie
Denken Sie darüber nach, was Ihr Innerstes ausmacht, um den Funken des Göttlichen in sich zu finden. Der Prophet Mohammed gelangte einst zu dem Schluss: »Um Gott zu finden, musst du dich erst selbst erkennen.«

828
Suchen und vergleichen
Diejenigen, die keine religiösen Bindungen haben, machen sich auf ihrem spirituellen Weg häufig auf die Suche nach dem perfekten Umfeld und wägen die verschiedenen Systeme, Kirchenoberhäupter und Gurus gegeneinander ab. Spiritualität hat aber nichts mit Suchen und Vergleichen zu tun. Der tibetische Buddhismus-Lehrer Trungpa Rinpoche warnt explizit vor den Gefahren eines »spirituellen Materialismus«, der uns einen Zugang zum Glauben verbaut.

829
Mit Liebe statt mit Verstand
Das folgende Zitat stammt aus einem spirituellen Wegweiser des 14. Jahrhunderts: »Mit Liebe kann man ihn fassen und halten, mit Nachdenken niemals.«

GEISTIGE NAHRUNG

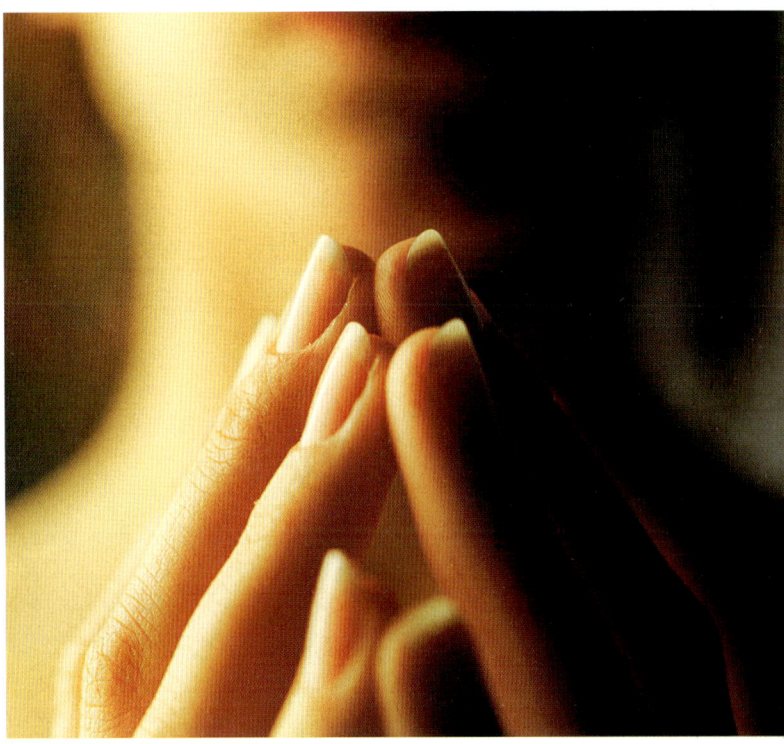

Schauen Sie tief in sich hinein, um die Kraft des Gebets zu entdecken.

830
Duftstimmung
Um in die passende Stimmung zum Beten zu kommen, entzünden Sie Weihrauch oder Sandelholz oder geben 4 Tropfen ätherisches Rosenöl in eine Duftlampe.

831
Versuchen Sie zu beten
Beten lenkt die Aufmerksamkeit vom Kopf in unser Herz, was uns der Einheit mit dem Göttlichen näherbringt. Im Islam gelten Gebete als Leiter, über die wir zu Gott hinaufsteigen.

832
Eine Tür öffnen
Setzen Sie sich in ein Gotteshaus oder an einen schönen Ort in der Natur. Schließen Sie die Augen und visualisieren Sie, wie sich Ihr Herz gleich einer Tür öffnet. Bleiben Sie mit dieser Offenheit einige Zeit reglos sitzen. Bevor Sie in die Realität zurückkehren, schließen Sie die Tür.

833
Eine Bitte nach oben
Rezitieren Sie dieses nicht konfessionell gebundene Gebet: »Gewähre mir ein reines Herz.«

834
Ins Schweigen eintauchen
Der Theologe und Mystiker Meister Eckhart (ca. 1260–1328) schrieb: »Nichts in der ganzen Schöpfung ist Gott so ähnlich wie das Schweigen.« Überdenken Sie diese Aussage, während Sie still an einem Ort der Besinnung sitzen.

835
Ein erstes Gebet
Dieses Gebet der russisch-orthodoxen Kirche könnte ein guter Anfang sein, um mit dem Beten zu beginnen: »Herr Jesus Christus, Sohn Gottes, hab Erbarmen mit mir.« Wiederholen Sie es im Rhythmus Ihres Atems.

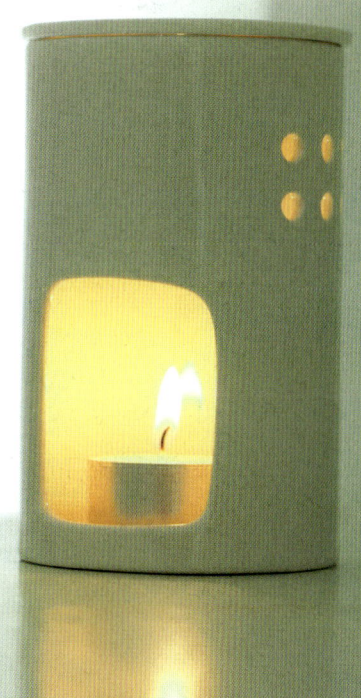

Ätherisches Rosenöl in einer Duftlampe stärkt Ihr Mitgefühl für andere Menschen.

836
Fastenzeit
Halten Sie die Fastentage Ihres Glaubens oder einer Religion, zu der Sie sich hingezogen fühlen, ein – die katholische Fastenzeit, Ramadan, Yom Kippur. Sich auf diese Weise zu prüfen und es anderen gleichzutun sorgt für Verbundenheit und erzeugt eine Euphorie, die bei manchen Konfessionen mit einem höheren Bewusstseinszustand gleichgesetzt wird. Hunger soll dazu verhelfen, das Herz zu erweichen und zu öffnen. (Fasten Sie nicht, falls Sie schwanger oder krank sind.)

Verbringen Sie Zeit an einem heiligen Ort und erleben Sie die ungeheure Gelassenheit und Sinnhaftigkeit von Glauben.

837
Heilige Orte
Besuchen Sie Orte, an denen gläubige Menschen gewohnt haben. Hier wird Glaube fast greifbar, beispielsweise in den ehemaligen Wohnstätten von Eremiten, die oft sehr abgelegen sind. Einen Besuch lohnen auch heilige Inseln wie Skellig Michael vor der irischen Küste oder heilige Berggipfel wie der Sinai in Ägypten.

838
Singend beten
Klatschen, Singen, Sprechgesang und Bewegung helfen manchen Menschen, Verbindung zu Gott aufzunehmen. Wenn Sie das anspricht, informieren Sie sich über afrikanische oder westindische christliche Kongregationen, die Sufitradition im Islam oder die hinduistische *bhakti*-Verehrung von Krishna.

839
Gebetshaltungen
Körperhaltungen können Demut oder Verbundenheit ausdrücken. Knien Sie, werfen Sie sich nieder, wenn Sie den Drang dazu verspüren, oder lernen Sie die Bewegungen zu den muslimischen Gebeten.

840
Anjali Mudra
Mudra ist eine Haltung, mit der Christen, Hindus und Buddhisten Willkommen und Demut ausdrücken: Legen Sie die Handflächen

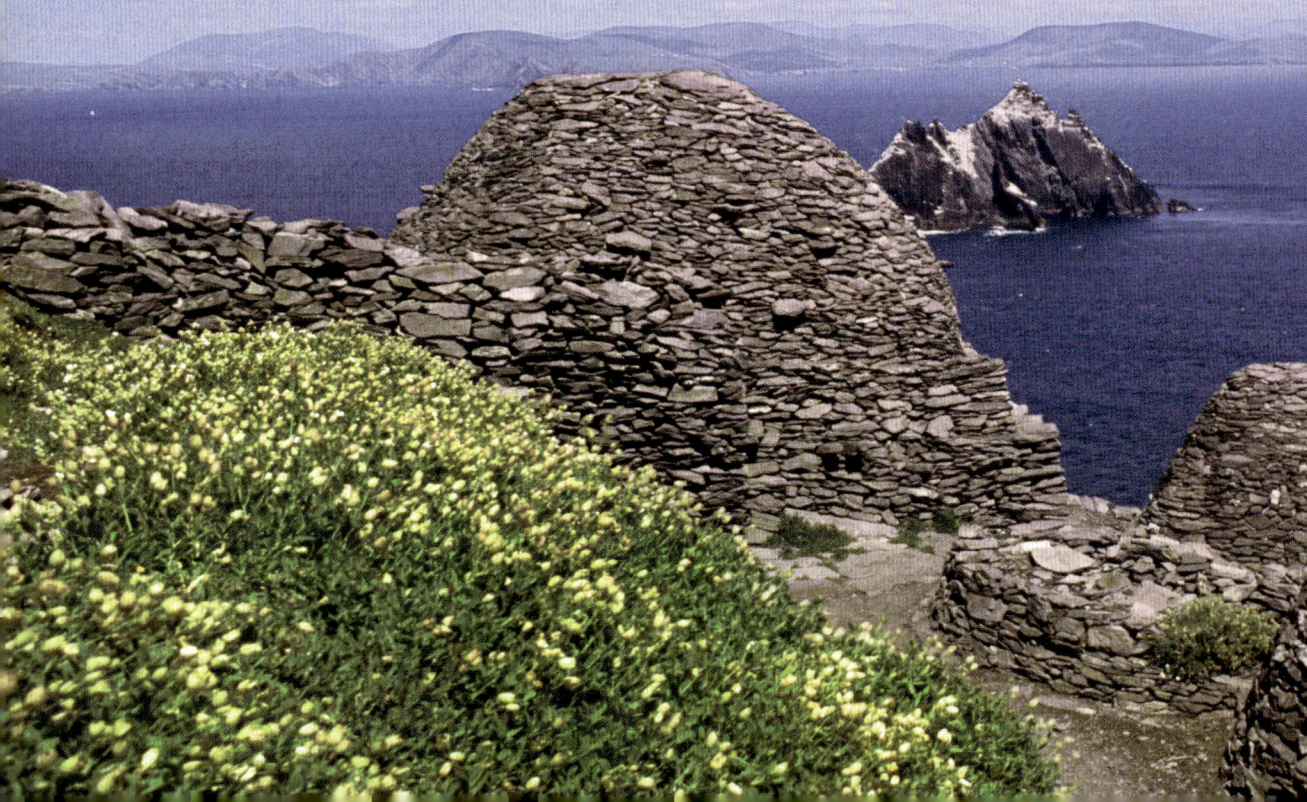

auf Brusthöhe aneinander; die Finger und die Handwurzeln spüren jeweils ihr Gegenüber. Drücken Sie die Daumen gegen das Brustbein, um eine Verbindung zu Ihrem Herzen zu schaffen, während die Finger himmelwärts zeigen. Sie können die Finger zum Zeichen Ihrer Offenheit für die göttliche Liebe spreizen oder die Hände wie eine symbolische Knospe wölben. Wenn Sie möchten, führen Sie die Fingerspitzen kurz an die Stirn, um Kopf und Herz zu verbinden.

841
Ein heiliger Tag
Egal, welcher Tag der Woche in Ihrer Tradition heilig ist, achten Sie ihn und seine Rituale. Nutzen Sie ihn zum Ausruhen, Nachdenken und als Tag der Familie, indem Sie traditionelle Gerichte kochen, Kerzen anzünden, vor dem Essen einen Segen sprechen und vor dem Schlafengehen Dank sagen.

842
Spirituelle Gemeinschaft
Das Wort *Religion* leitet sich vom Lateinischen *religare – einbinden* – ab. Alle Religionen lehren uns, gemeinsam mit anderen Menschen nach innen zu blicken. Außerdem sollen wir das Gelernte nutzen, um das Leben der Menschen um uns herum zu verbessern. Studien haben ergeben, dass religiöse Menschen, die sich als Bestandteil eines großen Ganzen empfinden, glücklicher, mit ihrem Leben zufriedener und emotional stabiler sind.

843
Der Allgemeinheit dienen
Die christliche Ordenstradition lehrt uns Stille durch Gebet und Demut durch Dienen. Dieser Ansatz dient dazu, inneres und äußeres Tun in Einklang zu bringen. Dadurch gelangen wir zu der nötigen Gelassenheit, mit der wir anstehende Herausforderungen bewältigen können. Setzen Sie also Ihren Glauben in die Tat um, während Sie Ihrem inneren Pfad folgen.

844
Gottesdienst
Nehmen Sie an den Gottesdiensten Ihrer Gemeinde teil, um den entspannenden Effekt des Miteinanders kennenzulernen.

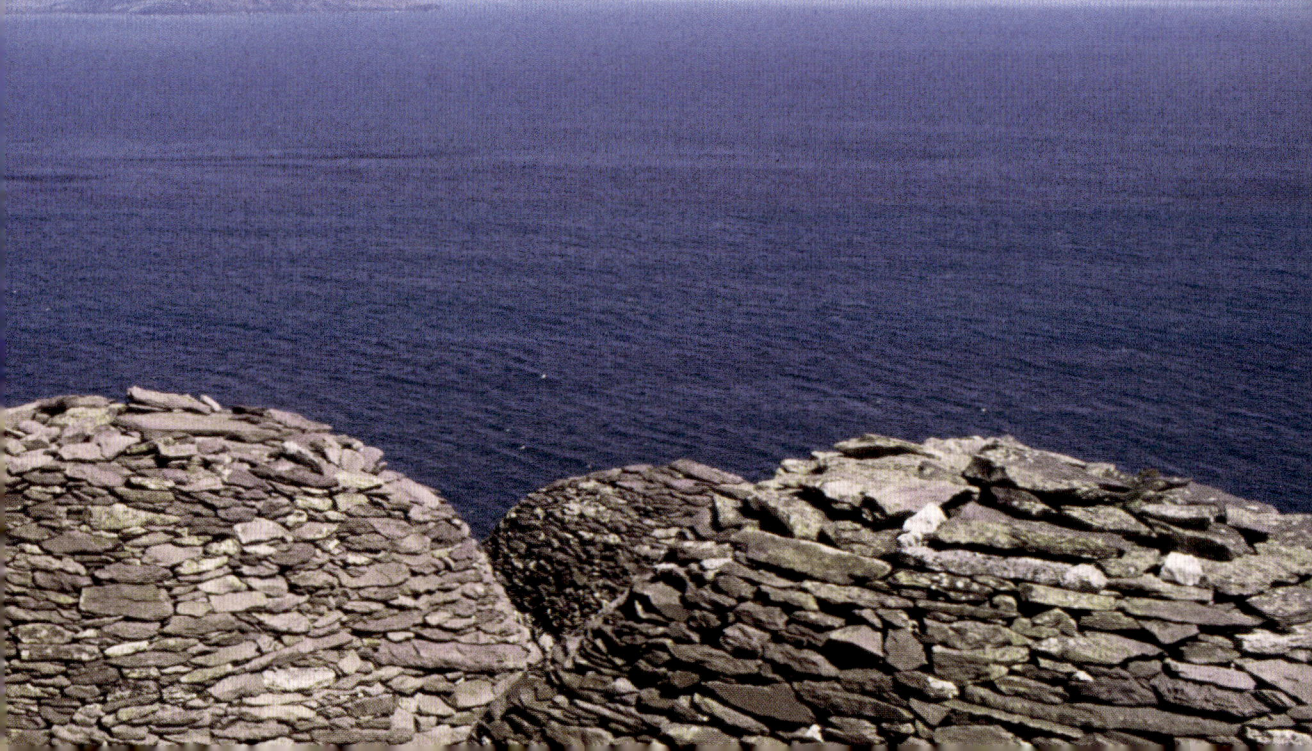

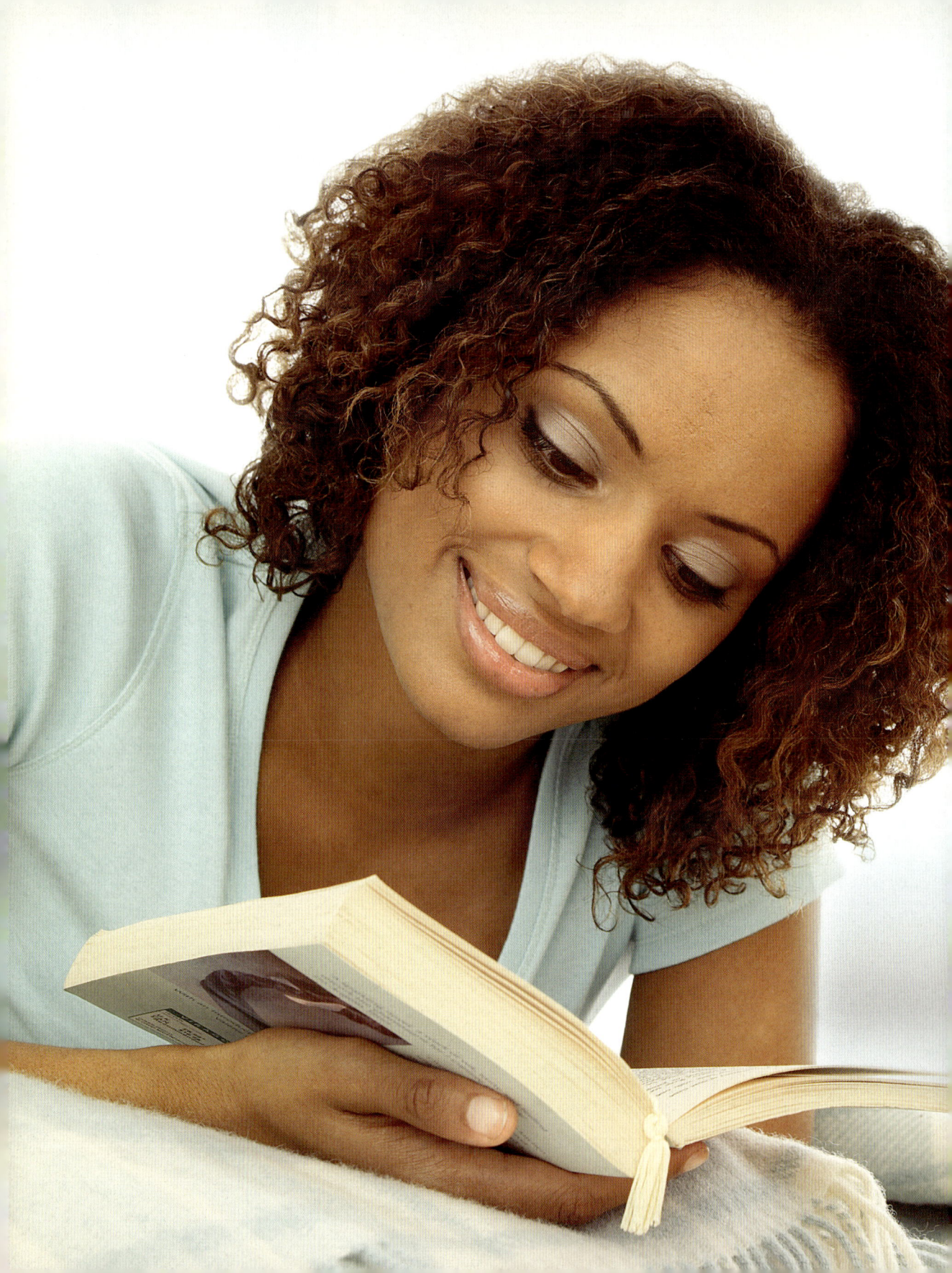

5 In Stresssituationen locker bleiben

Gerade in harten Zeiten ist es wichtig, Muskelverspannungen zu lockern, den Kopf freizubekommen und optimistisch zu bleiben. 1967 haben zwei amerikanische Psychologen die fünf wichtigsten Ursachen von Stress herausgefunden. Abgesehen von Arbeitsplatzproblemen sind das: Tod eines Partners, Scheidung, Trennung, Gefängnisstrafe und der Verlust eines geliebten Menschen. Solcher private Kummer kann die Lebenserwartung um bis zu vier Jahre verringern. Andere Stressfaktoren sind finanzielle und gesundheitliche Sorgen. Aktuelle Untersuchungen ergeben, dass wir uns auch um an sich erfreuliche Ereignisse wie Urlaube, Feiertage und Familienfeste sorgen. In diesem Kapitel finden Sie Rat für all diese Herausforderungen, von Schuldenabbau bis hin zur mentalen Vorbereitung auf eine Party. Außerdem gibt es Tipps, wie Sie von der Lieblingsbeschäftigung vieler Gestresster loskommen – vom Rauchen.

Geldsorgen bewältigen

Untersuchungen zufolge können finanzielle Probleme zu Bluthochdruck, Schlaflosigkeit, Erschöpfung, Verdauungsbeschwerden und Übergewicht führen. Zudem verursachen Geldsorgen mit größerer Wahrscheinlichkeit eine Depression als der Verlust eines geliebten Menschen. Also Lotto spielen? Gemäß einer Studie waren Lottogewinner und Querschnittgelähmte ein Jahr nach dem jeweiligen einschneidenden Erlebnis gleich glücklich …

845
Planen Sie Ihre Ausgaben
Wenn Sie nicht wissen, wo Ihr Verdienst hinfließt, machen Sie einen Finanzplan, in den Sie Einkünfte und Ausgaben eintragen: Miete, Rechnungen (Gas, Strom, Wasser, Telefon, Internet, TV, Steuern), Ratenzahlungen, Nahrung, Reisen, Auto, Vorsorge, Versicherungen, Urlaube, Ausgehen. Wo können Sie sparen? Wofür sollten Sie mehr ausgeben? Aktualisieren Sie Ihr Budget monatlich.

846
Ihre Finanzen ordnen
Rechnungen zu spät zu bezahlen oder gar zu übersehen, weil Ihnen mangels Ordnung der Überblick abhandengekommen ist, verursacht unnötige Kosten und Stress. Legen Sie Fächer an für Kreditkartenabrechnungen, Kontoauszüge, Steuersachen, Haushaltsrechnungen. Nehmen Sie sich einen Abend im Monat Zeit, um die Unterlagen zu sortieren und den Zahlungsvorgang zu überprüfen.

847
Konsolidierung
Schränken Sie die Zahl Ihrer Konten und Ihrer Kreditkarten ein – dann fällt es leichter, den Überblick zu behalten.

848
Sagen Sie Nein
Verzichten Sie auf Kundenkarten, die vielleicht kostspieligste Kreditvariante. Versuchen Sie stattdessen, die meisten Dinge bar zu bezahlen.

849
Zähneknirschen
Einer Studie zufolge sind Menschen mit Geldproblemen, die nichts dagegen unternehmen, anfälliger für Zahnerkrankungen als jene, die sich den Problemen stellen. Bringen Sie also Ihre Finanzen in Ordnung –

Bringen Sie Ordnung in Ihre Unterlagen, um unnötigen Stress zu verhindern.

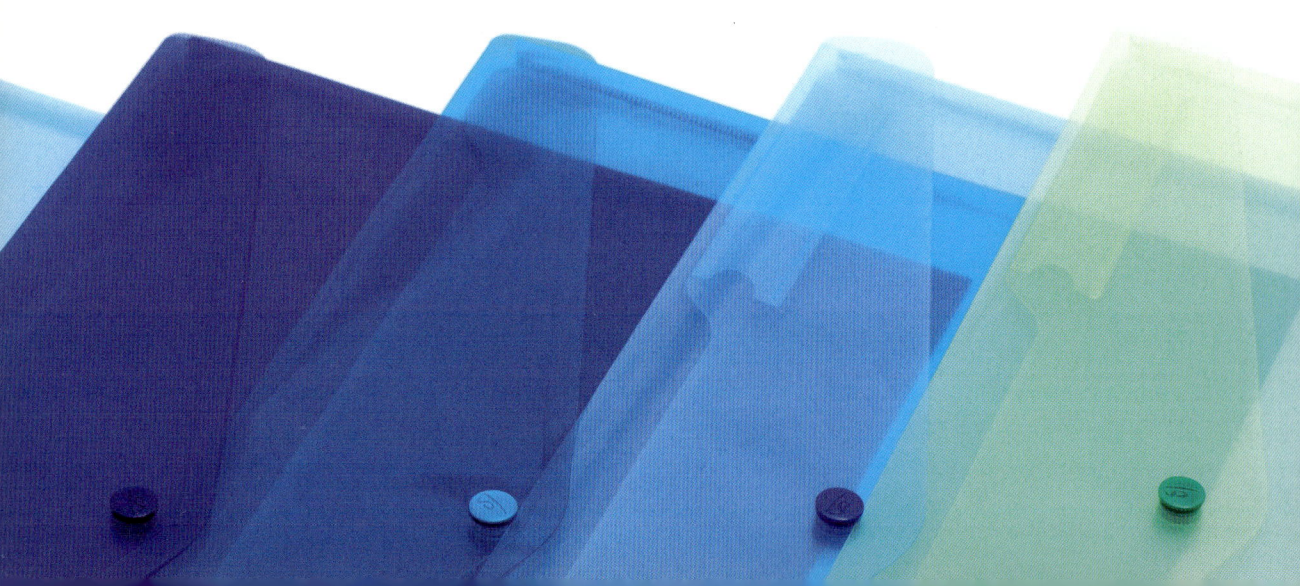

KRISEN MEISTERN

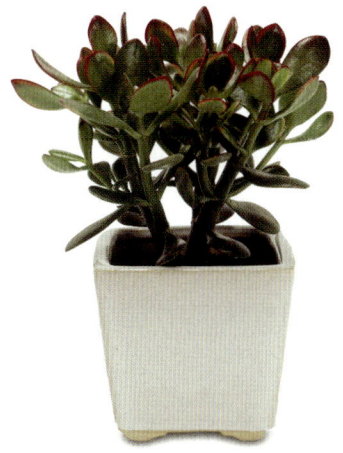

Laut Feng Shui gehört in die Finanzecke Ihrer Wohnung ein Geldbaum.

850
Was können Sie sich leisten?
Sparen Sie auf Ihre Wünsche. Die Vorfreude darauf, sich etwas Luxuriöses leisten zu können, wirkt stressmindernd. Ein Spontankauf dagegen geht mit der Sorge einher, wie und wann Sie das überzogene Konto wieder ausgleichen können.

851
Homöopathische Hilfe
Wenn Unruhe Sie erfasst, sobald Sie an (fehlendes) Geld denken, und Sie stundenlang über Kontoauszügen brüten oder fieberhaft komplizierte Kalkulationen anstellen, dann hilft Arsenicum album C30. Entspannen Sie sich und tun Sie für den Moment etwas anderes, etwas Angenehmes.

852
Schutz durch Kristall
Nach Feng Shui wird Wohlstand gefördert, wenn in der Finanzecke des Hauses oder der Wohnung (von der Eingangstür aus die entfernteste linke hintere Ecke) ein Citrin oder ein Geldbaum steht.

853
Ein Testament machen
Sich über den eigenen Tod Gedanken zu machen lehrt uns Abstand zu bekommen von den Kleinigkeiten, die uns täglich quälen. Falls Sie unverheiratet sind und Kinder haben, ist es besonders beruhigend zu wissen, dass deren Zukunft auch ohne Sie gesichert ist.

854
Handeln Sie jetzt!
Schluss mit Ausflüchten. Geldsorgen verschwinden nicht von selbst. Sprechen Sie mit einer Schuldnerberatung. Adressen in Ihrer Nähe finden Sie übers Internet (www.forum-schuldnerberatung.de), das Sozialamt oder kirchliche Einrichtungen.

und wenn es nur Ihren Zähnen zuliebe ist!

Krisen meistern

Was auch immer Sie stresst – Beziehungskrise, Krankheit oder Trauer –, mit Entspannungsstrategien können Sie Ihrem Körper und Ihrem Geist helfen, Stresshormone in Schach zu halten. Das verhindert Panik, Herzrasen und die Unterversorgung Ihres Nervensystems mit Vitalstoffen.

855
Sorgen minimieren
Verzichten Sie eine Zeit lang auf Zeitungslektüre und TV-Nachrichten, damit Kriege und sonstige Tragödien nicht noch zusätzlich auf Ihnen lasten. Verinnerlichen Sie die Worte Benjamin Franklins (1706 bis 1790): »Zerbrechen Sie sich nicht den Kopf über Probleme, die vielleicht niemals eintreten.«

856
Seien Sie Beobachter
Der Buddhismus verhilft uns zu einem abgeklärten Bewusstsein: Seien Sie Beobachter, der nicht in Wellen der Leidenschaft versinkt, die die Vernunft außer Kraft setzen. Schätzen Sie Situationen objektiv ein. Stellen Sie sich vor, Sie seien ein Theaterbesucher und sähen das Geschehen von einer Loge aus.

857
Auf die Ernährung achten
Vor allem Frauen setzen Essen zur Stressbewältigung ein. Meiden Sie Nahrungsmittel, die nur kurzfristig die Stimmung heben – Süßigkeiten und koffeinhaltige Getränke.

858
Gesund essen
Setzen Sie in schwierigen Zeiten vor allem auf buntes Obst und Gemüse, fettreichen Fisch, Vollkornprodukte und alles, was viele B-Vitamine enthält (Huhn, Avocado, Bananen).

859
Ruhig argumentieren
Versuchen Sie, bei Auseinandersetzungen gelassen zu bleiben. Trennen Sie Fakten von Emotionen. Stellen Sie fest, welches Verhalten des anderen Sie stört, ohne Übertreibung und ohne Verurteilung: »Sie sind zu dem Termin, den wir vereinbart hatten, nicht erschienen.« Dann erläutern Sie sachlich, welche negativen Folgen das hat: »Ich hatte mir die Zeit freigehalten und werde nun einen Ablieferungstermin nicht einhalten können.« Beenden Sie Ihre Ausführungen mit der Bitte um Hilfe: »Wie können wir das aufholen?«

860
Vorwürfe meiden
Wenn Sie jemand zu verstehen geben wollen, wie sehr er Sie verletzt hat, widerstehen Sie der Versuchung, selbst auszuteilen, und minimieren Sie das Potenzial für weitere Konflikte, indem Sie in der ersten Person sprechen: »Ich fühle mich frustriert, wenn du das tust, weil …«. Wenn es etwas zu loben gibt, formulieren Sie dagegen in der zweiten Person, »du«. Das klingt ganz simpel, aber es funktioniert.

861
Niemanden ausschließen
Einer Studie zufolge gelangen Menschen, die in Auseinandersetzungen häufig »wir« sagen, zu den besten Lösungen für beide Parteien.

862
Lauter Gewinner
Bedenken Sie bei einer Auseinandersetzung immer, wie beide Seiten mit Würde und einem positiven Ergebnis aus dem Konflikt hervorgehen können.

863
Mit Blütenkraft
Greifen Sie zur Australischen Buschblüten-Essenz Red Suva Frangipani, um verletzte Gefühle zu besänftigen, wenn eine Beziehung eine schwere Krise durchlebt oder ganz endet.

864
Weicher Blick
Lassen Sie in konfliktreichen Zeiten Ihren Blick weich und weit werden. Im Yoga dient das dazu, die vorderen Hirnlappen zu entspannen, den Geist zu beruhigen und das Zwerchfell zu lockern, was Ihnen eine tiefere Atmung ermöglicht.

865
Körperspannung lockern
Um Verspannungen zu lockern, legen Sie sich hin und spannen Sie Ihren Unterkörper an. Kontrahieren Sie alle Muskeln von den Zehen bis zum Bauch und halten Sie die Luft an. Dann lockerlassen. Wiederholen Sie das Ganze mit dem Oberkörper. Danach entspannen. Mit allen Bereichen des Körpers wiederholen, die sich verkrampft anfühlen.

866
Gespräch als Therapie
Schmerzliche Themen bewusst anzusprechen kann das eigene Stressempfinden senken. Wissenschaftler

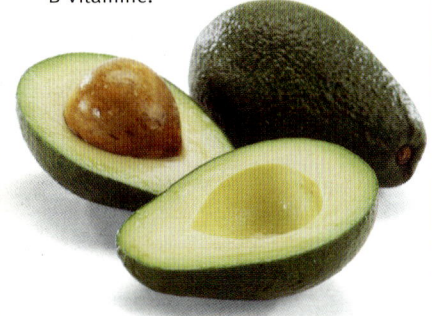

Avocados enthalten reichlich entspannende B-Vitamine.

der Universität Kopenhagen fanden heraus, dass Männer, die über ihre Unfruchtbarkeit sprachen – ob mit Fachleuten oder Freunden –, das Gefühl hatten, die Beziehung zu ihrer Partnerin sei dadurch enger geworden. Jene, die das Thema ausklammerten, fühlten sich dagegen noch gestresster und empfanden ihre Beziehungen als weniger stabil.

867

Herzen Sie Ihr Haustier

Studien erbrachten, dass chronisch Kranke, die ein Haustier besitzen, viel seltener an depressiven Verstimmungen leiden. Auch eine Gruppe von ausgepowerten, überarbeiteten New Yorkern mit Bluthochdruck wies bessere Werte auf, nachdem sich die Patienten ein Haustier zugelegt hatten.

868

Positiv denken

Die intensive Beschäftigung mit Krankheitssymptomen scheint diese zu verschlimmern, zumindest was unsere Wahrnehmung von Schmerz und Unwohlsein betrifft. Versuchen Sie stattdessen, sich auf die schmerzfreien Regionen Ihres Körpers zu konzentrieren. Positives Denken zieht automatisch weitere positive Gedanken nach sich. Stellen Sie sich diese Positivität als geballte Masse vor, die alle negativen Empfindungen überwindet.

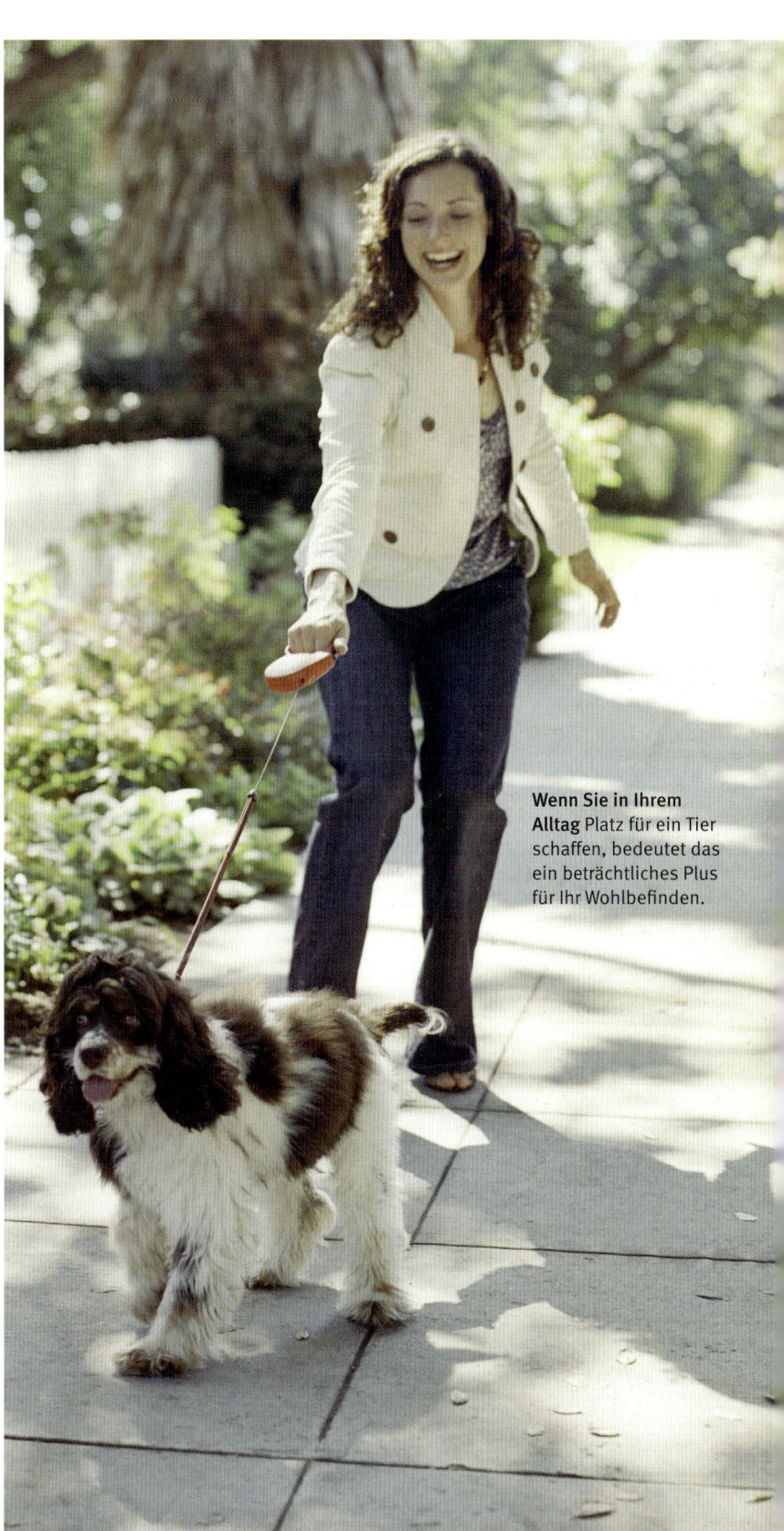

Wenn Sie in Ihrem Alltag Platz für ein Tier schaffen, bedeutet das ein beträchtliches Plus für Ihr Wohlbefinden.

869
Selbsthilfegruppe
Selbsthilfegruppen für chronisch Kranke sind auch im Internet vertreten. Chatten mit anderen Betroffenen vermittelt Hoffnung und Zuversicht.

870
Schermerzlindernde Musik
Langsame Rhythmen reduzieren die Schmerzwahrnehmung, sofern man ihnen mindestens 20 Minuten lang lauscht. Das ergab eine Umfrage unter Rheuma-Patienten. Die verwendete Musik waren die Ouvertüre zu Mozarts Die Hochzeit des Figaro und der erste Satz seiner Symphonie Nr. 40 in G-Moll (KV 550).

871
Stets das Gute sehen
Einer Krankheit mit Optimismus zu begegnen ist immer hilfreich, denn diese positive Einstellung stärkt nachweislich das Immunsystem und senkt den Blutdruck.

872
Angst vor dem Zahnarzt
Suchen Sie sich eine Praxis, in der man die Patienten mit homöopathischen Mitteln beruhigt und auch die Zahnbehandlung homöopathisch begleitet (und kein Quecksilber verwendet).

873
Ein Tässchen Tee
Das traditionelle britische Beruhigungsmittel ist Schwarztee. Wie

874
Yoga zur seelischen Stärkung
Wenn Sie mit Problemen zu kämpfen haben, ist es wichtig, im seelischen Gleichgewicht zu bleiben.

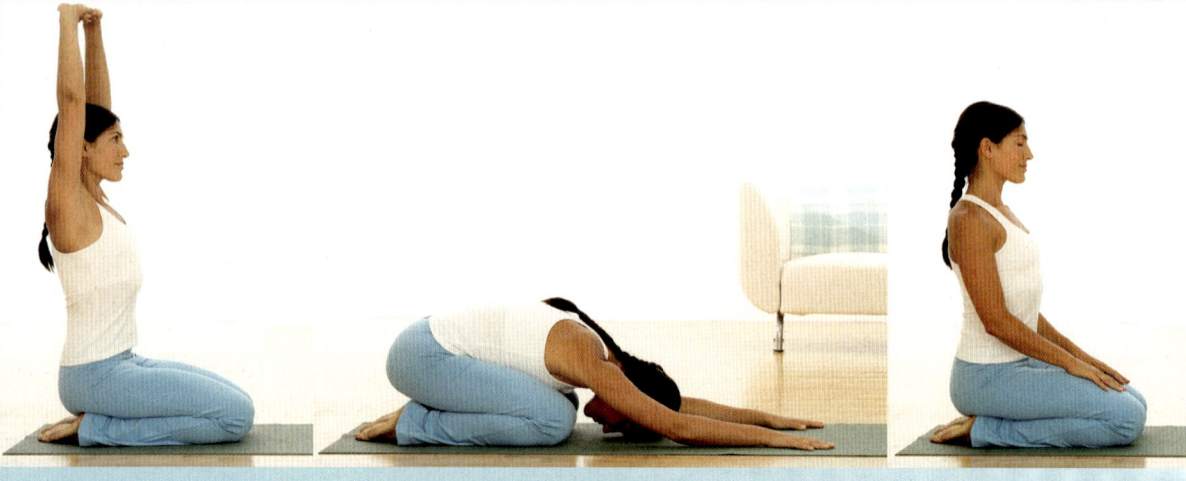

1 Auf den Fersen sitzen. Die Finger verschränken und die Arme hochstrecken. Atmen und das Gesäß entspannen.

2 Die Knie öffnen und die Hände möglichst weit nach vorn ausstrecken. Mit der Stirn am Boden entspannen. Den Geist zur Ruhe kommen lassen.

3 Aufrecht hinsetzen. Handflächen auf die Oberschenkel. Augen schließen. Spüren Sie die Festigkeit dieser Haltung.

eine Untersuchung ergab, senkt Teetrinken tatsächlich das Niveau des Stresshormons Cortisol.

875
Homöopathie bei Trauer
Nach einem schmerzlichen Verlust können folgende Homöopathika helfen:
- Aconitum, wenn Sie sich wie betäubt fühlen und das Geschehene nicht glauben können.
- Ignatia bei akuter Trauer mit viel Weinen, Seufzen, Gefühlsausbrüchen und Kloßgefühl im Hals.
- Natrium muriaticum, falls der Verlust schon eine Weile zurückliegt, Sie aber noch voll Traurigkeit sind.

876
Pflanzliche Hilfe
Eine Tinktur aus Hafer (*Avena sativa*) wirkt antidepressiv und nervenstärkend. Hilft, wenn man über eine längere Zeit unter Stress steht, etwa weil man einen kranken Angehörigen pflegt. Geben Sie 20–30 Tropfen auf ein Glas Wasser, zwei- bis dreimal täglich trinken.

877
Körperliche Anstrengung
Egal, ob Sie einen Berg besteigen, für einen Marathon trainieren oder einen Garten anlegen. All das kann den Schmerz betäuben und Ihre Aufmerksamkeit sinnvoll fesseln.

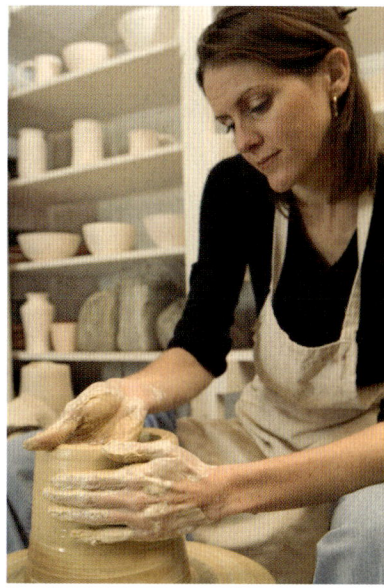

Kreativ sein ist ein guter Weg, um Trauer zu kanalisieren.

878
Heilende Kunst
Kreativität ist eine lebensbejahende Form, seine Gedanken und Aktivitäten in einer Trauerphase zu bündeln. Besonders hilfreich ist es, wenn sich Familienmitglieder oder Freunde zusammentun und gemeinsam ein Kunstwerk erschaffen – einen Quilt der Erinnerung etwa, zu dem jeder Trauernde einen Teil beiträgt.

879
Fühlen Sie die *Saudade*
In der portugiesischsprachigen Musik wird dieses unübersetzbare Gefühl zur hohen Kunst stilisiert. *Saudade* ist die Sehnsucht nach etwas, das man verloren hat, das sich aber vielleicht wiederfinden lässt. Die Freude über die Erinnerung wird trotz des damit verbundenen Wehmuts geschätzt. Emotionale Reife entsteht aus dem Sichfügen ins Schicksal, was einen dieses melancholische Gefühl wiederum als positiv erleben lässt. Das Ganze lässt sich leichter hören als erklären: etwa in den Liedern von Joao Gilberto und Anton Carlos »Tom« Jobim.

880
Tonglen-Meditation
Die folgende tibetisch-buddhistische Meditation ermutigt uns, Verbindung zum Leid anderer aufzunehmen und es durch unser gesteigertes Mitgefühl in etwas Positives zu verwandeln. Praktizieren Sie sie, wenn Sie sich stark und gesund fühlen.

Denken Sie an den Schmerz oder das Leid eines Ihnen nahestehenden Menschen. Nehmen Sie es beim Einatmen in sich auf – vielleicht visualisieren Sie es als schwarze Wolke. Absorbieren Sie den Schmerz, bis Sie ihn in Ihrem Herzen spüren.

Nun verwandeln Sie diese Empfindung in Ihrem Herzen. Merken Sie, wie sie rein und weich wird, sich in Liebe und Freude auflöst. Beim Ausatmen senden Sie diese heilenden liebevollen Gefühle an den betreffenden Menschen zurück, um ihm Erleichterung zu verschaffen. Vielleicht stellen Sie sich diese als aufmunternde Lichtstrahlen vor.

Druck standhalten

Pauken vor Prüfungen oder auch nur ein gestresstes Kind oder einen büffelnden Partner in so einer Situation aushalten zu müssen kann eine echte Herausforderung darstellen. Das Erfreuliche daran: Solche Phasen sind anstrengend, aber meist nur kurz.

Trainieren Sie Herz und Lunge, um Ihr Denkvermögen zu verbessern.

881

Für Abwechslung sorgen

Nach intensivem Lernen hilft ein wenig Bewegung zu entspannen und das Gelernte besser im Gehirn zu verankern. Nehmen Sie sich ca. 20 Minuten vor, die Sie etwas außer Atem bringen: Laufen, Seil- oder Trampolinspringen bzw. Haus- oder Gartenarbeit.

882

Stehen Sie früh auf

Wer früh beginnt, kann auch früher aufhören. Denken Sie sich beim Aufstehen: »Ich habe einen langen Tag vor mir, aber ich werde auch eine Menge schaffen.«

883

Pausen nach Stundenplan

Teilen Sie sich das Lernen in 30-Minuten-Einheiten ein. Achten Sie darauf, in dieser Zeit wirklich zu arbeiten. Wenn Ihr Tempo nachlässt, ist es Zeit für eine Pause.

884

Ein angenehmer Ort

Wenn ein Schreibtisch Ihnen Angst einjagt, suchen Sie sich einen Ort, an dem Sie besser lernen können – in der Bibliothek, auf Ihrem Bett, bei Freunden.

885

Nerven behalten

Wenn Sie aus Angst vor einem Ereignis wie gelähmt sind, überlegen Sie sich, wie das schlimmste mögliche Ergebnis aussähe. Wie wahrscheinlich ist das? Was würden Sie in diesem Falle tun? Schreiben Sie sich Strategien auf, um Ihre Ängste zu besiegen.

886
Die Tage abhaken
Blasen Sie für jeden Tag vor dem Ereignis einen Luftballon auf und dekorieren Sie damit Ihren Arbeitsplatz. Am Ende des Tages X lassen Sie dann einen nach dem anderen platzen. Auch ein Abreißkalender tut gute Dienste.

887
Position zum Lesen
Diese Haltung bringt die Gehirnhälften ins Gleichgewicht und sorgt für einen klaren Verstand: Legen Sie sich auf den Bauch, das Kinn in die Hände gestützt. Die Knie anwinkeln und die Unterschenkel wie bei einer Schere rhythmisch kreuzen.

888
Gesund essen
Für Kopfarbeit essen Sie reichlich Proteine, zum Entspannen danach vor allem Kohlenhydrate.

889
Bei Schafmangel
Wenn Ihre Augen glasig werden und Sie denselben Satz wieder und wieder lesen, machen Sie ein 15-minütiges Nickerchen (mit Wecker!).

890
Nicht die Fäuste ballen
Wenn Sie sich dabei ertappen, dass Sie die Fäuste ballen: Setzen Sie sich, öffnen Sie Ihre Hände und lassen Daumen und Zeigefinger einander berühren (*Jnana mudra*). Im Yoga nutzt man diesen geschlossenen Energiekreis, um die inneren Ressourcen neu aufzufüllen.

891
Die Lotus-Atmung
Diese Atemtechnik gleicht die Energieflüsse im Körper aus. **Setzen Sie sich** bequem hin, mit geradem Rücken und geschlossenen Augen. Lassen Sie die Hände mit lockeren Fingern und den Handflächen nach oben auf Ihren Knien ruhen. Einatmen und die Finger wie Blütenblätter bei Nacht schließen. **Ausatmen, die linke Hand öffnen,** als würde Ihr Atem dort hinausfließen. Einatmen, die linke Hand wieder schließen und den Atem über die linke Seite Ihres Körpers hinaufziehen. Nun die rechte Hand öffnen, während Sie die rechte Körperseite hinab ausatmen. Durch die rechte Seite einatmen, während Sie die Hand wieder schließen. Mit wechselnden Händen beliebig oft wiederholen.

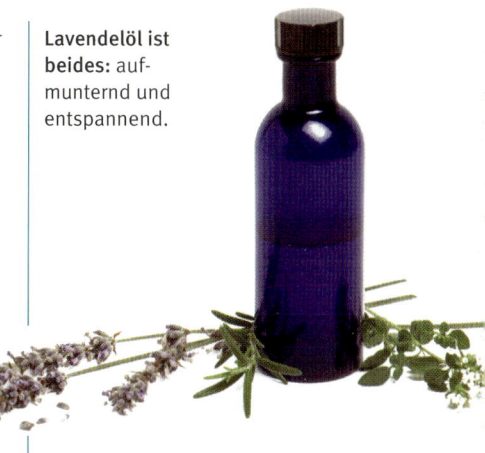

Lavendelöl ist beides: aufmunternd und entspannend.

892
Entspannende Duftöle
Geben Sie einen Tropfen ätherisches Lavendel- oder Rosmarinöl auf ein Taschentuch. Beide Düfte regen die Hirnleistung an.

893
Lassen Sie Dampf ab
Man sollte sich nicht zwingen, sich über längere Zeiträume zu konzentrieren. Lockern Sie den Arbeitstag mit kleinen Auszeiten auf. Körperliche Aktivität baut Stress am effektivsten ab – gehen Sie doch einen Abend zum Tanzen aus.

894
Am Vorabend
Hören Sie um 17 Uhr mit dem Arbeiten auf und entspannen Sie sich – kochen Sie, sehen Sie sich einen lustigen Film an, baden Sie und gehen Sie rechtzeitig ins Bett.

Das Rauchen aufgeben

Die schlechteste Methode, mit Stress umzugehen, ist Rauchen. Sich dieser Suchtgewohnheit zu bedienen erhöht das Gesundheitsrisiko und drückt aufs Selbstvertrauen. Außerdem stimuliert Nikotin den Kreislauf – wenn Sie damit aufhören, sind Sie automatisch entspannter.

895
Eine Sorge weniger
Wenn Sie mit dem Rauchen aufhören, werden Sie auch das schlechte Gewissen los, damit Ihrer Gesundheit zu schaden!

896
Unterstützung finden
Wer sich von Fachleuten, Freunden oder Angehörigen unterstützen lässt, kommt leichter vom Rauchen los. Fragen Sie Ihren Hausarzt, suchen Sie im Internet nach Nikotinersatz-Produkten, lokalen Selbsthilfegruppen oder Kursen zur Rauchentwöhnung.

897
Geteiltes Leid ...
Erzählen Sie Freunden, Bekannten und Verwandten von Ihrem Vorhaben und bitten Sie um Unterstützung. Vielleicht können sie Ihnen zwischendurch immer mal wieder ermutigende SMS oder E-Mails schicken.

Stärken Sie Ihre Motivation und Entschlossenheit durch Belohnungen.

898
Buchführen
Listen Sie eine Woche lang Ihren Tabakkonsum auf. In einer Spalte tragen Sie Zeit und Ort jeder Zigarette ein, in die zweite kommen die Anlässe (Geselligkeit, Kummer, Gewohnheit). Analysieren Sie am Ende der Woche Ihr Verhalten. Rauchen Sie vor allem zu bestimmten Zeiten und Situationen oder an speziellen Orten? Wie könnten Sie sich davon befreien?

899
Gewohnheiten ablegen
Verändern Sie die Umstände, bei denen Sie bisher geraucht haben. Falls Sie immer zum Kaffee geraucht haben, trinken Sie eine Zeit lang nur noch Tee.

900
Tief atmen
Das Entspannende am Rauchen ist nicht zuletzt die tiefe Atmung. Atmen Sie ein, ohne tödliche Gifte zu inhalieren, während Sie bis vier zählen. Die Luft anhalten und gleichzeitig bis vier zählen. Während des Ausatmens bis acht zählen.

901
Nasenatmung
Diese Atemtechnik (siehe Tipp 891) dämpft die Lust aufs Rauchen.

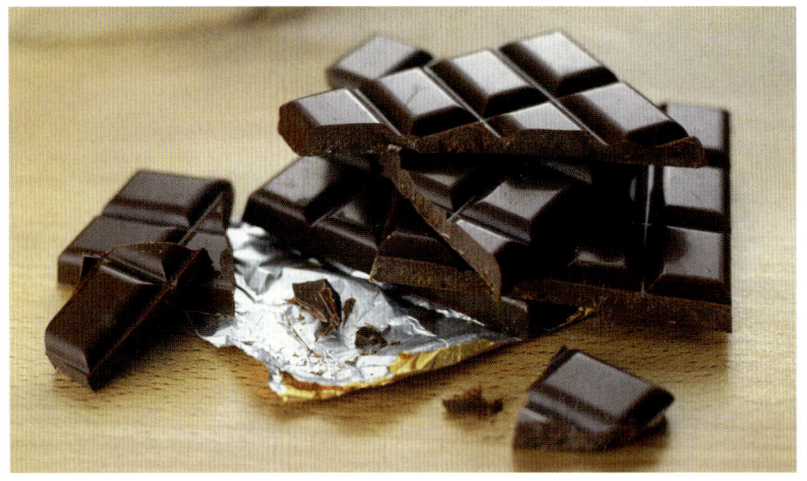

902
Ohrenmassage
Eine Studie von 1999 ergab, dass das Reiben oder Akupunktieren der Ohrläppchen die Lust auf Zigaretten dämpft und damit die Zahl der gerauchten Zigaretten verringert. Versuchen Sie es mit Akupunktur.

903
Homöopathische Hilfe
Homöopathen behandeln Probleme des Nikotinentzugs mit Nux vomica C30. Nehmen Sie es dreimal täglich oder immer dann, wenn Sie Lust auf eine Zigarette verspüren. Dieses Mittel entfernt auch Nikotin und andere Giftstoffe aus dem Körper.

904
Den Husten lindern
Nachdem man mit dem Rauchen aufgehört hat, reinigt sich die Lunge durch Husten. Huflattich (*Tussilago farfara*) wirkt hustenlindernd und stärkt die Lunge. Nehmen Sie zweimal täglich dreißig Tropfen in Wasser, bis der Husten sich legt.

905
Bleiben Sie stark
Die Australische Buschblüten-Essenz Wedding Bush hilft bei der Einhaltung von (Selbst-)Verpflichtungen – so auch bei der zu einem gesünderen Leben.

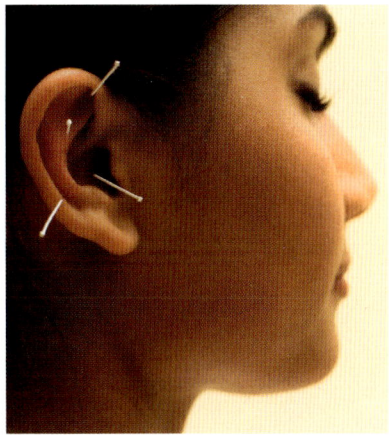

Das Verlangen mit Akupunktur dämpfen.

906
Reichlich Zuckerbrot
Belohnen Sie sich fürs Aufhören – mit einer kleinen Belohnung pro Tag, einer mittleren pro Woche und einer großen pro Monat. Probieren Sie es mit einem neuen Buch, Frühstück im Bett, einem Tag im Spa oder dem Abo einer Zeitschrift.

907
Ersparnis ausrechnen
Rechnen Sie aus, nach wie vielen Nichtraucher-Monaten Sie sich einen entspannenden Urlaub leisten können.

908
Hals-Chakra-Meditation
Probleme mit dem Hals-Chakra, dem für Kommunikation zuständigen Energiezentrum, zeigen sich in Rauchen und anderen oral fixierten Gewohnheiten wie übermäßigem Essen. Meditieren Sie aufrecht sitzend, mit geschlossenen Augen. Kommen Sie zur Ruhe und konzentrieren Sie sich auf Ihren Hals. Stellen Sie sich dort eine Energiekugel vor, die mit jedem Einatmen stärker leuchtet. Wiederholen Sie zehn Minuten lang stumm das Hals-Chakra-Mantra *HAM*.

909
Kaugummi kauen
Um Ihren Mund zu beschäftigen, kauen Sie Kaugummi, das mildert auch stressbedingte Verdauungsbeschwerden.

910
Stricken Sie
Falls Sie nicht wissen, wohin mit Ihren Händen, versuchen Sie es mit Stricken oder Häkeln.

911
Auszeit
Suchen Sie nach speziellen Angeboten für frischgebackene Nichtraucher. Viele Einrichtungen bieten Unterstützung an.

912
Akupunktur
Akupunktur kann so effektiv sein wie Nikotinersatz – Massagen und Gesprächstherapie inklusive.

Entspannter Urlaub

Psychologen empfehlen einen längeren Urlaub pro Jahr in fremder Umgebung, mit anderem Alltag und neuen Aktivitäten, damit wir entspannt sein können. Zwei Wochen sollten Sie sich gönnen, denn dann kann die Wirkung so positiv sein wie die von Sport und gesunder Ernährung. Viele Leute leiden jedoch unter einem »Urlaubs-Defizit-Syndrom« und leisten sich nur wenige freie Tage pro Jahr. Hier ein paar Ideen, wie Sie richtig ausspannen können.

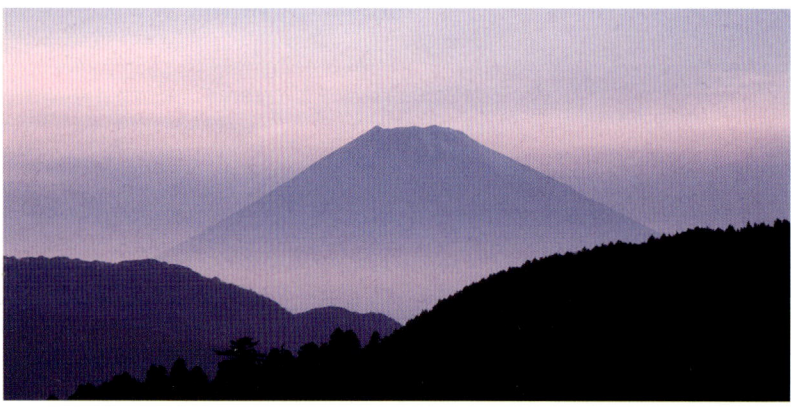

Träumen Sie von Ihrem Lieblingsziel und planen Sie, wie Sie dort hinkommen.

913
Nehmen Sie Urlaub
Menschen, die Urlaub machen, fühlen sich seltener gestresst, erschöpft oder niedergeschlagen. Sie verringern ihr Risiko für Herzerkrankungen und führen tendenziell ein glücklicheres Familienleben und eine bessere Ehe. Am Arbeitsplatz ist ihre Produktivität höher. Wenn Sie den Ihnen zustehenden Jahresurlaub nicht nutzen – und immer mehr Menschen tun das –, fragen Sie sich, warum. Urlaub gehört ebenso zu einem gesunden Lebensstil wie der Besuch im Fitness-Studio. Sie sind kein Versager, weil Sie eine Pause einlegen. Man wird in Ihrer Abwesenheit gut zurechtkommen.

914
Reiseträume
Was ist Ihr Traumziel? Der Fujiyama, die Antarktis, Tibet? Warum sind Sie noch nicht dort gewesen? Machen Sie einen Fünfjahresplan.

915
Fern der Massen
Wenn Ihnen Verkehrsstaus und überlaufene Sehenswürdigkeiten ein Graus sind, warum verbringen Sie Ihren Urlaub nicht zu Hause? Setzen Sie sich zum Lesen in den Garten, essen Sie im Freien, besuchen Sie Attraktionen in der Nähe und genießen Sie die Erholung ohne Reisestress.

916
Planen Sie realistisch
Um einen entspannenden Urlaub zu erleben, müssen Sie realistisch sein – Kinder fangen auf langen Fahrten an zu meckern, ein Baby wird in fremder Umgebung schlechter schlafen, Freunde haben sich seit der Uni verändert, und Verkehrsstaus sind inzwischen die Regel.

917
Schalten Sie's ab
Im Urlaub verursacht Ihr Handy nur Adrenalin-ausschüttende Bedrängnis – abschalten hilft.

918
Nicht mitnehmen
- Laptop
- Terminpläne und Kalkulationen
- Sorgen, die die Arbeit betreffen
- Fachliteratur
- Handy-Ladegerät

ENTSPANNTER URLAUB

919
Keine Schwarzmalerei
Bringen Sie die nervige innere Stimme, die beharrlich quäkt »Wie wird dieses Projekt inzwischen weitergehen?« mit einer positiven Affirmation zum Schweigen: »Im Büro läuft alles bestens; ich verdiene es, mich zu entspannen.«

920
Urlaubsmodus anschalten
Veränderung kann anstrengend sein. Versuchen Sie, es sich so leicht wie möglich zu machen, indem Sie Ihr Reiseprogramm ausdünnen.

Urlaub bedeutet nicht, so viele Sehenswürdigkeiten wie möglich in so wenig Tagen wie möglich abzugrasen. So denkt Ihr »Arbeitsverstand«. Trauen Sie sich auch, einen Tag lang rein gar nichts zu tun.

921
Tun, was Sie wollen
Stellen Sie sicher, dass jeder mindestens einen Urlaubstag lang tun kann, was er am meisten liebt – Ruinen durchstreifen, Sandburgen bauen, gut essen gehen, im Whirlpool liegen. Besonders Mütter lechzen oft nach einer Pause von Kindern und Hausarbeit.

922
Sich treiben lassen
Verbringen Sie einen Tag ohne Stadtplan oder Reiseführer in einer fremden Stadt. Besuchen Sie Cafés, weil sie einladend aussehen oder es gut riecht, nicht weil sie in einem Buch oder auf einer Website empfohlen werden.

923
Ein anderer Tagesablauf
Versuchen Sie Ihren Tagesablauf dem der Einheimischen anzugleichen – mit langen Mittagessen, Siesta und spätem Abendessen.

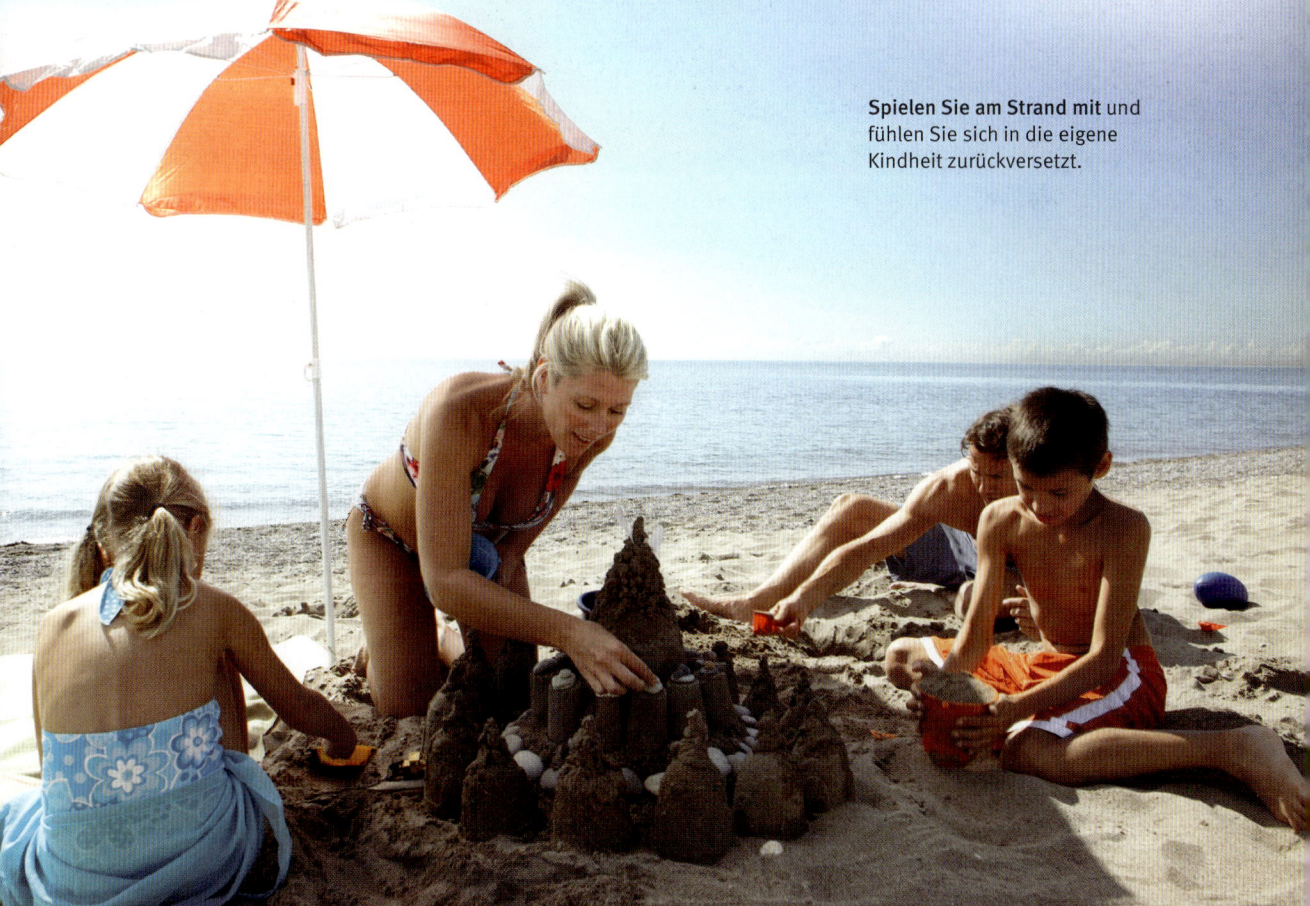

Spielen Sie am Strand mit und fühlen Sie sich in die eigene Kindheit zurückversetzt.

924
Sprachkenntnisse
Urlaub im Ausland ist weniger stressig, wenn Sie zumindest eine Speisekarte entziffern und einfachen Wegbeschreibungen folgen können. Lernen Sie zu Hause mit CDs bzw. einem Sprachführer oder besuchen Sie zur Vorbereitung einen Sprachkurs. Noch besser ist eine Sprachreise, bei der Sie im Rahmen von Besichtigungen, beim Essengehen und Einkaufen die Sprache lernen.

925
Spielen Sie etwas
Im Alltag haben wir selten genug Zeit zum Spielen, vor allem mit anderen. In den Ferien könnten Sie das nachholen – etwa in einem Artistik-Workshop. Warum nicht ausprobieren, wie eine Menschen-Pyramide entsteht?

Genießen Sie sorgenfreies Campen und den Komfort eines Wohnmobils.

926
Gute Taten
Für ein paar Tage mitten in wunderbarer Natur zu leben und selbst etwas beizutragen kann eine zutiefst befriedigende und gesellige Angelegenheit sein. Erkundigen Sie sich nach entsprechenden Möglichkeiten in Nationalparks oder beim Alpenverein. Wenn Sie Wege neu befestigen oder auf einem Bergbauernhof mithelfen, sorgen Sie damit nicht nur äußerlich für die Erhaltung einer Ordnung, sondern bringen auch Ruhe in Ihr Innenleben.

927
Kleine Festivals
Suchen Sie nach kleinen Events, die von Individualisten organisiert werden. Hier finden Sie noch einen kreativen Geist und die Stimmung von Frieden und Selbstverwirklichung. Campen, Workshops, Kostümierungen und eine kinderfreundliche Atmosphäre sind ebenfalls garantiert. Je unbekannter so eine Veranstaltung ist, desto aufregender.

928
Mieten Sie ein Wohnmobil
Falls Sie noch nie gecampt haben, sind Sie mit einem Wohnmobil auf der sicheren Seite. Während andere noch mit Zeltstangen und Heringen hantieren, können Sie 30 Sekunden nach Ihrer Ankunft schon das Bett aufschlagen oder sich ein Bier aus dem Kühlschrank nehmen. Ein Zelt können Sie ja trotzdem noch aufbauen, um Gartenmöbel o. Ä. unterzubringen. So können Sie auch mal einen Tagesausflug machen, ohne Ihren gesamten Hausstand wieder einpacken zu müssen.

929
Exotische Übernachtung
Originelle Camping-Alternativen sind Nomadenjurten, Tipis, Mogul-Pavillons oder bunte Zigeunerwagen aus Holz mit dazugehörigem Pferde-Gespann.

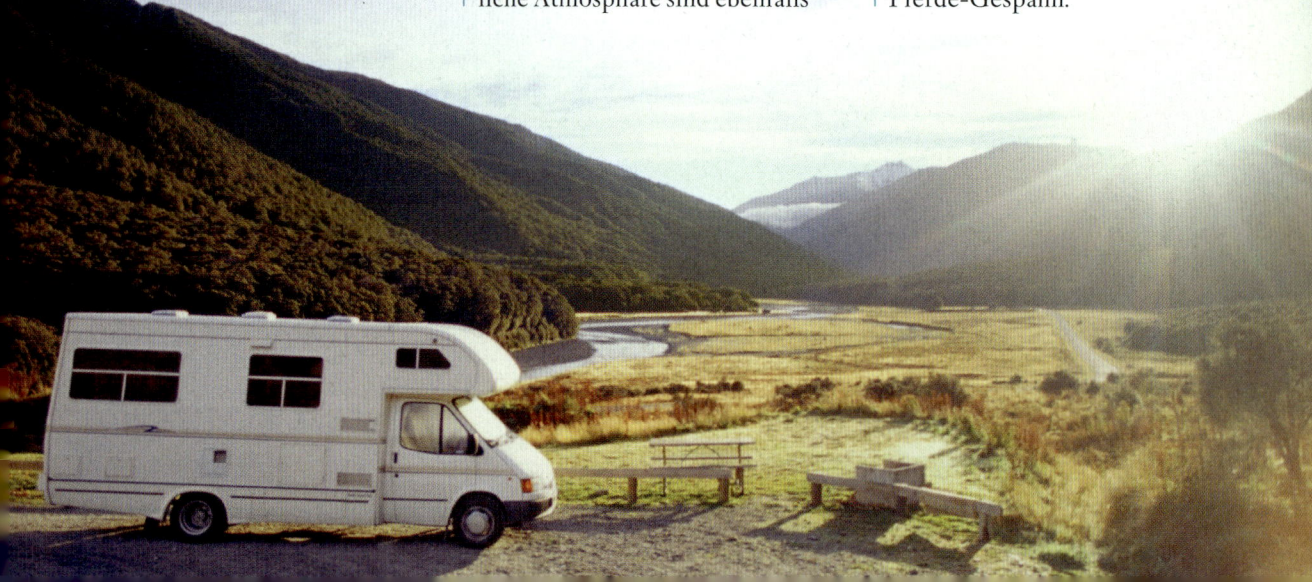

ENTSPANNTER URLAUB 177

930
Krimi-Wochenende
Entspannung darf ruhig auch mal mit Spannung zu tun haben. Lösen Sie mit Gleichgesinnten einen (gestellten) Kriminalfall und tauchen Sie in eine andere Welt ein!

931
In einem Baum entspannen
Urlaub hoch oben in einem Baum bietet die absolute Entspannung – ob in einem Baumhaus oder direkt in der Krone in einem »Treeboat« (einer Art Hängematte). Beginnen Sie den Nachmittag mit einer Einführung ins Baumklettern, essen Sie dann unter Ihrem Baum zu Abend, bevor Sie es sich für die Nacht gemütlich machen. Spätestens dann werden Sie sich auf die heilsame Zeit auf dem Baum einlassen.

932
Basteln Sie Laternen
Stimmungsvolle Beleuchtung schenken diese selbst gebastelten Laternen. Hierzu von alten Schraubdeckelgläsern die Etiketten entfernen. Das Glas zwischen zwei gleich lange Drahtstücke stellen und diese an den Enden zusammendrehen, bis das Glas stramm sitzt. An den Enden ein weiteres Drahtstück als Henkel befestigen. Ein Teelicht in das Glas stellen und über einen Zweig hängen.

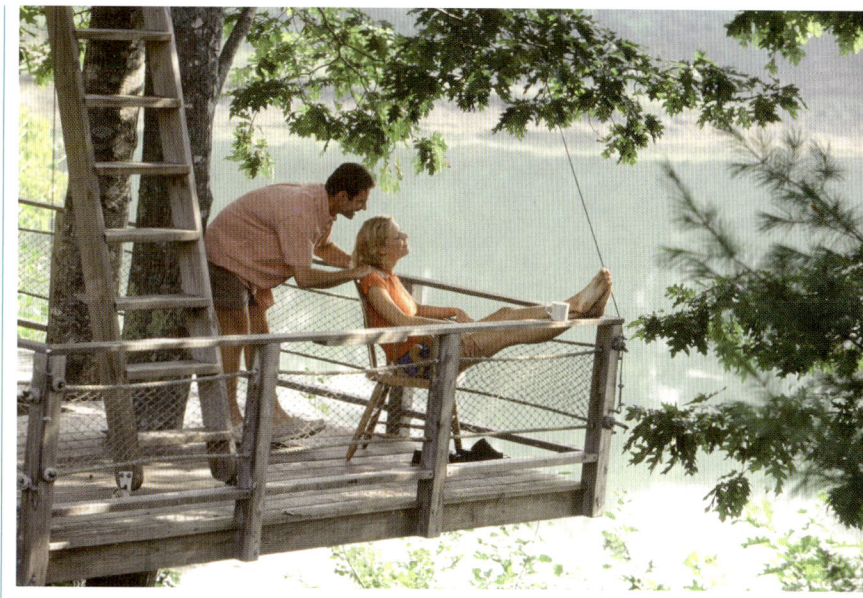

Fern von Touristenströmen hoch oben in einem Baumhaus relaxen.

933
Schnitzen
Besorgen Sie sich ein gutes Taschenmesser (das man für einen Urlaub in freier Natur ohnehin braucht) und suchen Sie sich ein interessantes Stück Holz. Schneiden Sie weg, was nötig ist, um den Kern des Holzes freizulegen – vielleicht ein Schlange, eine Kröte oder einen Delfin. Beobachten Sie, wie das Holz nach und nach ein Eigenleben entwickelt, während Sie sich damit beschäftigen.

934
Yoga auf Reisen
Auf langen Reisen in Flugzeugen oder Zügen können Sie Innenschau betreiben: Setzen Sie eine Augenmaske auf, verwenden Sie Ohrstöpsel und nehmen Sie wahr, wie der Atem in Ihren Körper strömt und ihn wieder verlässt. Lassen Sie sich Zeit – und staunen Sie.

935
Homöopathische Reiseapotheke
- Argentum nitricum C30 gegen Flugangst
- Arnica C30 als Erste Hilfe bei Verletzungen und hervorragend gegen Jetlag
- Apis C30 gegen Insektenbisse und -stiche, die jucken und anschwellen.
- Arsenicum album C30 bei Lebensmittelvergiftung mit Erbrechen und Durchfall
- Belladonna C30 gegen Sonnenstich oder Sonnenbrand
- Nux vomica C30 gegen Kater

Gelungene Feste

Falls Sie im Alltag die meiste Zeit gestresst sind, potenziert sich Ihre Anspannung in emotionsgeladenen Zeiten vermutlich noch. Weihnachten ist so ein kritischer Fall. Der Druck zur Perfektion ist dann besonders groß – eine perfekte Familie, perfekte Geschenke, perfektes Essen. Erinnerungen an vergangene Zeiten wiegen ebenfalls schwer, gerade in Familien mit getrennten Elternteilen.

936
Erwartungen prüfen
Die eigenen Erwartungen zu senken mindert Stress. Akzeptieren Sie, dass Familienstreitereien auch an Feiertagen nicht plötzlich aufhören.

937
Was im Vordergrund steht
Fragen Sie sich, was für Sie an Weihnachten das Wichtigste ist – die Familie, der Glaubensaspekt, das Festessen? Behalten Sie das im Hinterkopf, wenn Sie Ihren Zeitplan mit anderen abstimmen.

938
Machen Sie einen Plan
Um nicht von den Ereignissen überrollt zu werden, planen Sie, was Sie Tag für Tag erledigen müssen, so wie Sie es bei einem beruflichen Projekt auch tun würden. Beziehen Sie auch die Kinder mit ein, etwa beim Geschenkeeinpacken.

939
Das Schenken überdenken
Warum nicht eine Schenkpause ausrufen und das Geld spenden? Beispielsweise an Hilfsorganisationen, die damit in der Dritten Welt Gutes tun.

940
Geschenkte Hilfe
Wenn Sie schon alles haben, schlagen Sie statt Geschenken Hilfsdienste vor: Sie kochen ein besonderes Essen, und die solcherart Beschenkten bauen Ihnen dafür ein Möbelstück zusammen.

941
Wellness verschenken
Gutscheine für eine Reflexzonenmassage, einen Haarschnitt oder eine Stunde Yoga helfen, den Geschenkeberg klein zu halten.

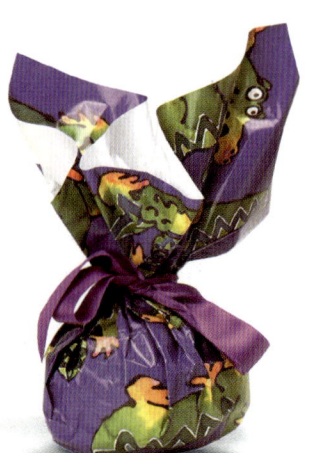
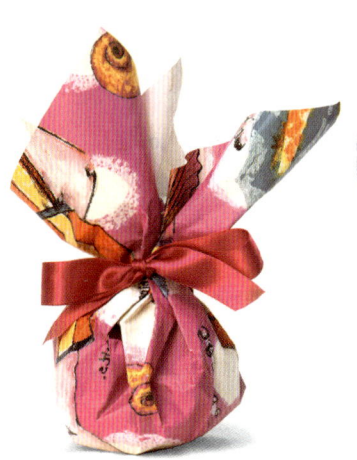
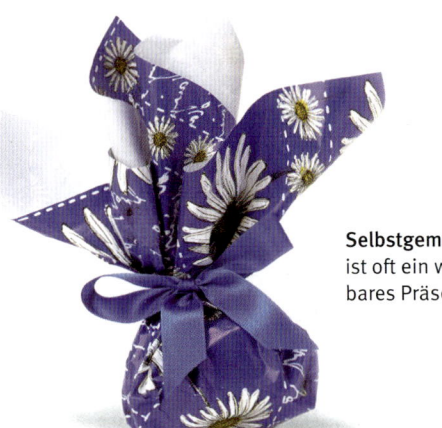

Selbstgemachtes ist oft ein wunderbares Präsent.

942
Nur aus Überzeugung
Egal, für wen Sie ein Geschenk kaufen, investieren Sie nur in etwas, das Ihnen wirklich gefällt.

943
Selbstgemachtes
Verwenden Sie Zeit, um etwas herzustellen, das Ihre Zuneigung ausdrückt – Chiliöl, eingelegtes Gemüse aus dem Garten, Pfefferminzcreme, Blumengestecke, Christbaumschmuck oder eine selbst zusammengestellte CD. All das lässt sich gemeinsam mit Kindern anfertigen.

944
Kates Festtagsoliven
Diese Kräuteroliven sind ein leckeres Geschenk, das bestimmt nicht alt wird. Suchen Sie ein hübsches Glas mit Schraubdeckel dafür aus.

450 g abgetropfte grüne Oliven
4 Knoblauchzehen, geschält und zerdrückt
frisch gemahlener schwarzer Pfeffer
eine Prise Zucker
Provençalische Kräuter
2 EL Balsamico-Essig
1 EL Olivenöl extra vergine

Die Oliven in einer Schüssel mit Wasser ein paar Stunden einweichen. Abgießen und mit dem Knoblauch in das Glas geben. Gewürze und Kräuter dazu und zum Schluss Essig und Öl darübergießen. Den Deckel zuschrauben und alles gut schütteln. Mindestens zwei Stunden durchziehen lassen.

945
Körperliche Entspannung
Physiotherapeuten melden um die Weihnachtstage einen Anstieg der akuten Fälle von Rücken-, Nacken- und Schulterschmerzen. Das liegt an der hektischen Betriebsamkeit und daran, dass wir zu viel auf falsche Weise tragen. Lindern Sie diesen Stress, indem Sie die Tipps gegen Schulter- und Rückenschmerzen (132–162) beherzigen.

946
Finanzen im Auge behalten
Planen Sie schon ein paar Wochen im Voraus, was Sie einkaufen müssen und wie viel Ihnen dafür zur Verfügung steht. Schrauben Sie lieber Ihre Bedürfnisse zurück, als sich mit einem überzogenen Konto zu stressen.

947
Was Weihnachten bedeutet
Setzen Sie sich in Ruhe hin, schließen Sie die Augen und sinnen Sie darüber nach, was diese Worte bedeuten: »… Friede auf Erden den Menschen, die guten Willens sind« (Lukas 2. 14). Wie könnten Sie im kommenden Jahr mehr von dieser Stimmung in Ihr Leben und in das

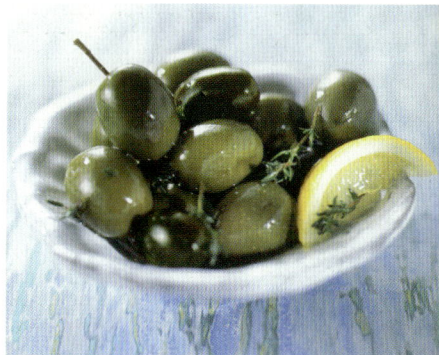

Schenken Sie selbst verfeinerte Oliven.

Ihrer Liebsten bringen? Schreiben Sie eine Botschaft an sich selbst.

948
Besuch der Christmette
Eine Weihnachtsmesse kann Sie zum Ursprung von Weihnachten zurückbringen, wenn Sie sich ausgelaugt fühlen. Worum geht es denn letztlich, auch wenn Sie noch so atheistisch eingestellt sein mögen? Um ein Baby, das Frieden und Hoffnung in die Welt bringt.

949
Etwas gemeinsam tun
Schmeißen Sie eine Christbaum-Party: Laden Sie Verwandte oder Freunde zu einem Bastelnachmittag ein, an dem Sie genug schneiden, falten, kleben und mit Glitzer versehen, um damit einen ganzen Baum zu schmücken. Vergessen Sie auch nicht einen Engel oder Stern für die Spitze. Wenn alles fertig ist, schmücken Sie gemeinsam den Baum.

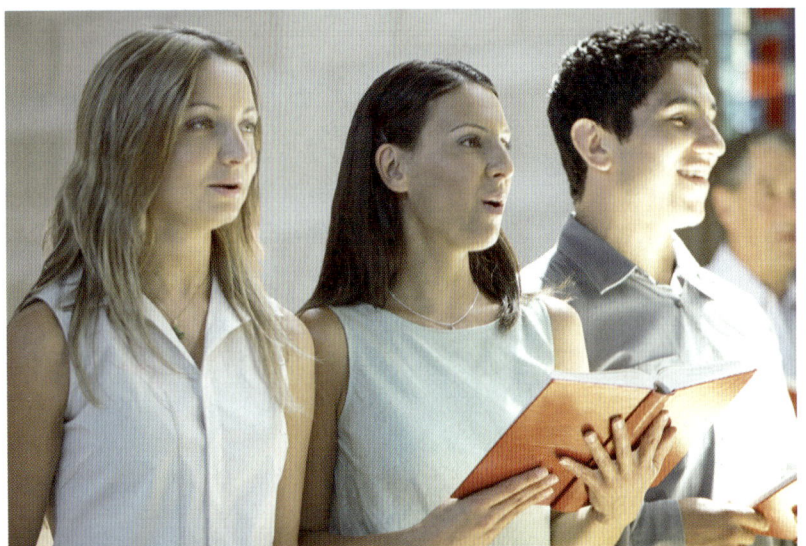

Bauen Sie den Stress hektischer Feiertage ab, indem Sie gemeinsam singen.

950
Mit anderen singen
Religiöse und weltliche Feste werden durch Chorgesang zu etwas ganz Besonderem. Treten Sie in einen Chor ein, organisieren Sie eine Sängergruppe, die von Haus zu Haus zieht, oder singen Sie allein zur Gitarre, wenn Sie gestresst sind. Singen stärkt das Gedächtnis und gibt Kraft. Darüber hinaus sorgt es für eine effizientere Atmung und eine bessere Haltung.

951
Lassen Sie sich Zeit
Die Welt endet vermutlich nicht mit den Weihnachtsfeiertagen, also setzen Sie sich nicht unter Druck. Sie müssen nicht alle Verwandten vor dem 1. Januar gesprochen haben.

952
Familienspiele
Eine gute Methode, um Spannungen gar nicht erst aufkommen zu lassen: Organisieren Sie Spiele mit zwei Teams, egal ob Brettspiele, Kegeln oder Völkerball. Wofür auch immer Sie sich entscheiden: Nutzen Sie die Gelegenheit *nicht*, um alte Rivalitäten auszutragen – und servieren Sie dazu nicht zu viel Alkohol!

953
Gutes tun
Laden Sie eine einsame Nachbarin zum Essen ein, bieten Sie Ihre Mithilfe in einem Obdachlosenasyl an oder lachen Sie über einen Witz, den Sie seit Ihrer Kindheit schon tausendmal gehört haben.

954
Keine Schuldgefühle
Wenn die Feiertage für Sie wegen eines Verlusts, einer Trennung oder aus Einsamkeit keine gute Zeit sind, fühlen Sie sich deshalb nicht schuldig. Seien Sie nett zu sich selbst und bitten Sie um Hilfe, im Freundeskreis oder bei Beratungsstellen. Vielleicht überlegen Sie, sich ehrenamtlich zu engagieren? Das vertreibt die Einsamkeit und gibt einem das Gefühl, gebraucht zu werden.

955
Schreiben Sie einen Brief
Einen Verlust empfindet man zu dieser Zeit des Jahres als besonders bitter. Vielleicht hilft es Ihnen, diesem Menschen einen Brief zu schreiben und darin Ihre Gefühle zu schildern.

956
Sich ein Bild machen
Warum sind Sie einsam? Gibt es etwas, das Sie zu Menschen aus Ihrer Vergangenheit sagen könnten, um die Situation zu ändern? Was müssten Sie tun, um Ihr privates Netzwerk zu erweitern?

957
Getrennte Familien
An Feiertagen sollten Sie versuchen, berechtigte Empörung und

GELUNGENE FESTE 181

Verletztheit nach einer Trennung beiseitezuschieben. Neue Rituale in neuen Konstellationen helfen, aus dem Schatten der alten Partnerschaft herauszutreten. Neue Familien bringt es enger zusammen, und allen hilft es, mit dem irrealen Wunsch fertig zu werden, es wieder wie früher haben zu wollen.

958
Zum Wohl der Kinder
Nehmen Sie in einer getrennt lebenden Familie den Kindern die Last ab, entscheiden zu müssen, wo sie ihre Zeit verbringen. Vermutlich empfinden sie sich weniger als Faustpfand, wenn ihre Eltern sich einfach Jahr für Jahr abwechseln.

959
Familienrat
Wie Ihre Familienkonstellation auch aussehen mag, halten Sie rechtzeitig eine Konferenz ab, um zu erfahren, was jeder Einzelne in dieser besonderen Zeit des Jahres unternehmen möchte. Diskutieren Sie, warum wohl jeder von ihnen am Ende Kompromisse machen muss. Fragen Sie aber auch sich selbst, warum Sie sich zu Dingen zwingen, die Sie stressen. Sobald die Erwartungen aller formuliert sind und Sie wissen, wo Sie mit wem feiern werden, können Sie mit den Vorbereitungen beginnen.

960
Zeit für sich selbst
Falls Sie von außen betrachtet funktionieren, aber innerlich kochen, gewähren Sie sich eine Auszeit. Heulen Sie oder machen Sie einen langen Spaziergang, wenn sie wütend sind.

961
Schnelle Hilfe
Denken Sie an einen Vorrat Rescue-Tropfen! Das ist die Bachblütenessenz gegen Reizbarkeit, »Kopflosigkeit«, Realitätsverlust und Panik. Das sollte alle Eventualitäten einer entspannten Weihnacht im Familienkreis abdecken …

962
Zeit des Übergangs
Begehen Sie den Jahresausklang mit einem Glas auf die positiven Entwicklungen des vergangenen Jahres – Menschen, die neu in Ihr Leben getreten sind, Ihre neue berufliche oder häusliche Situation, neue Orte. Denken Sie auch an die Leute und Aktivitäten, die keine Rolle mehr spielen. Wie fühlen Sie sich dabei? Wie lässt sich Ihr Leben weiter zum Besseren verändern?

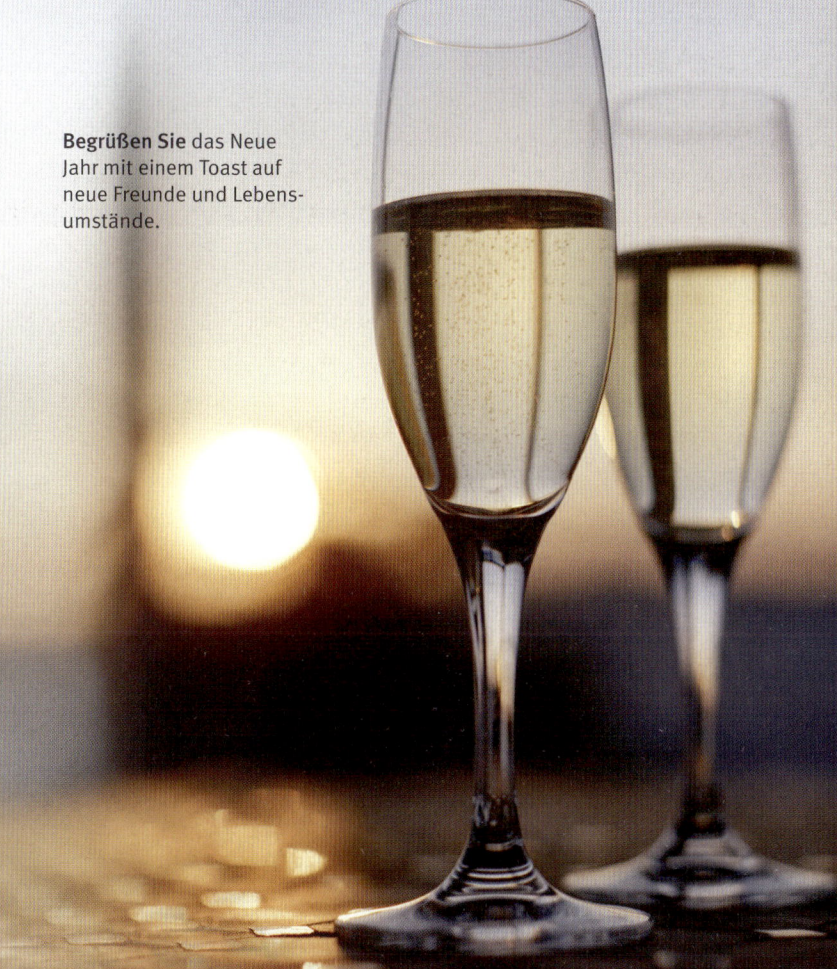

Begrüßen Sie das Neue Jahr mit einem Toast auf neue Freunde und Lebensumstände.

Lässige Partys

Partys bringen uns mit den Menschen zusammen, die uns etwas bedeuten – und genau diese sozialen Kontakte schützen uns vor Stress. Damit das Organisieren solcher Feste nicht zu anstrengend wird, hier ein paar Tipps zum Entspannen vor, während und nach der Party. Oder engagieren Sie Profis – Eventplaner, Caterer und eine Putztruppe …

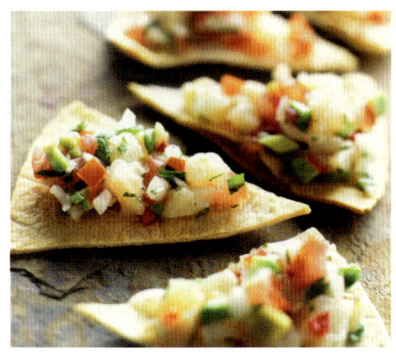

Wenn Sie Fingerfood servieren, können Sie die Party entspannt genießen.

963
Seien Sie kein Märtyrer
Selbst mit einer tadellosen To-Do-Liste ist eine Party für einen allein zu viel Arbeit. Rufen Sie Freunde zu Hilfe und verteilen Sie Aufgaben wie Einladungen und Zusagen organisieren, sauber machen, einkaufen, Deko besorgen, Sound und Beleuchtung sowie putzen.

964
Verkünsteln Sie sich nicht
Die Gäste kommen, um Ihr Gesicht zu sehen, nicht Ihren Rücken, während Sie in die Küche stürmen, um erlesene Kreationen zuzubereiten. Kochen Sie etwas in einem großen Topf, das aus dem Ofen auf den Tisch kommt, z. B. einen Braten oder eine Gulaschsuppe.

965
Nicht kochen
Wenn Kochen Sie stresst, bitten Sie die Gäste, jeweils ein Gericht mitzubringen (jemand muss das Ganze natürlich koordinieren). Oder Sie geben dem Abend ein Motto – Sushi, Curry, Paella, Fajitas – und machen einen Wettbewerb daraus. Sie brauchen dann nur noch für die Preise zu sorgen.

966
Aus dem Spezialitätenladen
Servieren Sie etwas, das Sie nicht selbst zubereiten könnten und daher in einer Patisserie, einer Räucherei oder einem anderen Spezialitätengeschäft erworben haben. Damit ernten Sie Lorbeeren als findiger Feinschmecker und unterstützen das lokale Lebensmittelgewerbe.

967
Getränke aus der Nähe
Erkundigen Sie sich bei kleinen Brauereien oder Winzern aus der Umgebung nach einem Lieferservice. Das erspart Ihnen eine Menge zeitraubender Erledigungen und fördert die heimische Wirtschaft.

968
Lieber mit Zucker
Eine australische Studie von 2006 ergab, dass künstliche Süßstoffe in Softdrinks den Alkohol schneller ins Blut transportieren, wenn man Sie zum Mixen von Getränken benutzt. In dem Test trank die Hälfte der Probanden zuckerhaltige Limo mit einem Schuss Wodka, die andere Hälfte Wodka mit Diät-Limo. Während Erstere noch unter der zulässigen Grenze für Autofahrer blieben, kamen die anderen trotz der gleichen Menge Alkohols bereits darüber.

969
Fußtraining
Um sich schmerzende Füße zu ersparen, wenn Sie hohe Absätze nicht gewohnt sind, sollten Sie diese Yogaübung ausprobieren. Stellen Sie sich auf die Zehnspitzen, sodass Ihre Knöchel fast direkt über den Zehen stehen. Die Position halten

und langsam durchs Zimmer gehen, Falls Sie das auch schaffen, während Sie ein Buch auf dem Kopf balancieren, umso besser.

970
Gut aussehen
Stellen Sie sicher, dass Ihnen genügend Zeit bleibt, sich ein Outfit zusammenzustellen. Wenn es Ihre Party ist, sollten Sie auch am besten aussehen. Nehmen Sie eine Freundin mit zum Einkaufen, falls Sie unsicher sind. Gönnen Sie sich zumindest neue Schuhe.

971
Kamille für die Augen
Kochen Sie sich eine Kanne Kamillentee aus zwei Teebeuteln und trinken Sie davon. Die Teebeutel auspressen, auskühlen lassen und auf jedes Auge einen Beutel legen. Das entspannt müde Augen und besänftigt einen nervösen Magen.

972
Lassen Sie sich verwöhnen
Am besten sind Sie, kurz bevor es losgeht, nicht zu Hause. Besuchen Sie einen Beautysalon und gönnen Sie sich eine Gesichtsbehandlung, Pediküre und Maniküre. Währenddessen nippen Sie an einem Glas Champagner, während Sie langsam in Partylaune kommen.

973
Kommen Sie spät
Bitten Sie jemand, die ersten Gäste zu begrüßen, während Sie noch bei Ihrem Verwöhnprogramm sind. So ersparen Sie sich die Unsicherheit des Gastgebers, ob überhaupt jemand kommen wird.

974
Selbst gemachte Limonade
Dieses simple Rezept ergibt ein köstliches Getränk, das noch dazu toll aussieht. Der erfrischende Geschmack der Zitronenschale ist perfekt für beschaulich träge Sommernachmittage.

- 1 große unbehandelte Zitrone
- 25 g Zucker
- Eiswürfel
- eine Handvoll frische Minze

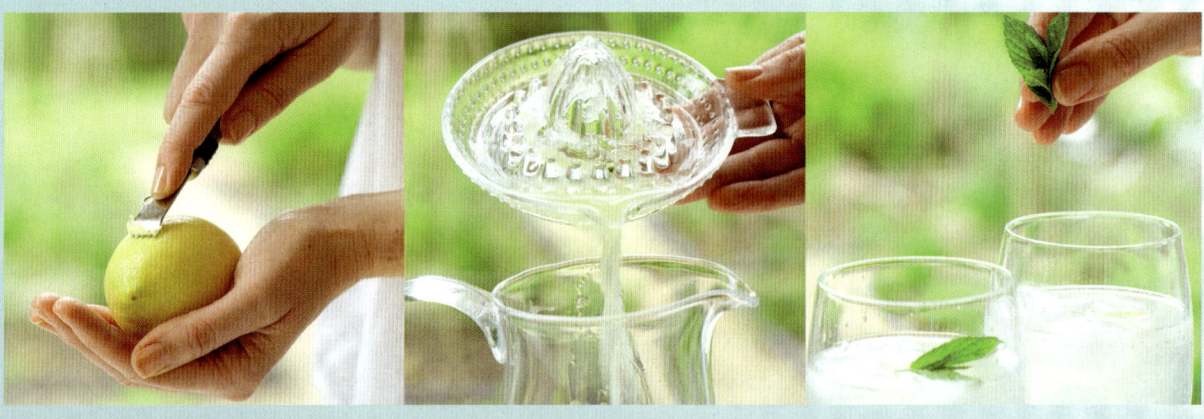

1 Die Zitrone mit dem Zestenreißer schälen, dabei aber nicht die bittere weiße Schicht mitnehmen. Die Schalen in einen großen Glaskrug geben.

2 Die Zitrone auspressen und den Saft in den Krug gießen. Zucker in warmem Wasser unter Rühren auflösen und dazugeben.

3 Mit kaltem Wasser auffüllen und in den Kühlschrank stellen. Ist die Limonade gut durchgekühlt, das Eis und die Minze hinzufügen.

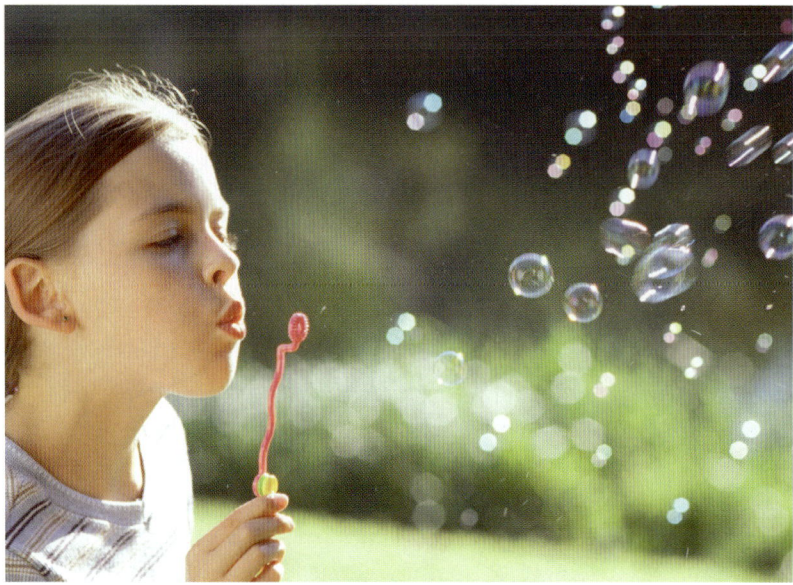

Seifenblasen kommen immer gut an.

975
Gegen Kopfschmerz
Wenn Ihr Kopf vor Gatgeber-Stress zu pulsieren beginnt, drücken Sie mit dem linken Daumen in die Vertiefung zwischen Daumen- und Zeigefingerwurzel der rechten Hand.

976
Pflanzliche Hilfe
Blätter von Mutterkraut (*Tanacetum parthenium*) zu kauen kann Kopfschmerzen und sogar Migräne vorbeugen. Sie können auch alle 30 Minuten 5–10 Tropfen der Tinktur in Wasser einnehmen, sobald Sie die ersten Anzeichen von Kopfweh verspüren. (Nicht ratsam, falls Sie blutverdünnende Medikamente nehmen.)

977
Homöopathie
Die folgenden Mittel gegen Kopfweh durch Partystress sollten Sie zur Hand haben:
- Cocculus C30 für den klassischen Kopfschmerz durch Schlafmangel, der im Nacken beginnt und den Hinterkopf hinaufkriecht, begleitet von Verwirrung und Übelkeit. (Nehmen Sie eine Dosis und legen Sie sich ins Bett!)
- Kalium phosphoricum C30 für Kopfschmerzen im Hinterkopf, ausgelöst durch Stress und Überarbeitung; das passende Mittel für chronisch Gestresste.
- China C30 für schlimme Kopfschmerzen durch nervöse Anspannung; pochender Schmerz erfasst wellenförmig den ganzen Kopf.

978
Kinderfest wie früher
Heutzutage stehen Eltern unter Druck, für ihre Kinder Riesenpartys zu schmeißen, die ganze Klasse einzuladen, einen Saal anzumieten, dazu Entertainer und eine Hüpfburg. Sagen Sie zu so etwas kategorisch Nein. Hören Sie auf, der nächsten Generation schon im Kindesalter sozialen Konkurrenzdruck einzubläuen. Laden Sie lieber nur die sechs besten Freunde zu Kakao, Kuchen und Spielen ein. Sie werden staunen, wie viel Spaß die Klassiker »Topfschlagen«, »Reise nach Jerusalem« und »Wer hat Angst vorm schwarzen Mann« machen.

979
»Mitgebsel«-Terror
Eingeladene Kinder erwarten womöglich eine Tüte mit kleinen Geschenken mit nach Hause zu nehmen. Widersetzen Sie sich dem und lassen Sie die Kinder lieber etwas basteln, das Sie behalten dürfen, beispielsweise Namensketten aus Buchstabenperlen.

980
10 ruhige Kinderspiele
- Im Garten Seifenblasen
- Wer kann eine Feder pustend am längsten in der Luft halten?
- Wer kann am längsten ganz still sitzen oder liegen?

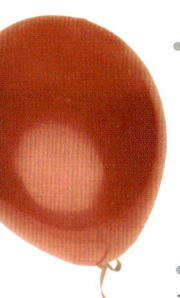

- Breiten Sie ein riesengroßes Papier am Boden aus und lassen Sie alle zusammen ein Bild malen.
- Flüsterpost
- Tast- und Riechspiele: Füllen Sie Säckchen mit Materialien, die eine besondere Struktur oder einen speziellen Geruch aufweisen, und lassen Sie die Kinder raten, was sich darin befindet.
- Lassen Sie die Kinder alleine spielen!

981
Feenstaub

Unerlässlich für jedes Kinderfest – legen Sie eine Glitzerspur zu einem Schatz, am besten durch den gesamten Garten.
- Glitzerstaub: 3 EL Silberglitter und 2 EL Talkumpuder mit Rosenduft in einer Schüssel mischen. Draußen verstreuen.
- Mittsommer-Zauber: je 1 EL Rosenblütenblätter, Lavendelblüten und pinkfarbener Glitter.

982
Totale Entspannung danach

Die folgenden Positionen helfen, wenn Sie nach einer besonders wilden Nacht nicht zur Ruhe kommen.
Legen Sie sich dicht an einer Wand auf den Rücken, dann drehen Sie sich herum und legen, mit dem Gesäß dicht an der Wand, die Beine hoch, sodass sie an der Wand ruhen (siehe Tipp 106).
Knien Sie etwa 30 cm vor einem Sofa, die Knie hüftbreit auseinander. Ihr Gesäß sollte zwischen Ihren Füßen am Boden aufliegen (wenn nötig Kissen unterlegen). Lehnen Sie sich so nach hinten an das Sofa, dass Rücken und Kopf komplett gestützt sind (wenn nötig weitere Kissen benutzen). Fünf Minuten ausruhen und gleichmäßig atmen. (Nicht zu empfehlen bei Krampfadern oder Venenentzündung.)
Lehnen Sie sich mit Becken, Schultern und Hinterkopf im Sitzen an eine Wand. Legen Sie die Fußsohlen aneinander; die Knie zeigen zur Seite. Die Füße so weit wie möglich heranziehen (siehe Tipp 670). Abschließend in einem dunklen Raum mit Augenmaske hinlegen (siehe Tipp 321).

983
Gegen den Kater

Nachtkerzenöl ist zwar hauptsächlich als Heilmittel bei prämenstruellen Spannungen bekannt, wirkt aber auch sehr gut gegen Kater. Nehmen Sie alle 3–4 Stunden zwei Kapseln davon.

984
Schnelle Besserung

Wer an Homöopathie zweifelt, sollte es bei einem Kater einmal mit Nux vomica C30, ein paar Stunden lang stündlich eingenommen, probieren. Das befreit – vom Kater und von der Skepsis!

Scheuen Sie sich nicht, auch etwas Freispielzeit in eine Kinderparty einzubauen.

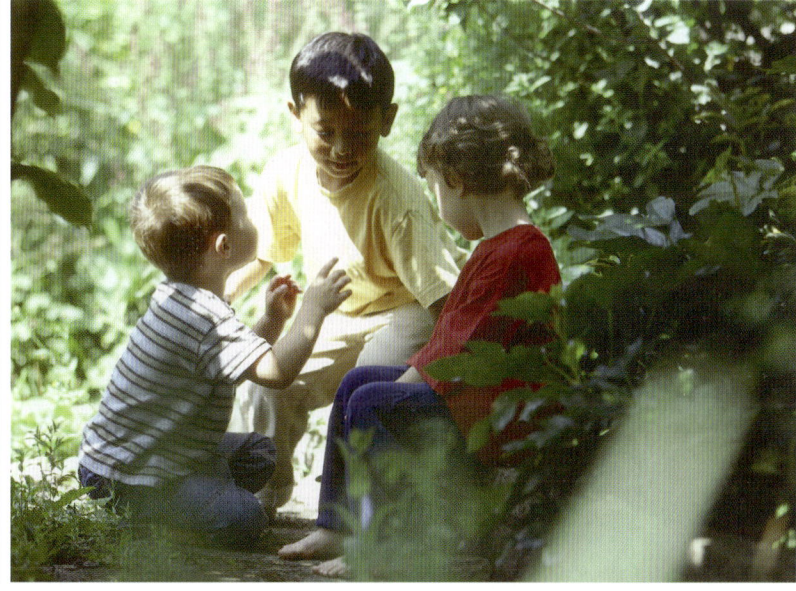

Entspannter leben

Beherzigen Sie täglich die folgenden Tipps, dann werden Sie sich nicht nur jetzt weniger gestresst fühlen, sondern vermutlich bis ins hohe Alter gesund und glücklich bleiben, denn Entspannung vergrößert die Lebenserwartung.

985
Was ist Ihnen wichtig?
Was erwarten Sie vom Leben? Was sind Ihre Wertvorstellungen? Spiegeln sich diese in Ihrem Alltag? Wie ließe sich das, was Ihnen wichtig ist, deutlicher hervorheben?

986
Kopf hoch
Lassen Sie den Kopf nicht hängen. Schauen Sie nach vorn, nehmen Sie eine aufrechte, aber entspannte Haltung ein. Lockern Sie verspannte Schultern- und Rückenmuskeln und begeben Sie sich in die Natur und unter Menschen.

987
Materielles = Glück?
Wir besitzen in der Regel mehr als unsere Eltern, aber das macht uns nicht unbedingt glücklicher. Fragen Sie sich, ob Sie etwas wirklich brauchen, bevor Sie es kaufen. Achten Sie auf Haltbarkeit – wählen Sie Dinge mit langer Lebensdauer aus, die es sich auch zu reparieren lohnt.

988
Mut zum Chaos!
Gehen Sie auch mal Risiken ein, schlagen Sie Warnungen in den Wind und hauen Sie mal wieder auf den Putz, um sich selbst daran zu erinnern, dass Sie ein fühlendes Wesen sind. Wagen Sie einen Sprung ins kalte Wasser!

989
Mal was anderes
Gehen Sie neue Wege – im Beruf, im Familienleben –, das hält das Leben spannend. Ihren Grundsätzen sollten Sie jedoch treu bleiben und natürlich auch keinen anderen Menschen verletzen.

990
Neues lernen
Erwerben Sie jedes Jahr eine neue Fähigkeit, hören Sie jeden Monat ein Konzert oder besuchen Sie eine Ausstellung. Begrüßen Sie jede Woche einen neuen Menschen in Ihrem Leben, benutzen Sie täglich ein neues Wort.

991
Besondere Momente
Bauen Sie auch bei Tätigkeiten, die Sie nerven, kleine Glücksmomente ein. Menschen, die sich öfter glücklich fühlen, haben einen niedrigeren Spiegel des Stresshormons Cortisol.

992
Aus sich herausgehen
Ob durch Sport, Gedichteschreiben, Spazierengehen, Spielen mit den Kindern oder Kochen – leben Sie im Hier und Jetzt.

993
Beziehungen feiern
Psychologen empfehlen jeden Tag eine Aktion, um Beziehungen zu stärken. Heiraten wäre eine Möglichkeit. Verheiratete können sich in der Regel besser entspannen als Menschen in langjährigen nichtehelichen Partnerschaften.

994
Über Gott nachdenken
Seien Sie sich der göttlichen Gegenwart bewusst, egal wie Sie diese bezeichnen.

995
Einfach atmen
Schließen Sie in stressigen Momenten die Augen, legen Sie die Hände auf

ENTSPANNTER LEBEN

Ihren Bauch und spüren Sie, wie der Atem ihn hebt und senkt. Tun Sie sonst nichts, weder mit Ihrem Körper noch mit Ihrem Verstand.

996
Mediterrane Küche
Setzen Sie frisches Obst und Gemüse auf Ihren Speiseplan, dazu Vollkorn, Fisch, Olivenöl und Joghurt. Fleisch und Rotwein in Maßen. Die größte Entspannung erzielen Sie, wenn Sie aus frischen Zutaten selbst kochen, am Tisch sitzend genießen und das Besteck hin und wieder ablegen.

997
Treiben Sie Sport
Schon eine halbe Stunde pro Tag, die Sie aus der Puste bringt, schützt Körper und Geist vor negativen Stressfolgen. Ein flotter Spaziergang, Radfahren, Haus- oder Gartenarbeit scheinen dabei effektiver zu sein als Übungen im Fitnessstudio.

998
Seien Sie empfänglich
Setzen oder knien Sie sich mit geschlossenen Augen hin und legen Sie die Hände mit den Handflächen nach oben in den Schoß. Eine Hand ruht sanft in der anderen, die Finger sind parallel, die Daumen berühren sich fast (stellen Sie sich vor, ein Reiskorn läge dazwischen). Dieses Oval ist etwa auf Nabelhöhe. Spüren Sie die Offenheit und zugleich den absoluten Frieden, die Sie erfüllen.

999
Einfach lächeln
Optimismus senkt gemäß einer Studie der Universität Pittsburgh Blutdruck, Herzfrequenz und das Risiko für Herzerkrankungen messbar. Diese Einstellung stärkt außerdem Ihr Immunsystem, vergrößert Ihre Lebenserwartung und lässt Sie besser aussehen.

1000
Den Kopf abschalten
Wenn Ihnen der Kopf schwirrt, lassen Sie Ihren Körper etwas machen, was intuitiv funktioniert: Hula-Hoop, Seilspringen oder Holzhacken. Sich mit etwas absolut Realem zu beschäftigen sorgt für echte Gelassenheit.

1001
Wo ist Ihr Zuhause?
Fliehen Sie abends und am Wochenende nicht länger aus Ihrem Zuhause. Leben Sie dort, wo Sie daheim sind. Finden Sie heraus, wer auf der anderen Seite der Wand schläft, wer Läden, Cafés und Schulen führt. Gehen Sie zu Fuß. Eine Gemeinschaft kann nur dann für Sie sorgen, wenn Sie Kontakt zu ihren Mitgliedern pflegen.

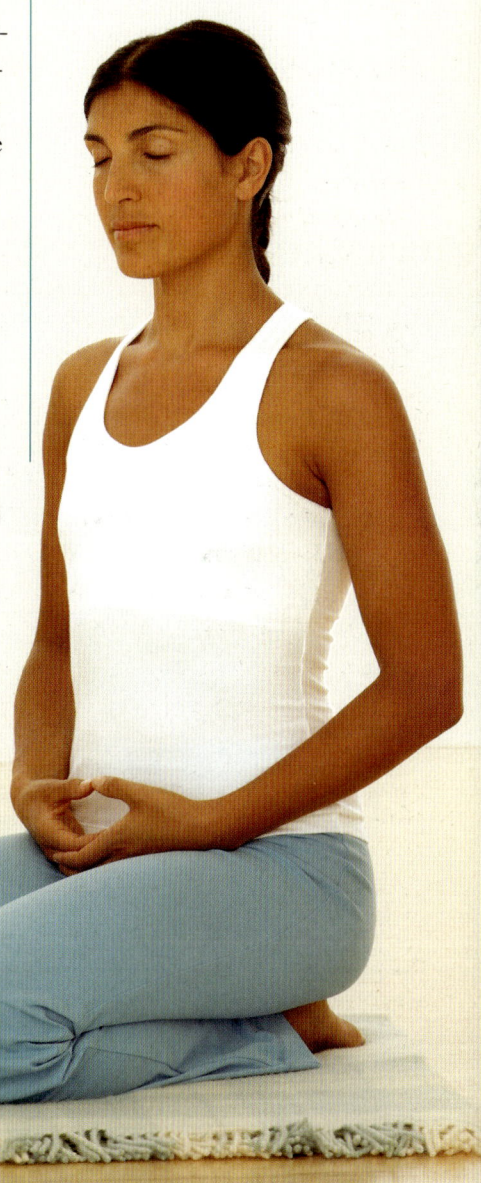

Register

A
Abendritual für Babys 144
Abendsport 84
Abreagieren 52
Abschalten 67, 187
Abschiedszeremonie 65
Abstauben 65
Acht 154
Achter-Übung 38
Affirmation 133
Aktivitäten mit Baby 148
Akupressur 26, 33, 51
Akupunktur zur Rauchentwöhnung 173
Alexander-Technik 35
Alkohol 127
Angeln 101
Ängste bei Kindern 153
Anjali Mutra 160
Anti-Falten-Öl 30
Antioxidantien 70
Äpfel 30
Apfelbaum pflanzen 152
Apfeltag 95
Apfeltauchen 150
Aphrodisierendes Badeöl 130
Aprikosen 16
Arbeiten im Freien 93
Arbeitgebervergleich 49
Arbeitsplatz 6-55
Arbeitsplatz zuhause 55
Arbeitsplatzbeschreibung 48
Arbeitszeiten 47
   flexible 14
   zuhause 55
Aroma-Dusche 62
Atemmeditation 91, 128
Atemübung 36, 39
   abendliche 87
Atmung 22, 24, 34, 51, 52, 81, 97, 106, 186
   während der Geburt 138
Aufbleiben 83
Aufräumen 46, 64-66
Aufschieben 45, 46
Augen 166
Augenakupressur 68
Augengel 31
Augenmaske 69
Ausgaben planen 164
Ausgehen 122, 125
Ausheulen 52
Aussortieren 64
Australische Buschblüten 18, 33, 81, 97, 102, 105, 109, 121, 123, 125, 143, 166, 173
   für Kinder 153
Auszeit 20-23, 42, 156, 157
Autogenes Training 33
Avocado 16, 166
Ayurveda 52
Ayurveda-Farben 62

B
Baby 49, 131-148
Babybad 146
Baby-Flitterwochen 140
Babyfotos 148
Babymassage 143, 147
Babymusik 144
Baby-Ratgeber 148
Babysachen 135
Baby-Yoga 147
Bach-Blüten 17, 41
   für Schwangere 134
   während der Geburt 139
Baddha Konasana 132
Badekur 99
Baden 84
   im Freien 102
Badeöl 84, 98, 130
Baderegeln 101
Badesalze 85
Badeschuhe 100
Badeurlaub 99
Badezimmer 98
Banane 18
Barfuß laufen 27
Basis-Chakra-Meditation 97
Baum pflanzen 94
Baumhaltung (Yoga) 107
Baum-Meditation 107
Baum-Urlaub 177
Beeren 16
Beindehnung 42
Beinmassage 139
Bein-Yoga 29
Belohnung 23
Beltane 103
Beobachter 165
Berufliche Ziele 49
Berufsalltag 6-55
Berufstätige Eltern 150
Berufswünsche 49
Besprechungsorte 45
Beten 159
Betriebsrat 53
Bett 82
Bevormundung 133
Bewegung 22
   für Kinder 153, 154
Beziehungen 116-161
Bilanz ziehen 181
Bilder 60
Biodynamische Ernährung 112
Biodynamische Hautpflege 113
Biorhythmus 82
Blau machen 93
Blaubeeren 16
Blaue Trauben 18
Blickrichtung 34
Blumenduft 60
Blüten betrachten 108
Blütenessenzen 131
Blutzuckerspiegel 10
Botanischer Garten 92
Brainfood 51
Brauchtumspflege 119
Brauenmassage 31
Brennesseltee 141
Briefe schreiben 118, 180
Brotbacken 76
Brustentzündung 141
Buchtipps 12
Buddha-Figur 53
Buntes Gemüse 40
Bürgerinitiative 119
Büro im Freien 93
Bürogemeinschaft 55
Bürostuhl 37
Buy Nothing Day 77

C
Camping 90, 149
Car-Sharing 13
Chakra-Meditation 109
Chill-out-Musik für Kinder 153
Chorsingen 117, 180
Christbaum-Party 179
Christmette 179
Club 118
Computermaus 25
Cranio-Sakral-Therapie für Kinder 155
Curry-Mischung 75

D
Damm-Massage für Schwangere 135
Dampfbad 98, 107
Danken 71
Dehnen 10
   Beine 17
   Hände 26
   Oberkörper 17
Delegieren 45
Designermode 81
Dessous 129
Dichter-Nacht 119
Direktverkauf 79
Dopamin 77
Doula 136
Drachensteigen 107
Draußen schlafen 112
Drittes Auge 112
Düfte 60, 68
   anregende 129
Duftöl 41, 51, 171
Dunkelheit 82
Duschgel 10
Dusch-Meditation 68

E
E-Card 93
Eheberatung 126
Ehrenamtliches Engagement 119, 120
Einkaufsfreier Tag 77
Einkaufszettel 77
Einkehr 156
Einschlafhilfe für Kinder 153
Einschlaf-Meditation für Kinder 155
Einschlafmusik für Babys 144
Einschlafrituale 82
Eiweiß 40
Elefant 97
Elektrosmog 58
E-Mail-Dates 123
E-Mails 45
Engagement, politisches 119
Entbinden 136-139
Entspannungsfenster 20-23
Entspannungstechniken 50
Erd-Atmung 97
Erde umarmen 95
Erdtypen 96
Erektionsfähigkeit 127
Ernährung 166

bei Kindern 154
Essen 70, 71
Essen mit der Familie 149
Esstempo 154
Exerzitien 157

F
Fachgeschäfte 78
Facial 32
Fahrrad 13
Fairtrade 79
Falten 30-33
Familienalltag 149-153
Familienfilme 150
Familiengeschichte 152
Familienrat 180
Familienspiele 180
Farben 59, 60
Farbtherapie 59
Farbtöne 82
Fasten 160
Fäuste ballen 171
Feenstaub 185
Feldenkrais 36
Feng Shui 165
Fenstermeditation 11
Fensterputzen 61
Ferien 174-177
Fernsehen 73, 151
   im Schlafzimmer 127
Feste feiern 178-181
Festivals 71
Festtagsoliven 179
Feuer 103-105
Feuermachen 104
Feuermantra 105
Feuertyp 105
Feuerwerk 103
Filme 71, 150
Finanzen 164, 165
Finanzmanagement 79
Fingerdehnung 26
Fisch 101
Fischöl für Kinder 154
Fitness (Abend) 84
Fitnesstraining am Wochenende 76
Flexible Arbeitszeiten 14
Floating 99
   in der Schwangerschaft 132
Fotos 18
Freie Radikale 30
Freiluftbad 102
Freizeit mit Kindern 149-153
Freizeitminister 118
Freudenfeuer 103
Freundlichkeit 42
Freundschaften 116
Frische Luft 42, 60, 61

Früh aufstehen 170
Frühstück 8, 10
Frühstück im Bett 125
Frühstück mit der Familie 149
Füllfederhalter 19
Fußbad 27, 28
Füße 27-29, 87
   in der Schwangerschaft 133
Fußgelenk-Lockerung 29
Fußgewölbe 29
Fußmassage 32
   für Babys 146
Fußreflexzonen-Massage 29
Fußroller 27
Fußtraining für hohe Absätze 182

G
Gärtnern 73, 94, 119
   biodynamisch 113
Gebet 159
Gebetshaltung 26, 160
Geburt 136-139
Geburtsplan 136
Geburtsposition 137
Geburtsvorbereitung 131
Gedichte 15
Gefälligkeiten austauschen 121
Geldsorgen 164, 165
Gesangsstunden 76
Geschenke 125, 178, 179
Geschmacks-Meditation 71
Geselligkeit 71, 121
Gesichtsausdruck 31
Gesichtsdampfbad 98
Gesichtsmaske 74
Gesprächstherapie 166
Gesprächsverhalten 166
Getränke für Partys 182
Gewerkschaft 49
Gewürze 21, 129
Gipfel-Meditation 92
Glaube 158-161
Gleitzeit 14
Gomukhasana-Arme 35
Gott 186
Gottesdienst 161
Gotteshaus 22
Granatapfelsaft 41, 111
Grünlilie 16
Guerilla-Gärtnern 119
Gutes tun 120

H
Haarbehandlung 32
Hafer 169
Haferkekse 20
Haikus 158
Hals-Chakra-Meditation 173

Haltung 27, 37
Hammam 98
Hand-Chakra-Übung 26
Handdehnung 26
Hände 24-26
Handgelenk-Training 26
Handschuhe 24
Hausaltar, weltlicher 66
Hauseingang 58
Hausgeburt 136
Haustier 72, 73, 121, 167
Haustür 58
Hautcreme 18
Hautöl 84
Haut-Tonic 31
Heilige Orte 160
Heilige Quelle 101
Heiliger Tag 161
Heilpflanzen, schlaffördernde 86
Heiße Milch 83
Heldenhaltung 104
Helligkeit 61
Herbstlaub 107
Himbeerblätter-Tee 135
Hobby 73, 93, 117
Homeoffice 54, 55
Homöopathie 33, 61
   bei der Geburt 136
   bei PMS 113
   bei Rückenschmerzen 39
   bei Schlafstörungen 86
   bei Trauer 169
   für Kinder 153
   gegen Ärger 52
   gegen Kater 185
   gegen Kopfschmerz 184
   zur Rauchentwöhnung 173
Homöopathische Reiseapotheke 177
Hummel-Atmung 14
Humor 124
Hund 73
Hundstellung (Yoga) 73
Hunger 84
Hypnogeburt 138

I
Idealmaße 80
Imitationsspiel 146
Indische Kopfmassage 32
Innere Uhr 82
Inneres Lächeln 53
Inserieren 65
Internet für Schwangere 132
Internet-Kontaktpflege 118
Internet-Shopping 78
Intuition 112
iPod 116

J
Jahreszeiten 90
Jobbeschreibung 48
Joggen 53
Joghurt 41

K
Kabarett 77
Kaffee 16, 72
Kaffeesatz-Lesen 23
Kalium 21
Kamille für Babys 145
Kamillenkompresse für die Augen 183
Kamillentee 83, 113
Karotinoide 40
Karriere 48, 49
Karriereplan 49
Kartoffelfeuer 104
Kater 185
Katze 72
Kauf-nichts-Tag 77
Kaugummi 173
Kerzen-Meditation 85
Kieferentspannung 33, 34
Kiesel 96
Kindbett 140
Kinder 149-155
Kinderbetreuung 150
Kinderfeste 184
Kinderfreundlichkeit 147
Kinderspiele für Partys 184
Kinderwunsch 49
Kindhaltung 38
Kinn 34
Klangbad 69
Klänge 93
Kleidergröße 80, 81
Kleidung 65
   selbst nähen 80
Kleine Brunelle 153
Knoblauch anbauen 75
Kochen 70, 71, 74, 125
   für Partys 182
Kochjacke 75
Kognitive Therapie für Kinder 155
Koliken bei Babys 145
Kompostieren 94
Kompromissbereitschaft 124
Kontakte knüpfen 117
Konzentration 41
Konzentrationshilfe 46
Konzertbesuch 77
Kopfhaltung 34
Kopfkreise 36
Kopfmassage, Indische 32
Kopfschmerz 184
Kräuter 58

beruhigende 75
Kräutertee 18
Krautsalat 25
Kreativität 58, 169
Kreuzbein-Massage 139
Kreuzbein-Übung 38
Krimi-Wochenende 177
Krisen 165-169
Kristalle 59, 96,122, 165
Kuchen 51
Kühlschrank-Poesie 72
Kunst 169
Kurbäder 99
Kuscheln 126
  mit Kindern 151
Küssen 126

L
La Leche Liga 142
Lächeln 43,120, 187
  Inneres 53
Lachen 15, 124
Lagerfeuer 103, 104
Lagerfeuerromantik 105
Lammfell für Babys 142
Laternen basteln 177
Laufen 53
Lavendel 153
Lebenseinstellung 186
Lehmmaske 95
Leichter Schlaf 86
Lektüreempfehlungen 90,92
Lernpausen 170
Lernstress 170, 171
Lesehaltung 171
Lesen 12, 61, 118
Lichtdesign 61
Liebesbriefe 122
Liebesduette 129
Liebesfilme 126
Liebeskummer 123
Liebesmedizin 125
Lieblingsmusik 76
Lieferservice 78
Limonade, selbst gemachte 183
Lippenpflege 139
Listen zur Zeitplanung 44
Literaturtipps 12, 90, 92
Literaturzirkel 118
Lob für Kinder 154
Lockerungsübung 34
Lokale Erzeuger 90
Loslassen 50, 158
Lotus-Atmung 171
Löwenmiene 31
Luft 106-109
Luftholen 106
Luftmenschen 108

Luftschnappen 42
Lyrik 15

M
Mandala-Meditation 63
Maniküre 24
Marshmallows grillen 105
Masala-Mix 104
Massage 87, 120
  für Kinder 151, 154
  für Mütter 147
  während der Geburt 139
Massageöl 35
  sinnliches 129
Matratze 82
Matschkuchen 94
Meditation 9, 62, 63, 68, 71, 73, 91, 92, 97, 102, 105, 106, 107, 109, 112, 128, 169
  beim Baden 85
  für Kinder 154, 155
  in der Schwangerschaft 134
  zum Einschlafen 87
  zum Stillen 141
Meditations-Düfte 63
Meditationsraum 62
Mediterrane Küche 186
Mentoring 23
Milch 83
Milch-Bad für Stillende 141
Milchfluss anregen 141
Mimik 31
Mineralstoffe 21
Mineralwasser 22
Mitgebsel 184
Mitgliedschaften 117
Mittagessen 20
Mittagspause 20
Mittagsschlaf 41, 76, 131
Mittelmeer-Küche 186
Mode 80,81
Modediktat 133
Modelmaße 80
Mond 112, 113
Mondgruß 113
Mondschein-Wandern 112
Mondstein 112
Montagmorgen 44
Morgen-Meditation 9
Multi-Tasking 45
Musik 14, 55, 60
  im Freien 61
  verschenken 76
  zur Besinnung 63
  schmerzlindernde 168
Musikinstrument 73
Musik-Meditation 73
Musizieren 73

Müsli 8
Mutterschutz 131

N
Nachbarschaft 78, 118
Nachbarschaftshilfe 121
Nachtkerzenöl 24
  für Kinder 154
Nackenverspannung 34-36
Nacktbaden 100
Nagelbad 24
Nagelöl 24
Nagelpflege 18
Nähen 80
Nährstoffe 21
Nasenatmung 172
Natur 88-113
Naturaufnahmen 60
Naturschilderungen 90
Neinsagen 46
Neugeborenes 140-143
Nichtstun mit der Familie 150
Nickerchen 41
Norwich, Juliana von 32
Notizbuch 19
Nüsse 20

O
Oberkörper-Dehnung 17
Oberkörper-Entspannung 34-36
Oberschenkel-Dehnung 38
Obstbaum 94
Offenheit 186
Ohrenmassage 172
Öko-Haushalt 66
Ölbad, reinigendes 68
Olivenöl 21
Ölmassage 30
Omega-3-Fettsäuren 30, 51
Online Dating 122
Online-Assessments 49
Online-Shopping 78
Optimismus 8, 32, 45, 50, 167, 168
Ordnung schaffen 64-66
Ordnungsregeln 66
Origami-Becher 25

P
Paartherapie 126
Papa 149
Papa-Zeit 147
Partnerschaft 124-130
Partnersuche 122, 123
Partner-Yoga 126
Party-Outfit 183
Partys 182-185
Pediküre 28

Pendeln 11-13
Perfektionismus 46, 143, 151
Pfefferminzöl 19
Pferd 93
Pflanzen 61
Pilates 36
Pilgern 158
Platz schaffen 64
PMS 113
Positiv denken 8, 32, 45, 50, 167, 168
Prana Mudra 107
Privatleben 41
Protein 40
Prüfungsdruck 170, 171
Putzen 64
Putzwasser, duftendes 65

Q
Qi-Gong-Atmung 24
Quelle, heilige 101

R
Radfahren 13
Raga-Musik 12
Rauchen 127, 172, 173
Raucherhusten 173
Räucherstäbchen 61
Räucherwerk 51, 86
Raumspray 55, 66
Raumsprays, homöopathische 61
Realitäts-Check 48
Reise durch den Körper 68
Reiseapotheke, homöopathische 177
Reiten lernen 92
Reizwäsche 129
Rescue-Tropfen 139, 180
Ringelblumen-Bad 111
Romantik 125
Romantische Literatur 92
Rosenquarz 122
Rosmarinöl 131
Rotwein 70
Rücken 37-39
Rückentraining 37
Rutengehen 95

S
Sakralchakra 102
Samhain 103
Sandelholz-Rauch 63
Saudade 169
Säugling 140-143
Sauna 74
Scheidungskinder 180
Schenkeldehnung 38
Schlaf 82-87

Schlaf bei Kindern 154
Schlaf in der Schwangerschaft 135
Schlafdauer 82
Schlafgewohnheiten für Babys 144
Schlafmangel 171
Schlafmassage (Füße) 87
Schlafstress 83
Schlafzimmer 82, 83
Schlehen-Gin 96
Schnitzen 177
Schokolade 18, 128
Schoko-Vanille-Bad 128
Schrank ausmisten 65
Schrebergarten 94
Schreiben 19, 85
Schreibtisch 15-17
Schreien 14
Schuhe ausziehen 63, 67
Schuhwerk 92
Schuldgefühle an Feiertagen 180
Schulterentspannung 34-36
Schultermassage 139
Schulteröffner 35
Schüßler-Salz 41
Schutz-Meditation 134
Schwangerschaft 131-135
Schwangerschaftskissen 135
Schwarztee 16
Schweigen 22, 156
Schwimmen 99
   in der Schwangerschaft 132
Secondhand-Mode 81
Seiltanzen 53
Selbsthilfegruppe 168
Serotonin 20, 51
Sex 127-130
   als Meditation 128
Shoppen 77-79
Singen 10, 14, 76, 117, 129, 160, 180
Single-Abende 123
Sitzhaltung 25, 34, 37
Skizzenbuch 23
SMS 127
Solarplexus-Meditation 105
Sonne 109-111
Sonnenaufgangsmeditation 109
Sonnenbad 110
Sonnenblumenkerne 109
Sonnenblumen-Meditation 109
Sonnenbrand 110
Sonnenbrille 11
Sonnengruß 10, 109
Sonnenschutz 111

Sonnenstein 111
Sonnenstich 110
Sonnenuntergang 111
Sonnenwasser 101
Sonntagsessen 75
Sorgenbrille 155
Sortieren 64
Sparen 79
Spazierengehen 91
Speed Dating 123
Spiele 180
Spielen im Urlaub 176
Spiritualität 158-161
Spirituelle Gemeinschaft 161
Spontaneität 124
Sport 16, 41, 187
   auf der Straße 118
   in der Schwangerschaft 131
Sportveranstaltung 93
Sprach-Bad mit Kind 146
Sprachkenntnisse im Urlaub 176
Stammbaum 152
Staubwischen 65
Stau-Massage 14
Stauraum 66
Stehende Steine 96
Steine sammeln 96
Steine, heiße und kalte 96
Steintherapie 96
Stern-Meditation 109
Stillberatung 142
Stilleinlagen 142
Stillen 140-142
Stirnmassage 31
Strandspaziergang 102
Straßenfest 119
Straßensport 118
Streitgespräche 166
Stress-Auslöser 50
Stresskiller-Set 18, 19
Stretching für Schwangere 133
Stricken 173
Styling 67
Sudoku 12
Supermarkt 77
Surfen 101
Sushi 21

T
Tageslicht 111
Tageszeiten 44
Tagträumen 12
Tai Chi 38
Tanzen 120
Tastenkombinationen 25
Tee 16
Teebad 98

Teeblätter-Lesen 23
Teetrinken 168
Telefon abschalten 67
Terminkalender 44
Termin-Management 40-43
Testament 165
Thalassotherapie 99
Tomaten anbauen 75
Tonglen-Meditation 169
Tote Zeit 45
Totenhaltung (Yoga) 68
Tourist spielen 77
Traditionspflege 119
Tragehaltung für Babys 148
Trauben 18
Trauer 169
Traumtagebuch 86
Traumziele 174
Trennungsfamilien 180
Türschwelle 58
Tyramin 10

U
Überforderung 148
Umgänglichkeit 42
Umziehen 67
Unterstützung anfordern 47
Urlaub 174-177
Urlaubsmodus 174
Urlaubsplanung 174
Urlaubsziele 174

V
Väter 147, 149
   während der Geburt 136
Veränderung 53
Verkuppeln 122
Vermeidungsstrategien 50
Versagensangst 130
Versöhnung 124
Verspannungen lockern 166
Verwöhnprogramm vor Partys 183
Verwöhntage für Schwangere 135
Visualisieren 22, 68
   bei der Geburt 137
   für Kinder 155
   für Schwangere 134
Vitamin B_{12} 21
Vitamine 21, 25, 30
Vogelbeobachtung 73
Vogelgezwitscher 106
Vorbeugen, gestützte 86
Vorbild im Beruf 49
Vorbildfunktion 153
Vorlesen 83
Vorratshaltung 77
Vorwürfe 166

W
Wandern 90, 91, 112
Wärmepackung 37
Warnsignale 43
Wäscheklammer-Puppe 152
Wasser 18, 98-101
Wasser trinken 99, 101
Wasserfall 100
Wassergeburt 137
Wassertemperatur 98
Wassertypen 102
Wehenpausen 137
Weihnachten 179
Weinen 52
Weißer Tee 18
Wellness 157
   verschenken 178
Wertvorstellungen 186
Wildfrüchte sammeln 95
Windglockenspiel 106
Winterbad 99
Wirbelsäule 17
Wochenbett 140
Wochenende 74-77
Wohnmobil 176
Wolkenbetrachtung 22, 106
Wollkleidung 91
Wut 50-53

Y
Yoga 29, 38, 62, 68, 73, 104, 107, 109, 113, 126, 168
   auf Reisen 177
   für Babys 147
   für Kinder 151
   für Schwangere 132
   im Freien 93
Yoga-Basics 62

Z
Zahnarzt 168
Zähneknirschen 164
Zehenstrecken 29
Zeitplanung 8, 44-47
Zelten 90, 149
Ziele im Beruf 49
Zink 21
Zitronen-Soda 10
Zufußgehen 12
Zuhause 187
Zyklus 113

Über die Autorin

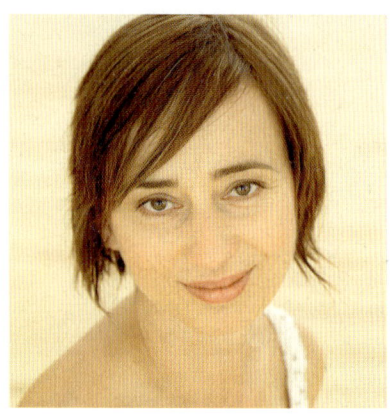

Susannah Marriott ist freie Journalistin und spezialisiert auf das Thema ganzheitliche Gesundheit. Sie ist Autorin von 15 illustrierten Ratgebern über Yoga, Spas, Meditation und Gebet, Naturheilkunde in der Schwangerschaft und Elternsein. Auf Deutsch sind bisher erschienen: *1001 Tipps: Natürliches Anti-Aging*, Dorling Kindersley, München 2007. *Perlen des Glaubens*, Hugendubel, München 2003. Sie schreibt Artikel für *Weekend Guardian*, *The Times*, *Zest*, *Top Sante*, *Healthy*, *She* und *Junior* und war auf BBC Radio 4 zu hören. Sie lebt mit ihrem Mann und drei kleinen Töchtern in Cornwall, wo sie auch am University College Falmouth Vorlesungen zum Thema Schreiben hält. Zur Entspannung macht sie Yoga, geht zum Schwimmen und tanzt sehr gerne.

Dank

Dank der Autorin

Besonderer Dank gebührt Amanda Brown für die Yoga-Tipps und Julia Linfoot für die Tipps zur Homöopathie und Pflanzenheilkunde. Ich danke auch Mat und Sue Johnstone-Clarke für die Ratschläge zum Gärtnern und ihre Rezepte. Von Kate Holiday stammen das Olivenrezept und die Anleitung zum Feuermachen. Rosie Hadden gab mir Anregungen zu den Themen Partnersuche, Gemeinschaften, Trauern, Kunst und Mondspaziergang. Kelly Thompson kannte sich mit Entspannung am Arbeitsplatz aus. Alisailment.blogspot.com und Round Chapel in Hackney lieferten mir spirituelle Inspiration. Richard und Daisy Trayford gaben mir Tipps zu Pferden, Ian und Hazel Potter zu Kricket. Emily Apple wusste Rat beim Thema „keine Zeit verlieren", Judy Hemingsley in Sachen Homeoffice. Andy Cox teilte sein Wissen über Surfen und Lebensrettung mit mir. Jen Wight gab mir Tipps zum Klettern. David und Dominic Bate bescherten mir eine unvergessliche Burns-Nacht. Außerdem danke ich all meinen Studenten für ihre Inspiration. Dank gebührt auch allen bei DK für ihre Ermutigungen und ihren fachlichen Rat, insbesondere Carole, Claire, Penny und Peggy.
Ich danke natürlich auch allen zu Hause, vor allem meinem Mann, der mir Zeit zum Schreiben gewährte und das Haus mit Leben füllte. Lang lebe The Clash!

Dank des Verlags

Dorling Kindersley dankt Alyson Silverwood für das Korrektorat und Michèle Clarke für die Registererstellung.
Dank geht auch an Ruth Jenkinson für ihre Fotos,
Alli Williams für Frisuren und Make-up und Liz Hippisley für das Styling.

Danke für die freundliche Bereitstellung
- von Aromaölen: Neal's Yard Remedies
- von Yogamatten: Yoga Matters
- von Yogabekleidung: Asquith London
- von Trainingsbekleidung: Sweaty Betty

Modelle:
Kate Loustau und Nicola Wallace von Close Agency; Kevin Harris von Model Plan Agency; Nina Malone, Tara Lee, Stevie Hope und Susannah Marriott.

Bildnachweis

Der Verlag dankt den folgenden Personen und Unternehmen für die freundliche Bereitstellung ihrer Bilder:
(o-oben; u-unten; m-Mitte; l-links; r-rechts)

4Corners Images: SIME/ Giovanni Simeone 157; SIME/ Hans-Peter Huber 127; SIME/ Parisi Salvio 70; SIME/ Scatà Stefano 67. **Alamy Images:** David Sanger Photography 62or; Redmond Durrell 137; Hill Street Studios 93or; Charlie Schuck 169. **Corbis:** Artiga Photo 23ur; Timothy Bell/ Zefa 125; Philip James Corwin 184; Kevin Dodge 120; Paul Edmondson 11; Michael Jenner/ Robert Harding World Imagery 160-161; Pete Leonard/ Zefa 20or; LWA-Stephen Welstead 85o; Don Mason 173; James Montgomery/ JAI 174; Mark Seelen/ Zefa 149; Tom Stewart 177; Anthony West 90, 91; Thomas Wiewandt/ Visions of America 22-23 (u). **DK Images:** Alamy RF/ Bananastock 150; Courtesy of the Mirage, Las Vegas 96; Natural History Museum, London 102; Lindsey Stock 124ul, 124or. **Getty Images:** Iconica/ Diehm 176; Iconica/ Zia Soleil 103u; The Image Bank/ Jason Homa 12; Photographer's Choice/ Studio MPM 181; Photonica/ Pierre Bourrier 69; Stone/ Amy Eckert 54; Stone/ Emmanuel Faure 83; Stone/ Sarto/ Lund 52-53o; Taxi/ Victoria Pearson 117. **jupiterimages:** 33. **Loupe Images:** Ryland Peters & Small Ltd. 60u, 64, 71, 134. **Masterfile:** 175; Ron Fehling 24or; Ric Frazier 100; Mark Leibowitz 13; Roy Ooms 103or; Rommel 148; Karen Whylie 73. **Photolibrary:** 121, 156, 159; Botanica 167; John Carey 79; Dynamic Graphics (UK) Ltd/ Jupiter Images 123; Ifa-Bilderteam Gmbh 112; Image Du Sud 170; Imagestate Ltd 106-107; Clive Nichols 58or; Nonstock Inc. 49or; Photolibrary.Com (Australia) 110-111. **PunchStock:** bilderlounge 101; Corbis 116; Digital Vision 38, 48-49, 92-93, 180; Chad Ehlers 108. **Red Cover:** Jean Maurice 75. **StockFood.com:** Hrbková, A. 105.

Cover vorne: **Corbis:** Anthony West mr; **Neo Vision** r.
Cover hinten: **Corbis:** Thomas Wiewandt/Visions of America u; **Getty Images:** Photonica/Southern Stock ol.

Alle anderen Abbildungen © Dorling Kindersley

Weitere Informationen unter www.dkimages.com